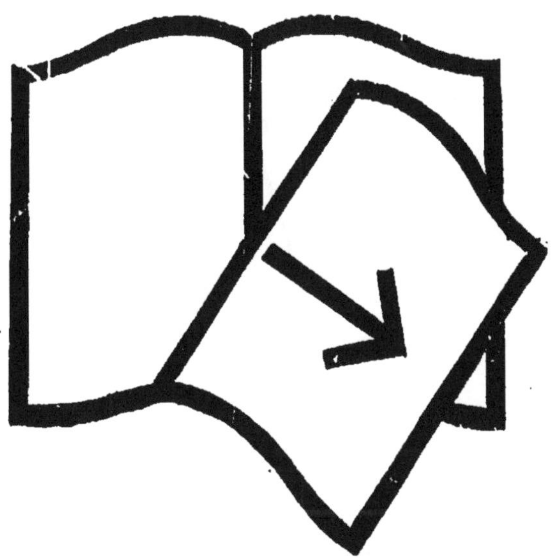

Couverture inférieure manquante

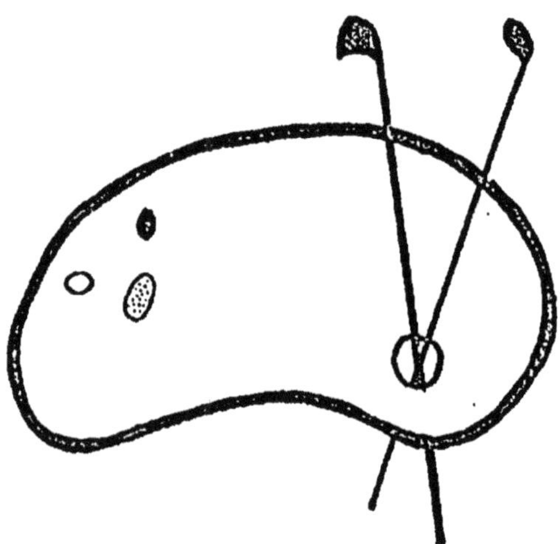

DEBUT D'UNE SERIE DE DOCUMENTS
EN COULEUR

LEÇONS CLINIQUES

D'OPHTALMOLOGIE

PAR

X. GALEZOWSKI

PROFESSEUR LIBRE D'OPHTALMOLOGIE

Avec figures dans le texte et une planche en couleurs hors texte.

PARIS

FÉLIX ALCAN, ÉDITEUR

ANCIENNE LIBRAIRIE GERMER BAILLIÈRE ET Cie

108, BOULEVARD SAINT-GERMAIN, 108

1902

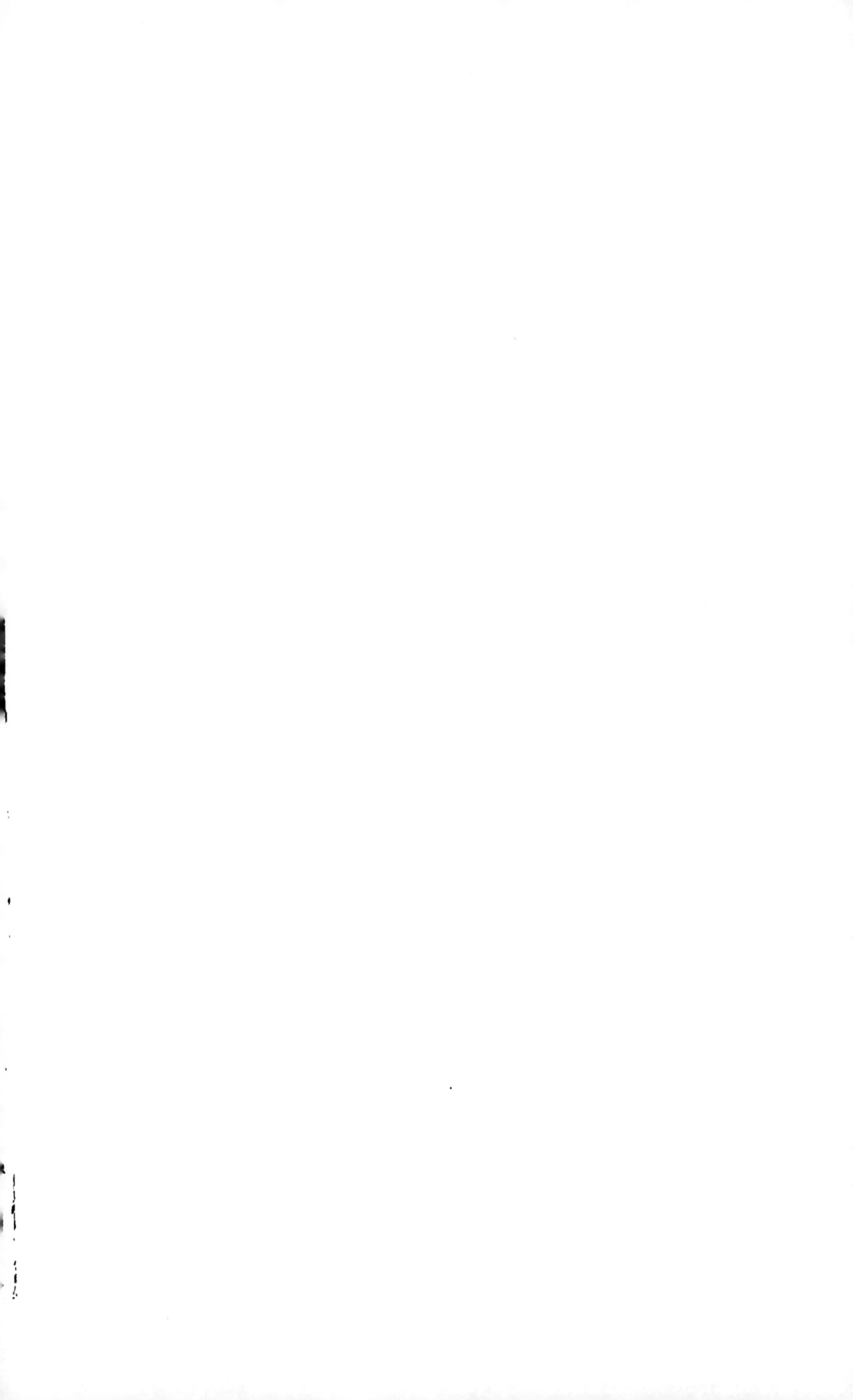

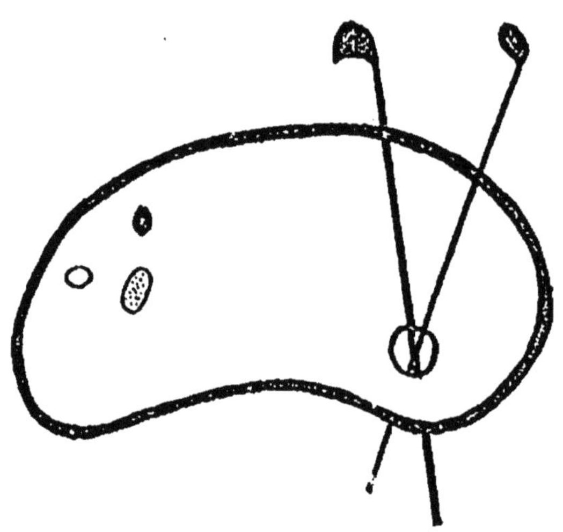

FIN D'UNE SERIE DE DOCUMENTS
EN COULEUR

Szanownemu Koledze i Przyjacielowi
Doktorowi Szymanowskiemu
na pamiątkę ofiaruję tę pracę
Dr Ksawery Gałęzowski

Paryż, dnia 1go Marca 1902 r.

LEÇONS CLINIQUES

D'OPHTALMOLOGIE

DU MÊME AUTEUR

A LA MÊME LIBRAIRIE

Des cataractes et de leur traitement. 1 volume in-8...... 3 fr. 50

Les troubles oculaires dans l'ataxie locomotrice. 1 brochure in-8.. 1 fr. 50

Desmares. Sa vie, ses œuvres. 1 brochure in-8........... 2 fr. »

Sur l'emploi de l'aimant pour l'extraction des corps étrangers métalliques de l'œil. 1 brochure in-8......... 2 fr. »

5918. -- L.-Imprimeries réunies, B, rue Saint-Benoît, 7. — MOTTEROZ, direct.

LEÇONS CLINIQUES

D'OPHTALMOLOGIE

PAR

X. GALEZOWSKI

PROFESSEUR LIBRE D'OPHTALMOLOGIE

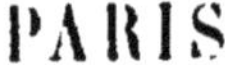

PARIS

FÉLIX ALCAN, ÉDITEUR

ANCIENNE LIBRAIRIE GERMER BAILLIÈRE ET Cie

108, BOULEVARD SAINT-GERMAIN, 108

1902

LEÇONS CLINIQUES D'OPHTALMOLOGIE

I

DU NYSTAGMUS

ET DE SA VALEUR PATHOLOGIQUE

C'est par le terme de *nystagmus* qu'on définit généralement les mouvements oscillatoires et involontaires des globes oculaires, et qui se produisent constamment sans ou avec fixation du regard à grande ou à petite distance, que l'individu fasse ou non application de la vue. Pour mieux préciser ce mécanisme fonctionnel des yeux, je préfère le désigner sous le nom d'*oscillation des globes*, car il existe en effet dans cet état morbide une sorte de tremblement ou oscillation soit latérale soit rotative qui s'établit à chaque mouvement des yeux pour fixer un objet.

Généralement le nystagmus se déclare dès la première enfance, ou bien même il est congénital, car il est le résultat de lésions oculaires anatomiques venant de naissance. Mais il arrive bien souvent que les signes qui le caractérisent sont si peu accentués au début qu'ils passent inaperçus pendant des mois et des années, jusqu'au moment où le trouble visuel oblige l'individu à venir consulter pour le choix des lunettes.

Quelquefois nous rencontrons des malades qui viennent

nous demander notre avis sur les dispositions vicieuses de la tête, qu'ils sont obligés de prendre, pendant le travail, ce qui leur rend la vue trouble en provoquant tantôt la diplopie ou polyopie, des scotomes, des mouches, des éclairs, etc. Ce n'est qu'en soumettant ces malades à un examen attentif externe aussi bien qu'ophtalmoscopique, que nous retrouvons les signes plus ou moins accentués du nystagmus avec des lésions bien souvent ophtalmoscopiques accentuées.

Le nystagmus dans ces cas n'est point un phénomène principal de la maladie, il n'est qu'un résultat du trouble de la vue, dépendant d'une désorganisation des éléments principaux anatomiques et nerveux de la rétine et du nerf optique.

Je dois dire que d'habitude le malade ne consulte pas pour son nystagmus, car les oscillations des globes oculaires échappent, comme dit avec raison le Dr Romieu[1], aux malades aussi bien qu'à leurs parents. Plus souvent c'est le médecin qui les observe à l'occasion d'affections des yeux qui occasionnent des troubles visuels plus ou moins accentués.

Quelle est donc la cause réelle de ces mouvements?

Il existe un grand nombre d'affections oculaires qui provoquent le nystagmus; ce dernier change même de caractère selon que la maladie oculaire dont il dépend oblige les yeux à exécuter tel ou tel autre mouvement. Et il y a, en effet, en raison de ces différentes causes, des nystagmus très variés, que je puis diviser en cinq formes suivantes : 1. binoculaires; 2. monoculaires; 3. latérales ou horizontales; 4. verticales; 5. oscillatoires et irrégulières.

Le nystagmus latéral, je l'ai rencontré le plus souvent chez des personnes qui apportaient de naissance aux deux yeux des cataractes capsulaires centrales, congénitales, La vue dans ces cas ne peut s'exercer bien que si les deux yeux prennent simultanément une position identique, et qu'ils se dirigent, tantôt à droite, tantôt à gauche pour faire projeter l'image de l'objet sur le centre de la macula des deux yeux en faisant exécuter aux muscles extrinsèques des deux yeux

1. Romieu, *Recherches sur le nystagmus*, 1876, p. 10.

les mouvements plus ou moins irréguliers, qui deviennent à la longue spasmodiques et dans les deux yeux.

Les maladies organiques du fond de l'œil qui viennent de naissance et par un vice de conformation héréditaire, concourent puissamment au développement du nystagmus binoculaire.

Une des affections les plus fréquentes qui, dès la naissance, prédisposent au nystagmus, est incontestablement la rétinite, ou rétino-choroïdite pigmentaire, et ensuite l'*hydrophtalmie* ou buphtalmie; enfin les cataractes capsulaires accompagnées de lésions de la macula.

Les deux observations suivantes, l'une de buphtalmie, l'autre de rétinite pigmentaire peuvent servir d'exemple.

Dans les lésions rétiniennes pigmentaires qui sont disséminées dans les différentes parties centrales de la rétine, le regard ne reste jamais fixé longtemps sur le même point, mais instinctivement et peu à peu les globes oculaires prennent les positions les mieux appropriées pour distinguer d'une manière parfaite les objets qu'ils veulent regarder. Il en résulte une position favorite, presque toujours la même, qui fait écarter les rayons visuels latéraux, gênés par les obstacles de la cornée, du cristallin ou de la rétine, pour ne se servir pour la vision que de ceux qui sont nets et donnent l'impression pure de l'image rétinienne. Dans ces conditions, pendant les oscillations en haut ou en bas, à droite ou à gauche, les yeux trouvent leur position la plus avantageuse, qui devient ainsi habituelle.

On voit par là qu'il ne peut y avoir rien de régulier, rien qui puisse être calculé d'avance, et le nystagmus se produit par les efforts de contraction des muscles oculaires, et les mouvements se produisent autour de l'axe visuel.

Observation

1. *Nystagmus binoculaire provoqué par une rétinite ou rétino-choroïdite pigmentaire conjonctivale.*

M. B..., âgé de 45 ans, employé dans une manufacture de soieries à Lyon, vint me consulter pour sa vue le 2 novembre dernier, disant que depuis l'âge de 11 à 12 ans il voyait sa vue s'affaiblir. Il pouvait cependant lire et travailler. Ce n'est que depuis cinq à six ans que son acuité visuelle a diminué au point qu'il ne peut déchiffrer les grosses lettres qu'à l'aide d'une forte loupe. Il consulta à plusieurs reprises des confrères éminents.

Le 28 octobre dernier il vint à Paris, et demanda mon avis sur le traitement qu'il aurait à faire, et j'ai constaté un nystagmus rotatoire avec une sorte de tremblement des deux yeux. A l'examen ophtalmoscopique, j'ai pu découvrir de grandes plaques pigmentaires et atrophiques s'étendant jusqu'à la macula. L'acuité visuelle était réduite à droite à 1/10 et à l'œil gauche à 1/16. Mais ce qui m'a frappé le plus chez M. B..., c'était la mobilité des yeux, qui exécutaient des mouvements de nystagmus latéral continuellement, et qui était évidemment provoquée par les contractions qu'avaient exécutées les yeux pendant des années, en cherchant à prendre la position la mieux appropriée pour percevoir le point fixé.

Évidemment, chez ce malade, le nystagmus était dû aux atrophies choroïdiennes disséminées sur le fond de l'œil et plus particulièrement à celle de la macula, ce qui rendait la fixation des objets difficile, et à force de tourner dans différentes directions, tantôt à droite, tantôt à gauche, pour retrouver leurs points de fixation, les globes des yeux devenaient vacillants, tremblotants, pour constituer à la longue le nystagmus binoculaire, presque toujours de degré égal aux deux yeux.

Observation

2. *Nystagmus binoculaire dû à la buphtalmie.*

Mlle R..., âgée de 14 ans, est atteinte de buphtalmie aux deux yeux avec une excavation des deux papilles. Les deux yeux exécutent en outre des mouvements latéraux de nystagmus. La sclérotomie, que j'ai pratiquée sur l'œil droit le 26 octobre 1897 et le lendemain sur l'œil gauche, a diminué un peu le volume du globe et le nystagmus est sensiblement diminué surtout au moment où la malade veut fixer un objet. Il augmente au contraire si elle regarde au loin.

Nous avons démontré précédemment que les altérations de la rétine, lorsqu'elles sont concentrées du côté de la macula et dans sa partie rétinienne, provoquent une oscillation, à cause des efforts que l'œil dans le premier âge cherche à faire pour diriger son regard dans les différentes directions.

Mais il peut se faire que la rétine ne soit nullement malade, mais que le tremblement de l'œil soit dû à des altérations des centres visuels, ou même aux contractions irrégulières et spasmodiques des muscles oculaires. Il y aura alors un nystagmus par déviation spasmodique et associé aux deux yeux, comme cela se voit dans les spasmes hystériques et nerveux.

Ce même phénomène a été aussi observé chez des ouvriers qui travaillent dans les mines : nystagmus des mineurs. Ces malades se plaignent quelquefois de voir double, triple ou multiple les objets qu'ils veulent fixer, et si ce phénomène a lieu, il faut absolument obliger les ouvriers de changer d'état et d'abandonner leur travail dans les mines, autrement cela peut donner lieu à la longue à des troubles nerveux, aux vertiges, etc., que rien ne pourra calmer. La santé générale pourra s'en ressentir, tant qu'on n'aura pas supprimé le travail dans les caves.

Charcot avait signalé le phénomène de nystagmus comme un des signes de sclérose en plaques cérébro-spinale. Le même symptôme se trouve signalé par le Dr Rummo[1] dans les paralysies spasmodiques cérébro-spinales.

3. *Le nystagmus monoculaire* est relativement très rare, car il admet une fonction complètement normale d'un œil et une acuité visuelle relativement bonne de son con-

1. Rummo, Académie médico-chirurgicale de Palerme, 23 janvier 1898.

génère, et qui n'entre en fonction que par des efforts méthodiques, et toujours identiques, efforts qui donnent une direction voulue à l'œil faible pour apercevoir le mieux possible l'objet fixé de l'œil faible. Cette faiblesse se rapporte le plus habituellement au défaut de réfraction, à un astigmatisme mixte, monoculaire, dans lequel la perception des objets fins, ou la lecture des caractères fins d'imprimerie ne peut se faire que par un regard oblique.

Il en est de même avec une cataracte capsulaire congénitale monoculaire, lorsque la vue de cet œil est relativement bonne, mais bien inférieure à son congénère; les efforts que fait instinctivement l'œil cataracté pour se mettre au même point d'acuité visuelle que l'autre œil, font qu'il se contracte à droite, à gauche, en haut ou en bas, jusqu'à ce qu'il s'adapte à la vision binoculaire. De là les tiraillements dans les muscles internes et externes des globes, dans les muscles obliques qui deviennent à la longue oscillatoires, l'œil devient tremblotant et nystagmique.

Le *leucome* central développé dans une seule cornée peut, chez certains individus, amener une contraction oscillatoire monoculaire, et qui deviendra même générale pour le malade, à cause d'une certaine vacillation des objets qu'elle provoque dans l'œil, et cette vacillati n des objets n'est rien autre chose que la tendance à voir double, c'est la diplopie dont l'œil instinctivement cherche à se débarrasser en exécutant des mouvements oscillatoires, d'où le nystagmus.

Les mouvements oscillatoires s'exécutent autour de l'axe d'évolution des muscles extrinsèques, et ils commencent par être d'abord volontaires, fixes, périodiques, régis par la volonté du regard, pour devenir ensuite involontaires.

Le nystagmus monoculaire peut, par conséquent, se modifier sous l'influence d'un traitement opératoire, qui aura pour but d'améliorer la vision de l'œil malade; nous pourrons obtenir même sa disparition complète, si, par une opération d'iridectomie, nous parvenons à rétablir la vision binoculaire comme cela a eu justement lieu chez un de mes malades, dont voici les détails d'observation.

Observation

Nystagmus latéral de l'œil gauche, provoqué par un leucome central adhérent; iridectomie ayant amené l'acuité visuelle à 1/3, et la disparition du nystagmus.

Mlle S..., âgée de 7 ans, me fut amenée, en octobre 1894, pour consulter sur un affaiblissement de la vue de l'œil gauche. Cet œil présentait un leucome inféro-interne, adhérent à l'iris; il était légèrement ulcéré, ce qui le rendait très sensible et irritable à l'air et à la lumière depuis plus de trois mois, à ce que déclare la mère. C'est peut-être en raison de cette sensibilité exagérée que l'œil est devenu tremblotant de droite à gauche; son nystagmus, par moments, se trouve beaucoup plus accentué, dans d'autres moments, un peu moins, ce qui dépend surtout de la disposition nerveuse de l'enfant.

Quant à l'autre œil, il est complètement sain et ne prend aucune part dans ce mouvement oscillatoire. Ce qui m'a frappé beaucoup en analysant les nystagmus monoculaires, c'est qu'au premier abord l'œil dont la vision est plus faible que son congénère, semble plutôt strabique au moment de la fixation, surtout lorsqu'on lui fait fixer un objet rapproché à 20 ou 25 centimètres; l'œil bon prend alors la direction normale, tandis que l'autre se dévie soit en dehors, soit légèrement en haut ou en bas, et avant de prendre cette dernière position, il subit des mouvements oscillatoires et accuse tous les caractères du nystagmus monoculaire.

Ces oscillations peuvent être provoquées par la différence d'astigmatisme dans les deux yeux, et surtout lorsque la direction de leurs axes n'est pas semblable aux deux yeux.

Le fait suivant est des plus frappants : le nystagmus monoculaire et conjonctival, et il est dû à un astigmatisme myopique, plus prononcé dans l'œil gauche que dans l'œil droit, d'où il est résulté un nystagmus monoculaire gauche.

Nystagmus monoculaire gauche, astigmatisme myopique avec anisométropie (n° 42,859). — Mlle Th..., âgée de 12 ans, m'est amenée par sa mère pour la première fois le 21 octobre 1897, pour consulter sur son strabisme divergent avec un léger tremblement de l'œil gauche. Cet état date depuis sa première enfance, et il est un peu héréditaire, car sa mère, l'oncle maternel, ainsi qu'une sœur jumelle de l'enfant accusent un léger strabisme divergent. Les membranes internes des yeux sont saines, les deux yeux sont myopes et présentent des staphylomes postérieurs bien circonscrits. Le nystagmus que je constate chez l'enfant apparaît lorsqu'elle veut fixer un objet quelconque, même des deux yeux, autrement il reste assez fixe.

En examinant avec soin le degré de réfraction de chacun des deux yeux, j'arrive à la définir et à la corriger avec les verres suivants : pour la vision à distance, l'œil droit a besoin d'un concave sph. n° —1 D. avec un cylindre concave n° —0,50, axe horizontal. L'œil gauche, au contraire, possède un astigmatisme deux fois plus fort que celui de son congénère, et de plus, il a besoin d'un verre cylindrique placé dans le sens vertical. En lui prescrivant les lunettes suivantes, on lui corrige la vision complètement, et on fait disparaître immédiatement le nystagmus.

Voici les lunettes qui corrigent de la manière la plus satisfaisante la vision de la malade :

Œil droit : Sph. concave n° —1 D. et cylindrique n° —0,50, axe horizontal.

Œil gauche : Sph. concave n° —1 D. et cylindrique concave n° —1 D., axe vertical.

Après avoir revu la malade au bout d'un mois et demi de l'usage de ces lunettes, j'ai pu reconnaître que son nystagmus disparaissait complètement avec le port des lunettes ; il revenait pourtant, quoique moins fort, lorsque la malade les enlevait.

M. Brekel, âgé de 17 ans, cultivateur.

Diagnostic : *cataracte congénitale OD.*

Le malade et la mère prétendent ne pas se rappeler s'il a reçu un traumatisme sur l'OD.

Opération le 16 février 1896. Extraction avec iridectomie.
Porte, pour voir au loin :
OD = cyl. + 3 axe vertical avec sph. + 12 dioptries.
OG = convexe + 2 dioptries.
Pour le travail :
OD = cyl. + 3 axe horizontal avec sph. + 18 dioptries.
OG = sph. + 3 dioptries.
Acuité de l'œil opéré et de l'autre = 1.

Il existe aussi des nystagmus accidentels et acquis, comme cela résulte du fait suivant :

Perceval a observé cette affection chez un employé de chemin de fer occupé toute la journée à faire des additions sur un grand livre dans une salle bien éclairée. Un nystagmus vertical se manifestait dès que l'on plaçait devant lui un grand livre sur lequel il penchait la tête selon son habitude, regardant attentivement les pages de bas en haut; il présentait en même temps un certain degré d'héméralopie. Tous ces troubles devaient cesser avec un changement d'occupations. L'auteur pense que dans beaucoup de cas d'asthénopie où les verres ne sont d'aucun secours, il s'agit d'une asthénopie musculaire ou d'un nystagmus demeuré ignoré. (*Lancet*, 2 avril 1898.)

II

DES TROUBLES DE LA VUE

DANS LA SYRINGOMYÉLIE

La syringomyélie signifie moelle creuse, moelle canaliculée, moelle présentant une cavité dans son intérieur; c'est une affection rare et qui s'observe plus souvent chez l'homme que chez la femme, dans la proportion de 3 à 2. Elle débute d'ordinaire dans le jeune *âge* entre 15 et 25 ans; toutefois on connaît actuellement plusieurs cas de syringomyélie ayant débuté à un âge beaucoup plus avancé surtout après la fièvre typhoïde, méningite, rhumatisme articulaire aigu, la pneumonie, les fièvres intermittentes, la blennorragie, etc.

Le *traumatisme*, tel que chute d'un lieu élevé, violent effort pour soulever un fardeau, sont des conditions auxquelles plusieurs auteurs ont attaché une grande importance; il en est de même aussi du refroidissement. Des *tumeurs* du cervelet, de l'isthme de l'encéphale, les *méningites* spinales, la pachyméningite cervicale prédisposent aussi à cette maladie, comme l'affirme M. Brulh dans un récent travail[1]. Zambaco a soutenu que la syringomyélie et la maladie de Morvan étaient des manifestations nerveuses d'*origine lépreuse*. Bien plus, Pitres[2] a pu, chez un malade qu'il avait considéré comme

1. Bruhl, *Syringomyélie (la Médecine moderne*, n° 69, 1893).
2. Pitres, Académie de médecine, 1892.

atteint de syringomyélie, mettre en évidence le bacille lépreux dans un fragment de nerf.

Selon la localisation même des lésions spinales, les symptômes de la syringomyélie seront très variés, et ils se résumeront par des troubles moteurs et vaso-moteurs, troubles sensitifs cutanés et troubles oculaires.

L'extension du processus anatomique aux régions antérieures de la moelle (cornes et cordons antéro-latéraux), donne lieu à des fourmillements et des engourdissements qui sont les signes avant-coureurs d'un affaiblissement musculaire et de l'atrophie musculaire.

Le phénomène le plus caractéristique de la syringomyélie est la *paralysie partielle de la sensibilité, avec dissociation syringomyélique.* On y constate une abolition de la sensibilité douloureuse (analgésie) et de la sensibilité thermique (thermo-anesthésie) avec une conservation parfois absolue de la sensibilité tactile. Ce syndrôme s'explique par la topographie de la lésion. La substance grise (qui est atteinte dans la syringomyélie) sert de conducteur aux impressions douloureuses et thermiques, tandis que les impressions tactiles se transmettent par la substance blanche qui est souvent intacte.

Les troubles sensitifs intéressent un seul côté du corps, un membre ou un segment de membre; quelquefois ils affectent les différentes régions de la muqueuse buccale ou conjonctivale. L'anesthésie distribuée aussi irrégulièrement sur le corps présente une grande analogie avec les anesthésies hystériques. Souvent ces troubles de la sensibilité offrent une disposition symétrique et atteignent beaucoup plus souvent les membres supérieurs que les inférieurs. Ce fait concorde avec les données de l'anatomie pathologique; en effet, la lésion est localisée dans le bout cervical de la moelle.

La *thermo-anesthésie* constitue un symptôme dominant de la syringomyélie; le malade a complètement perdu la notion du chaud et du froid; quelquefois l'une de ces anesthésies est plus prononcée que l'autre. Mais il peut aussi arriver une dissociation complète de l'anesthésie thermique, comme cela avait lieu dans une observation de M. Déjerine[1], en ce sens que, la sensibilité au froid étant conservée, la sensibilité au chaud était abolie, au contraire, complètement.

On remarque aussi bien souvent dans la syringomyélie des troubles trophiques caractérisés par des épaississements et des hypertrophies de l'épiderme avec altération des ongles et du panaris, qui sont indolents et atteignent le plus souvent les différents doigts d'une ou de l'autre main, qu'on peut appeler du nom de *dactylite*. Ces altérations ne peuvent dépendre que d'une lésion de la substance grise centrale de la moelle, siège à peu près constant du processus syringomyélique. Tel est le tableau, aujourd'hui assez bien connu, de la syringomyélie; la description saisissante faite par Déjerine[2] et Tuilant donne tous les détails de la maladie. Il ne nous reste qu'à ajouter la symptomatologie oculaire de la maladie.

TROUBLES OCULAIRES DANS LA SYRINGOMYÉLIE

Les phénomènes morbides oculaires, qui s'observent dans cette maladie, sont de deux sortes : les uns sont d'origine *médullaire* et d'autres, *encéphalique*.

Parmi les symptômes exclusivement médullaires, il faut noter les phénomènes oculo-pupillaires; le plus fréquent de tous est l'inégalité pupillaire. Dans un œil, en effet, la pupille est contractée d'une manière exagérée et forme un myosis, tandis que, dans l'autre, il y a une parésie du sphincter pupillaire et abaissement de la paupière.

Il existe aussi des *symptômes encéphaliques*, beaucoup moins fréquemment observés : des vertiges, des anesthésies et des névralgies ont été décrits dans le domaine du trijumeau. Le nystagmus se trouve signalé dans les observations de MM. Hallopeau et Joffroy. L'amblyopie ou l'amaurose se rencontrent aussi très souvent. Ils sont caractérisés surtout

1. Déjerine, *Bulletin de la société de biologie*, 1891.
2. Déjerine et Tuilant, *Bull. de la soc. de biologie*, 1890.

par le rétrécissement du champ visuel que j'ai observé dans la syringomyélie, en dehors de toute altération du fond de l'œil. Ce rétrécissement est concentrique et présente de grandes analogies avec celui que l'on observe dans l'hystérie. Suivant Roufflnet[1] et Kœnig[2], il y a très souvent association de la maladie de la moelle avec l'hystérie.

Mais, d'après mon observation personnelle, la *syringomyélie* amène l'hémianopsie homonyme ou croisée, mais qui n'est point due aux phénomènes hystériques associés. Le rétrécissement du champ visuel occupe, au contraire, des segments partiels supéro-internes ou supéro-externes, ou de n'importe quel segment du champ visuel. A l'ophtalmoscope, on ne trouve souvent aucune lésion ; dans d'autres cas, la pupille est un peu congestionnée et apparaît avec des stases veineuses.

La perception des couleurs est aussi un peu défectueuse à certaine distance; les malades confondent différentes couleurs, et, de plus, ils ont des rétrécissements partiels pour les couleurs dans le champ visuel, ce que, du reste, nous avons démontré déjà il y a deux ans dans notre travail lu au congrès pour l'avancement des sciences, à Marseille.

L'observation suivante, qui a été rédigée par un de mes chefs de clinique, M. le docteur Remy, que je rapporte ci-après, montre combien le diagnostic entre la *syringomyélie* et l'hystérie est difficile et combien il est facilité par les symptômes oculo-pupillaires et les phénomènes visuels.

Observation.

Hémianopsie croisée avec insensibilité du pharynx et d'autres phénomènes nerveux.

Mme C..., âgée de 24 ans, mère de deux enfants, a toujours été d'un tempérament très nerveux et sujette à des crises hystériques. Il y a trois semaines, à la suite d'un

1. Roufflnet (Thèse de Paris, 1891).
2. Kœnig, *Recueil d'ophtalmologie*, 1893.

étourdissement, elle a eu une perte complète de la vue qui a duré deux heures. A la suite de cet accident le champ visuel supéro-externe à droite et supéro-externe à l'œil gauche est resté diminué dans une étendue formant un triangle, dont le sommet dépasse le point de fixation. L'acuité visuelle dans les yeux est affaiblie. Les papilles optiques paraissent un peu pâles, et les contractions des deux pupilles ne se font pas régulièrement sous l'impression de la lumière. Au premier abord, il est difficile d'assigner des limites nettes à ce défaut de vision. Il semble variable, contrairement à ce qui aurait lieu dans le cas d'une véritable lésion cérébro-spinale ou purement nerveuse, hystérique. Cette malade, en effet, est souffrante depuis longtemps; elle est arthritique et avait éprouvé, il y a une dizaine d'années, une chute qui lui laissa une faiblesse des jambes. Quoique sa menstruation ait toujours été régulière, elle a des maux de tête très fréquents accompagnés souvent de cauchemars terribles. Mais ce qu'il y a de plus curieux à noter, c'est l'abolition complète des réflexes pharyngiens. On peut lui toucher violemment le pharynx avec le manche d'une cuiller sans qu'elle éprouve la moindre sensation ni la moindre nausée.

Elle se plaint d'avoir facilement la sensation de froid sur tout le corps; mais si on lui applique sur les différents points du corps soit une boule d'eau chaude, soit un morceau de glace, elle n'en sait pas reconnaître la différence. Les doigts des mains sont un peu déformés et les ongles, par places, sont comme cassés, fendus par moitié.

Ces accidents sont dus, incontestablement, selon moi, à une syringomyélie, développée chez une personne hystérique et arthritique en même temps.

La syringomyélie se présente le plus souvent à notre observation *sous forme mixte:* c'est celle dans laquelle on rencontre le plus grand nombre des symptômes ci-dessus énumérés, dans laquelle on observe à la fois, souvent même avec la plus grande netteté, les troubles dissociés de la sensibilité avec leur topographie variable, des troubles moteurs, conséquence d'une atrophie musculaire, présentant d'ordinaire les plus grandes analogies avec l'atrophie ataxique, sauf qu'il n'y a pas d'atrophie pupillaire.

Parfois ce sont des troubles sensitifs ou moteurs, avec des lésions trophiques qui prédominent.

Les travaux de Schultze et de Kahler admettent que les troubles sensitifs sont parfois primitifs : aussi la forme sensitive est-elle une forme de début de la syringomyélie. Dans la forme sensitive, la thermo-anesthésie a une valeur toute particulière, sur laquelle a insisté Roth, en faisant connaître des observations où, pendant plusieurs années, l'anesthésie thermique était l'unique symptôme de la maladie.

III

DE LA SCROFULE OCULAIRE

ET DE SES RELATIONS AVEC LA SYPHILIS HÉRÉDITAIRE[1]

Je me propose aujourd'hui de vous entretenir de la question étiologique de la plus haute importance et qui se rapporte aussi bien à l'oculistique qu'à la pathologie générale. Je vais vous parler notamment des *affections oculaires scrofuleuses* telles qu'elles sont décrites dans tous *les Traités des maladies des yeux*. Ces affections dites scrofuleuses, je les rencontre moi-même constamment sur de nombreux malades et je ne trouve pas pourtant des signes propres et spéciaux à cette étiologie.

Je me demande donc qu'est-ce que la scrofule oculaire, et quelle est sa pathogénie ? Les affections scrofuleuses de l'œil vous sont connues à tous, elles sont décrites dans tous les auteurs depuis Mackenzie, Desmarres, Arlt, Bowmann, Fuchs, Giraud-Teulon, Follin, etc.

Je n'ai qu'à vous citer en passant quelques altérations oculaires rapportées à la scrofule par tous les ophtalmologistes, même les plus modernes :

1° Rétrécissement osseux du canal nasal de nature scrofuleuse ;

1. Mémoire lu à la Société de dermatologie et de syphiligraphie.

2° Éruption impétigineuse, ou eczéma des paupières, du sourcil, du cuir chevelu, scrofuleux;

3° Blépharite ciliaire glandulaire ou pithyriasique, dont la cause est rapportée presque généralement à la scrofule, *à la gourme;*

4° Conjonctivite ou ophtalmie phlycténulaire, dite vulgairement ophtalmie scrofuleuse;

5° Kératite phlycténulaire scrofuleuse;

6° Certaines variétés des kératites interstitielles sont rapportées à la cause scrofuleuse ou à la syphilis et nous savons tous aujourd'hui que c'est à la syphilis qu'il faut généralement les rapporter;

7° Il y a des iritis dites scrofuleuses, des sclérites, des périostites orbitaires, des dacryocystites scrofuleuses.

Je suis obligé de protester contre cette pathogénie, car, à mon avis, toutes ces affections oculaires n'ont rien qui puisse être attribué à une cause *scrofuleuse quelconque* et aux scrofules, mais en grande partie doivent trouver leur explication dans la syphilis héréditaire soit de deuxième, soit même de génération plus éloignée.

Je n'ai qu'à vous citer nombre de faits, des *choroïdites atrophiques et pigmentaires* développées sur une certaine étendue du fond de l'œil et qui ressemblent à s'y méprendre aux choroïdo-rétinites syphilitiques héréditaires. Chez quelques-uns de ces malades, les altérations oculaires ont été soignées sans résultat pendant des années pour des accidents dits scrofuleux à cause précisément des eczémas de la face, du front, du cuir chevelu, de blépharites, vu qu'on constatait chez eux des ganglions engorgés dans la région mastoïdienne, sous-maxillaire, péri-auriculaire, etc. C'étaient, en un mot, des enfants appelés vulgairement scrofuleux et on les traitait comme tels pendant des années sans résultat. Ayant trouvé chez quelques-uns d'entre eux quelques antécédents spécifiques syphilitiques dans la famille, je les avais soumis au traitement mercuriel, et j'ai eu la satisfaction d'arriver à des résultats des plus satisfaisants et à la guérison.

Je possède de nombreuses observations dans mes notes

confirmant mes assertions, que les affections choroïdiennes dites scrofuleuses ou des altérations du bord palpébral, du sac lacrymal, etc., ne sont que le résultat d'une tare syphilitique héréditaire ou syphilitique et tuberculeuse en même temps.

Les dessins que je rapporte ici montrent le fond de l'œil de deux malades dits scrofuleux et qui furent soignés et améliorés par moi par le traitement antisyphilitique, pendant que tous les autres traitements auxquels ils ont été soumis pendant des années restèrent sans résultat. Voici ces observations :

Observation I

Choroïdite atrophique avec kératite interstitielle sans antécédent. — Mlle S..., âgée de 30 ans, faible de constitution, ayant souffert pendant toute son enfance d'éruptions, de glandes au cou, est prise, à l'âge de 25 ans, d'inflammation de l'œil droit et ensuite du gauche. Il y avait dix-huit mois qu'elle recevait des soins ; un confrère lui administra l'iodure de potassium et l'huile de foie de morue pendant plus de huit mois sans résultat. En juin 1893, on lui fait des injections au sublimé sous-conjonctivales, et le traitement à l'iodure de fer à l'intérieur. Voyant sa vue s'affaiblir de plus en plus, elle vint me voir le 31 juillet 1894 pour la première fois et j'ai constaté une choroïdite atrophique disséminée avec quelques exsudats plastiques et infiltrations péripapillaires (la figure n° 1 présente l'aspect du fond de l'œil). La cornée était trouble, infiltrée et vasculaire à la périphérie. Quelques synéchies postérieures démontrent une ancienne iritis. N'ayant trouvé aucun antécédent spécifique, mais ayant appris que sa mère avait été aussi longtemps malade de scrofules, à ce qu'elle dit, je l'ai soumise au traitement par les frictions mercurielles, à la dose de 1 gramme d'hydrargyrine Petit, en laissant dix jours par mois seulement de repos, quelques douches de vapeur sur les yeux et les gouttes de duboisine une fois par semaine. Sous l'influence de ce traitement, le mieux s'est établi lentement mais d'une manière très notable, de sorte que déjà, vers le 19 novembre 1894, la malade pouvait lire le n° 4 de mon Échelle à droite et le n° 5 de l'œil gauche. La kératite était complètement guérie vers le 3 avril 1895.

Mais il arrive quelquefois que des malades atteints d'arthrites dites scrofuleuses, ou d'adénopathies invétérées, sont nés de parents syphilitiques et tuberculeux en même temps, et chez lesquels les troubles visuels sont le résultat d'une choroïdite atrophique analogue à celle que nous rencontrons chez les syphilitiques héréditaires. Le traitement antisyphilitique amène ainsi une amélioration et une guérison malgré la tuberculose. L'observation suivante peut servir d'exemple.

Observation II

Choroïdite scrofulo-syphilitique héréditaire. — Mme L...., âgée de 27 ans, vint me consulter le 30 octobre 1894 pour une rétino-choroïdite disséminée des deux yeux avec une légère héméralopie. Mariée à l'âge de 20 ans, elle a fait une première fausse couche, et, depuis, elle a eu quatre enfants bien portants. Mais la vue baissait de plus en plus, ce qui l'avait décidée à se soigner en Allemagne et en France.

Les injections sous-cutanées mercurielles n'ont rien fait, de même que les injections de strychnine. En l'examinant à sa première visite, j'ai constaté des atrophies choroïdiennes disséminées avec pigmentations irrégulièrement distribuées, comme le montrent les figures 3 et 4. Malgré l'absence d'indications précises d'antécédents héréditaires, si ce n'est la fausse couche et des glandes au cou et quelques éruptions pendant l'enfance, je l'ai soumise au traitement par frictions mercurielles à la dose de 2 grammes. Sous l'influence de ce traitement, la maladie s'arrêta d'abord, et, le 27 avril 1896, elle pouvait déjà lire les caractères n° 1 de mon Échelle. Le champ visuel s'est élargi et l'héméralopie diminua sensiblement.

L'observation suivante m'a confirmé dans la même opinion, que les affections choroïdiennes disséminées, compliquées même d'exsudations rétiniennes plus ou moins étendues, peuvent être soignées avec avantage par les frictions mercurielles, malgré qu'on ne trouve chez eux aucun indice de la syphilis ni acquise ni héréditaire.

De simples symptômes de ce qu'on appelle vulgairement la gourme ou la scrofule, portent des stigmates pour moi non douteux de la syphilis héréditaire, peut-être dans une ou dans deux générations.

Observation III

Mlle Ch..., âgée de 15 ans, habitant la province, me fut amenée le 1er avril 1895 pour être soignée d'une choroïdite atrophique disséminée, avec des exsudations blanches, plastiques, dans la région des deux maculas. La vue commença à baisser en 1893 dans l'œil droit, et en septembre 1894 dans le gauche, lésions pour lesquelles elle avait été soignée par l'iodure de potassium, l'arsenic, injections de pilocarpine sans résultat.

Je constate des glandes sous-maxillaires et au cou fortement développées. Elle est d'une constitution faible, cachectique, tousse beaucoup tous les hivers, ce qui fait supposer des accidents tuberculeux, d'après l'avis de son médecin.

Les altérations choroïdiennes me font supposer l'existence de quelques germes syphilitiques héréditaires, et le traitement que j'ai prescrit, aux frictions mercurielles à la dose de 0 gr. 50, a amené une amélioration tellement marquée que le 20 novembre 1895, les exsudations maculaires s'étaient presque complètement résorbées. Le 15 mars 1896, la malade peut lire des deux yeux le n° 1 de mon Échelle des caractères.

Je soigne actuellement à ma clinique trois malades de 18, 20 et 43 ans, qui ont des lésions dites scrofuleuses ou tu-

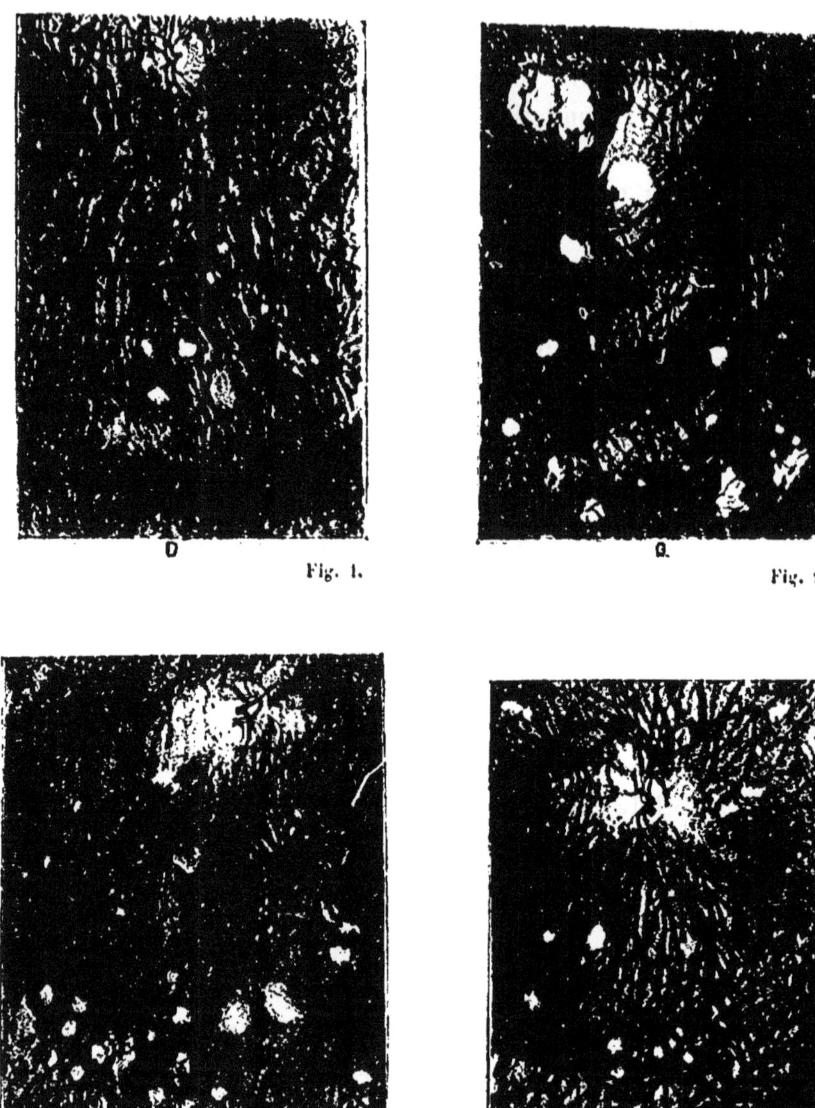

Fig. 1 et 2.
Choroïdo-rétinite pigmentaire et exsudations disséminées chez une personne atteinte d'accidents dits scrofuleux.

Fig. 3 et 4.
Choroïdites atrophiques disséminées chez une malade scrofulo-syphilitique.

berculeuses de la peau, des paupières, des oreilles, des voies lacrymales, de la cornée, chez lesquelles aucun traitement administré avant moi pendant des années n'a rien donné, tandis que le traitement antisyphilitique est resté le seul efficace.

Si les altérations choroïdiennes ci-dessus décrites peuvent être rapportées à la syphilis héréditaire, et soignées avec avantage par des frictions mercurielles, comme d'autres affections syphilitiques, il y a un certain nombre de maladies de la cornée, telles que kératites phlycténulaires, vasculaires, etc., qui, quoique rebelles au traitement habituel, ne doivent pas être attribuées à la scrofule, car elles sont tantôt le résultat d'une simple anémie, de lymphatisme et bien souvent même elles tiennent à l'herpétisme et à des fièvres larvées. Le traitement par l'arsenic et le sulfate de quinine vient à bout de ces cas, comme on peut en juger par l'observation ci-jointe.

Observation IV

Kératite herpétique, dite scrofuleuse. — Fille L..., âgée de 10 ans et demi, est amenée à ma clinique de la rue Dauphine, par sa mère, le 21 novembre 1896 pour un abcès ulcéré de la cornée droite, datant de seize jours. L'autre œil est injecté, et la cornée est entourée de plusieurs phlyctènes. L'enfant est un peu pâle, anémique, elle a quelques glandes au cou et cet état se prolonge avec des rechutes continuelles et des améliorations successives depuis dix-huit mois. Soignée pour une kératite phlycténulaire scrofuleuse, par un de nos confrères, par l'huile de foie de morue, les préparations iodurées, elle n'a pu obtenir une amélioration réelle, et l'aggravation actuelle a obligé la mère à venir me consulter.

L'enfant, qui était comme on le disait scrofuleuse, n'était tout bonnement que chétive, faible, anémique et avait en outre des accès de fièvre au printemps et en automne depuis plus de trois ans. A chaque nouvelle période de fièvre, il se développait chez elle des pustules herpétiques, sur la conjonctive bulbaire et la cornée.

J'ai soumis immédiatement la fillette au traitement antifébrile, au moyen de sulfate de quinine d'abord, de l'arsenic ensuite, comme je le fais toujours dans les cas analogues, Le traitement local se composait d'instillations alternatives de duboisine et d'ésérine au 1/1,000', et de pommade au naphtolate d'hydrargyre alterné de poudre d'iodoforme ou de xéroforme. Ce traitement a arrêté rapidement la maladie; l'enfant a repris les forces et l'appétit; trois mois après, son œil était arrivé à une guérison complète.

Après cette énumération des faits tirés de ma propre observation, je dois me demander quelle est l'étiologie réelle de cette affection oculaire que l'on appelle scrofuleuse.

Pour moi je me permets de dire qu'il n'y a pas d'affection oculaire scrofuleuse proprement dite, mais qu'il n'y a que la syphilis héréditaire transformée chez les tuberculeux ou chez les lymphatiques.

Dans le livre sur la *Phtisie pulmonaire* de Hérard, Cornil et Hanot de 1888, les auteurs se demandent si la *phtisie* doit être séparée de la *scrofule* ou si la *scrofule* et la tuberculose constituent une seule et même maladie *scrofulo-tuberculeuse?*

Cette question est diversement interprétée par les auteurs eux-mêmes.

Que reste-t-il de la scrofule, dit Grancher? Rien. Pour Bouchard la scrofule est un tempérament morbide et jamais on n'a trouvé chez eux de bacilles tuberculeux.

Il faudra conclure d'après notre président, M. Besnier, que toutes les éruptions dites scrofuleuses, qui sont si communes dans l'enfance, n'ont aucun caractère spécial, qu'elles sont banales et indifférentes ou simples témoins d'un tempérament morbide lymphatique.

Et maintenant, voyons les opinions des nos syphiligraphes.

Lancereaux dit : « J'ai eu moi-même l'occasion d'observer des cas nombreux semblables, décrits sous le nom d'affection scrofuleuse, d'angines de la peau, etc., et j'ai pu reconnaître là une manifestation tardive de la syphilis héréditaire. »

Notre maître, M. Fournier, dit aussi que dans un grand nombre de cas de ce genre, la syphilis héréditaire y est pour beaucoup.

Dans son livre sur *l'Hérédité syphilitique*[1], il s'exprime ainsi à la page 23 :

« On a remarqué de vieille date la fréquence des affections scrofulo-tuberculeuses chez des enfants issus de souches syphilitiques. De par l'observation contemporaine qui n'a fait que confirmer sur ce point les résultats de nos prédécesseurs, il est indéniable que les hérédo-syphilitiques payent un large tribut aux diverses manifestations de la scrofulo-tuberculose, notamment aux affections osseuses, coxalgie, mal de Pott, etc., voire même du lupus. »

C'est en présence de ces différentes assertions, des auteurs cités à l'instant, dont les uns admettent dans la scrofule, la *phtisie scrofuleuse*, et d'autres ne trouvent qu'une simple prédisposition ou terrain morbide spécial; d'autres enfin, rapportent ces affections à la *syphilis héréditaire tardive;* moi, de mon côté, je me permets de formuler les propositions suivantes en ce qui concerne les altérations oculaires scrofuleuses :

1° Que la *scrofulose oculaire* est une manifestation soit de la syphilis héréditaire en 2e ou 3e génération seule, soit de la syphilis et de la tuberculose réunies.

2° Que, dans la grande majorité des cas, la syphilis héréditaire domine la tuberculose.

3° Que les kératites, conjonctivites scrofuleuses, n'existent point; celles qu'on appelle scrofuleuses sont le plus souvent provoquées par des constitutions lymphatiques, et entretenues par des fièvres larvées intermittentes; ce sont, en un mot, des affections herpétiques de l'œil.

4° Que le traitement antisyphilitique et plus particulièrement mercuriel général et local, joint aux antiherpétiques, vient à bout de ces maladies.

1. Fournier.

IV

DE L'HÉRÉDITÉ SYPHILITIQUE OCULAIRE

A LA DEUXIÈME ET TROISIÈME GÉNÉRATION[1]

Dans un travail que j'ai eu l'occasion de développer devant les membres de la Société de syphiligraphie, j'ai démontré, cela me semble, d'une manière irréfutable que la syphilis oculaire héréditaire peut et doit être considérée comme une vérité irrécusable et qu'elle se présente sous quatre différentes classes : I, malconformation des membranes protectrices; II, paralysies ou spasmes des nerfs moteurs des yeux; III, arrêts de développement de l'organe de la vision, et IV, altération des membranes oculaires des yeux. Je me suis appuyé dans mes assertions sur les recherches de notre éminent maître M. Fournier, qui m'avait soutenu dans cette matière de sa haute autorité.

Aujourd'hui je viens apporter des faits qui découlent des précédents, mais qui sont plus difficiles à élucider. Il s'agit d'altérations oculaires aussi héréditaires, mais où l'hérédité remonte à deux et trois générations.

J'étais frappé depuis longtemps par un fait tout particulier, c'est qu'il existait un certain nombre d'affections oculaires, kératites ou plus particulièrement choroïdites, qui ressemblaient à s'y méprendre complètement aux affections syphili-

1. Communication faite à la Société de syphiligraphie, le 9 décembre 1895.

tiques acquises, et où on ne trouvait pourtant aucune trace d'empoisonnement vénérien, aucun antécédent en apparence spécifique.

Quelle était alors la cause de ces altérations et comment fallait-il les traiter? Devant les insuccès de tous les autres traitements, je me décidai à les soigner par les frictions mercurielles, pareillement à ce que je fais dans les affections syphilitiques acquises, et j'obtins à mon grand étonnement soit un arrêt dans le mal, soit une amélioration incontestable et durable.

Non content d'attribuer ce résultat à la simple action antiphlogistique du mercure, je me suis adonné à rechercher chez tous ces malades l'hérédité syphilitique.

Quatre faits des plus remarquables sont venus confirmer la justesse de mes suppositions, ils ont donné des preuves que chez ces malades il n'y a pas eu la moindre trace de syphilis acquise, mais il y avait des accidents syphilitiques héréditaires chez les parents de mes malades, et que les grands parents étaient soignés soit par Ricord, soit par d'autres syphiligraphes pour des accidents suspects.

Dans la première de ces observations, la kératite interstitielle apparaît dans deux générations et elle guérit facilement par le traitement spécifique (frictions avec l'onguent double hydrargyrique prolongé deux ans). Ce qui me frappe plus particulièrement chez les malades de cette première observation, c'est que, à part la kératite interstitielle, il existe chez la mère et la fille des choroïdites atrophiques avec pigmentation, reproduites dans la planche ci-jointe et que je considère comme caractéristiques de la syphilis.

Voici une de ces observations :

Observation I

Mlle H..., âgée de 11 ans, me fut amenée par son père pour la première fois à la fin de l'année 1879, atteinte d'une kératite interstitielle de l'œil gauche qui s'était déclarée le 7 janvier de la même année. Le père déclare que sa fille a eu la même affection à l'œil droit, dont elle était presque complètement guérie. Questionné par moi sur ses antécédents, le père déclare qu'il n'avait jamais eu de syphilis, mais qu'à l'âge de 19 ans il a eu la kératite interstitielle dans les deux yeux dont il avait été guéri par Desmarres père. Sa kératite à lui était attribuée à la syphilis de son père, car ce dernier était

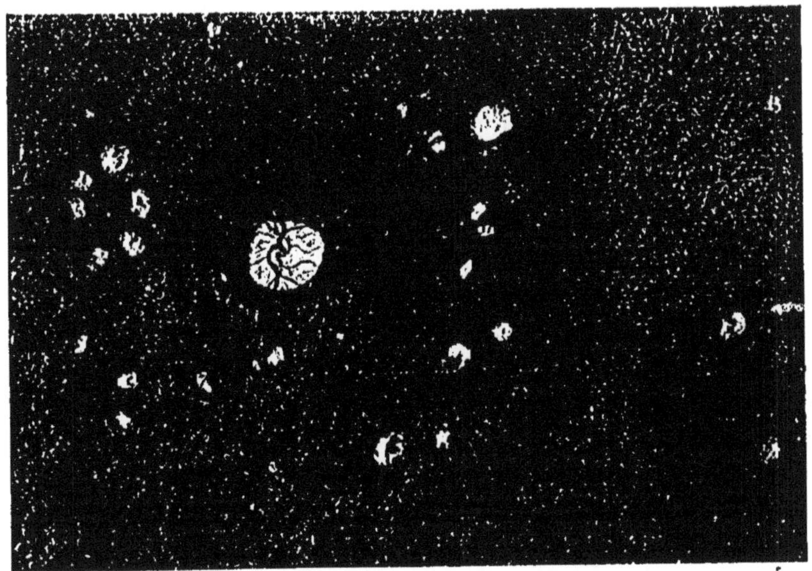

FIG. 5. Choroïdite syphilitique héréditaire en 3e génération.

soigné pendant de longues années pour des éruptions et des ulcères à la bouche par le Dr Ricord.

Ayant soumis l'enfant au traitement par des douches de vapeur et aux frictions mercurielles, j'ai obtenu sa guérison complète. Mais le traitement hydrargyrique n'a pas été suivi longtemps et le trouble de la vue lui est revenu à l'âge de 20 ans. La malade est retournée me consulter en octobre 1888 et j'ai constaté chez elle une choroïdite atrophique et pigmentaire caractéristique de la syphilis, comme le montre la figure 5 ci-jointe.

Ces choroïdites sont, selon moi, caractéristiques de la syphilis. Que se passe-t-il, en effet, dans ces choroïdes, qui puisse être considéré comme caractéristique de la syphilis? Pour répondre à cette question je dois examiner les lésions anatomiques du fond de l'œil en détail.

D'abord la choroïde se nourrit mal, par places les vaisseaux capillaires manquent complètement; quant à la couche pigmentaire elle est désorganisée par places. L'ensemble des lésions constitue des taches atrophiques entourées des plaques noires pigmentaires. Si on examine le fond de l'œil en détail surtout l'apparence que présente la rétine le long des vaisseaux, on y constate un piqueté noir, disséminé sur le fond de l'œil. Ce n'est point une rétinite pigmentaire, mais un piqueté noir qui lui ressemble, et qui n'occupe qu'une couche limitée et circonscrite le long des gros vaisseaux et sur une petite étendue. On observe ces lésions d'une manière très fréquente dans les affections syphilitiques acquises, et j'ai trouvé les mêmes altérations dans les trois cas de choroïdite syphilitique héréditaire de la deuxième génération : dans les deux observations il y a eu les altérations analogues, comme on peut juger par la planche ci-jointe, que j'ai reproduites moi-même. Dans le troisième fait, j'ai constaté une altération pigmentaire tout à fait semblable à celle de la rétinite pigmentaire vulgaire, et qui a été développée dans un seul œil et où la vision n'était pas aussi troublée que dans la rétinite pigmentaire ordinaire, dépendant soit de la syphilis acquise soit de l'hérédité au premier degré.

Un fait est digne de remarque, c'est que les choroïdites atrophiques héréditaires à la deuxième génération sont en général irrégulières dans leur forme aussi bien que dans leur évolution. Tantôt il n'y a qu'un seul œil qui est pris, tantôt la maladie n'occupe qu'une seule portion du fond de l'œil et les symptômes fonctionnels ne sont presque jamais en rapport avec le degré de la lésion choroïdienne. Cette lésion, en effet, se trouve confinée dons la membrane vasculaire sans s'étendre à la rétine; le pigment s'amasse par ci, par là, et ne pénètre dans la rétine qu'à de rares intervalles, et sans envahir méthodiquement les parois vasculaires de la rétine, contrairement à ce qui a lieu dans les rétinites pigmentaires en général.

L'ora serrata n'est pas beaucoup atteinte dans ce deuxième degré d'hérédité, contrairement à ce qui existe dans les choroïdites syphilitiques acquises, mais le genre d'altération est presque toujours le même.

Les caractères de choroïdites atrophiques et de pigmentation sont semblables sous tous les rapports aux choroïdites syphilitiques, et on a le droit par conséquent de les attribuer à la cause vénérienne. Bien plus, si on soumet ces malades au traitement antisyphilitique et surtout et plus particulièrement aux frictions mercurielles, on est frappé jusqu'à quel point ce traitement devient actif et il confirme encore par son action salutaire le diagnostic.

Dans toutes ces observations nous trouvons les altérations choroïdiennes semblables à celles qui se trouvent dans les choroïdites syphilitiques acquises, lorsque ces dernières ont été arrêtées et guéries par le traitement antisyphilitique, et qu'il en est resté, comme toujours, des cicatrices et des atrophies choroïdiennes; ce sont de pareilles choroïdites atrophiques que j'ai trouvées chez mes malades atteints de la syphilis héréditaire à la deuxième génération.

En présence de ces faits quoique isolés, j'ai le droit d'affirmer que toutes les fois qu'on trouve de pareilles lésions dans la choroïde, il y a lieu d'admettre que ces lésions ont été provoquées par un germe syphilitique qui existait dans le sang et qui s'est éliminé ainsi par la choroïde. La cause syphilitique s'est transmise là, il est vrai, tardivement, mais incontestablement dans deux générations et nous avons pu retrouver là une filiation des symptômes morbides, symptômes syphilitiques transmis pendant trois générations.

On serait quelquefois tenté d'objecter à cela qu'une pareille filiation de la vérole pendant trois générations serait inexplicable, car on ne pourrait pas comprendre comment ce principe morbide ait pu se conserver durant tant de générations sans s'éliminer. Ici je puis m'appuyer sur l'opinion si bien formulée par notre éminent maître, M. Fournier, lorsqu'il a dit dans ses *Leçons sur l'hérédité syphilitique*, à la page 325 : « La transmissibilité héréditaire de la syphilis à la seconde génération est un fait possible, rationnellement acceptable. »

M. le professeur Besnier a déclaré à son tour à M. Fournier qu'il croit à l'hérédo-syphilis de la seconde génération. King[1] admet aussi cette transmission à la deuxième génération. Davasse rapporte même une observation qui donne une preuve que la syphilis peut épargner une première génération et sévir sur la seconde[2].

Voici les trois autres observations que j'ai recueillies dans ma clientèle et qui viennent à l'appui de mes assertions.

Observation II

M. R..., âgé de 43 ans, m'amène un de ses fils, le 12 décembre 1894, âgé de 13 ans, qui souffre depuis plus de huit mois d'une inflammation de l'œil gauche. Il me rappelle que lui-même avait été soigné par moi pour une kératite interstitielle peu de temps avant son mariage. N'ayant eu aucune affection syphilitique acquise, j'avais attribué sa maladie à l'hérédité. J'ai retrouvé en effet dans mes livres d'observations et d'après mes anciennes ordonnances que sa maladie des yeux, la kératite, était attribuée par moi à l'hérédité, et que son père à lui avait été soigné par moi pour une iritis syphilitique.

L'enfant présentait une iritis non douloureuse, avec trois synéchies postérieures et, de plus, en examinant le fond de l'œil à l'ophtalmoscope, j'ai constaté des atrophies choroïdiennes semblables de tout point à celles qui se trouvent reproduites dans la figure 5.

Néanmoins, le champ visuel se trouve presque intact, l'enfant pouvait lire de cet œil n° 1,50 de l'échelle avec + 2 D., et il ne souffre pas beaucoup. Je diagnostique iritis syphilitique héréditaire de la troisième génération, et je le soumets au traitement des frictions mercurielles de 0 gr. 50, et au bout de six mois l'enfant était guéri de son iritis.

1. King, *Hereditary syphilitic transmission through two generations* (*France médicale*, 1889).
2. Davasse, *la Syphilis, ses formes, son unité*, Paris, 1865.

Observation III

Mme S..., âgée de 28 ans, demeurant à Paris, vint me consulter pour son œil gauche, le 29 novembre 1883, qui était atteint d'une kératite interstitielle périphérique ; le fond de l'œil était sain. La cornée droite portait une légère opacité périphérique qui était due à une kératite interstitielle, pour laquelle un autre confrère lui avait donné des soins en 1881. La malade raconte que jusqu'à l'âge de 7 ans elle était toujours maladive, elle avait des gourmes, des glandes au cou et des inflammations aux yeux. Cet état morbide venait de naissance, sa mère était d'une mauvaise santé, et elle avait fait une fausse couche et perdu trois autres enfants très chétifs, qui tous mouraient dans la première année de leur vie ; elle était la dernière qui avait survécu. Son père était toujours souffrant des maladies syphilitiques et il en est mort à l'âge de 47 ans. Son mari que j'ai vu à plusieurs reprises, m'avait déclaré qu'il n'a jamais eu d'affections syphilitiques, néanmoins, Mme S... a eu deux enfants très chétifs qui sont morts dans la première année de leur vie. Son troisième enfant était bien portant jusqu'à l'âge de 5 ans, mais en janvier 1884 il avait été pris d'une kératite interstitielle à l'œil gauche, tandis que dans son œil droit j'ai constaté des taches atrophiques et pigmentaires disséminées ; la kératite a guéri facilement par le traitement mercuriel et les douches de vapeur.

Observation IV

Garçon Germain X..., âgé de 8 ans, me fut amené par sa mère le 10 novembre 1886 : il était atteint d'une kératite interstitielle gauche dont il souffrait depuis deux mois. En apparence l'enfant est faible, chétif et a eu des grosseurs, dit-il, dans les oreilles, quelques mois auparavant, qui se sont résorbées après l'usage de l'iodure de potassium. Ces accidents étaient reconnus syphilitiques héréditaires par le médecin, vu que Mme X... ni son mari n'ont jamais eu d'affections syphilitiques. Pourtant le mari lui-même a eu, à l'âge de 30 ans, une kératite interstitielle pour laquelle je l'avais soigné, comme l'atteste mon ordonnance. A cette époque je n'ai pas pu découvrir chez le malade la moindre trace de la syphilis acquise, mais son père à lui avait des accidents nerveux et paralytiques, qui étaient reconnus comme syphilitiques et soignés par le mercure.

Le jeune garçon était le troisième enfant, tandis que les deux autres sont morts dans la première année de leur existence, et, de plus, la mère a fait une fausse couche.

Soumis au traitement par les douches de vapeur et le traitement mercuriel, l'enfant a guéri facilement de la kératite, mais la vue de l'œil gauche resta un peu plus trouble que de l'autre œil. Le père me l'avait amené un an après et j'ai constaté dans cet œil une choroïdite atrophique avec pigmentation, et de plus, le nerf optique présentait une légère périnévrite, qui exigea un traitement mercuriel, et ce n'est qu'après un an de traitement que la périnévrite a guéri; l'œil resta un peu plus faible que l'autre.

Que conclure de ces observations? Je pense, messieurs, que si vous les analysez en détail, vous acquerrez la conviction comme moi :

1° Dans ces quatre faits il y a eu des accidents inflammatoires oculaires tels que kératites et choroïdites syphilitiques chez des enfants provenant de parents hérédo-syphilitiques, et qui eux-mêmes n'ont point eu de syphilis acquise. Il y a donc syphilis oculaire transmise par deux générations.

2° D'autre part, je me permets d'ajouter mes déductions personnelles, c'est que dans ces accidents que M. Fournier appelle *para-syphilitiques*, le mercure a une action curative incontestable, si on l'emploie pendant deux ans consécutifs et avec une certaine réserve.

3° J'ajouterai en outre qu'il existe un certain nombre d'affections choroïdiennes analogues à celles que je viens de reproduire ici, chez lesquelles on ne trouve aucun antécédent syphilitique, mais on a le droit de soupçonner la syphilis transmise pendant deux et trois générations, affection que rien n'arrête, si ce n'est les frictions mercurielles. Rien que le mercure employé comme je l'entends agit efficacement et arrête l'affection choroïdienne, et administré sous forme de frictions pendant deux années consécutives, comme je l'emploie dans les choroïdites syphilitiques acquises, pourra améliorer la vue.

Avant de terminer cette étude, je dois encore attirer l'attention de nos confrères sur une variété d'anomalies ou de défauts de conformation oculaire, dans laquelle la syphilis transmise tardivement, en deux et trois générations, joue un rôle indubitable.

Il existe en effet un certain nombre de tares héréditaires de la syphilis, qui, sans être directement et réellement syphilitiques, doivent être rapportées à des manifestations dystrophiques, amenées aussi par la syphilis, comme le Dr Edmond Fournier dans son récent travail sur l'hérédo-syphilis, vient de le démontrer[1].

Des *dystrophies oculaires* doivent être forcément, dans un certain nombre de cas, rapportées à la syphilis héréditaire soit maternelle, soit paternelle. Pour M. Ed. Fournier, elles se divisent en sept classes bien distinctes : 1° malformations palpébrales; 2° coloboma des paupières; 3° coloboma de la pupille; 4° coloboma des membranes du fond de l'œil; 5° anomalies et ectopies pupillaires; 6° dissymétries oculaires et 7° dénivellation oculaire, résultant de l'asymétrie cranio-faciale.

Plusieurs de ces altérations anormales de l'œil ont été signalées par moi comme étant le résultat de la tare syphilitique transmise dans la deuxième génération. Les observations nos 160, 161 et 162 du travail, qui se trouvent reproduites avec les planches du coloboma de la choroïde, du

1. Edmond Fournier, *Stigmates dystrophiques de l'hérédo-syphilis*, Paris, 1898.

coloboma de l'iris ou de polycorie, sont des observations que j'ai recueillies à ma clinique, et qui réunissent des preuves indubitables de l'influence de la syphilis dans la deuxième et la troisième génération.

Des paralysies congénitales des nerfs moteurs des yeux, le ptosis congénital a pu être chez un de mes malades rapporté à la syphilis héréditaire, qui ne se trouvait ni chez le père, ni chez la mère du jeune malade, mais dont le grand-père avait perdu la vue par le tabès syphilitique.

Des cataractes zonulaires apparaissant chez des enfants issus de familles syphilitiques à la deuxième génération ont pu être aussi rapportées par moi à cette même hérédité pathologique, souvent même, dans ces cas, j'avais trouvé simultanément avec les cataractes congénitales des traces de choroïdo-rétinite pigmentaire.

V

DES HÉMORRAGIES SYPHILITIQUES DU CERCLE CILIAIRE

ET DE LEUR TRAITEMENT[1]

Nulle question ne me paraît plus importante en ophtalmologie que celle qui se rapporte à l'étude de la région ciliaire de l'œil. Cette partie de la choroïde est chargée, de préférence, de la nutrition du globe oculaire tout entier, et en même temps elle constitue un organe nutritif *sui generis*, qui possède des propriétés sécrétantes semblables à celles qui se trouvent dans les glandes sécrétantes elles-mêmes.

D'où vient, en effet, la sécrétion de l'humeur aqueuse, lorsque ce liquide est vidé? Du cercle ciliaire. Par quel mécanisme et par quelle fonction physiologique se répare la perte du corps vitré après les blessures et les déchirures de la partie antérieure du globe oculaire, si ce n'est par le cercle ciliaire?

La fonction nutritive physiologique du globe oculaire aussi bien que la réparation des désordres pathologiques de cet organe résident en entier dans le cercle ciliaire de l'œil, et on comprend, dès lors, quelle importance acquièrent les moindres altérations de cette région dans la pathologie oculaire.

1. Ce travail a été lu à la Société de syphiligraphie et de dermatologie en juillet 1893.

La syphilis, comme je l'ai déjà démontré dans mes précédentes communications, se localise très souvent dans cette partie de la membrane vasculaire de l'œil, et il en résulte des troubles de transparence dans toutes les membranes qui y puisent leur nutrition et leur sécrétion.

C'est dans les parois des vaisseaux du cercle ciliaire que se localise au début l'altération syphilitique ; sous l'influence de ces altérations, j'ai vu se produire des ruptures artérielles, donnant lieu à des hémorragies de l'ora serrata, très caractéristiques de la syphilis, et sur lesquelles je vais attirer votre attention, mes chers confrères.

Les cyclites hémorragiques syphilitiques ne sont pas encore connues, en raison de la position trop périphérique qu'elles occupent dans le fond de l'œil, d'où difficulté pour le diagnostic. On ne les reconnaît qu'en examinant l'ora serrata avec l'ophtalmoscope par la méthode que j'ai indiquée ailleurs. La difficulté de diagnostic est d'autant plus grande que ces lésions anatomiques sont plus accentuées, que le trouble visuel et les symptômes fonctionnels qu'elles occasionnent ne se produisent pas d'une manière brusque et instantanée comme tous ceux qui apparaissent dans d'autres hémorragies intra-oculaires.

Le malade voit apparaître un brouillard fin, les objets deviennent nuageux, de temps en temps apparaissent des éclairs, puis, à un moment donné, la vue se trouble davantage. Si on examine alors le fond de l'œil, on n'y aperçoit au premier abord que les signes de choroïdites syphilitiques plus ou moins accentués. La papille présente un aspect louche, nuageux ; le corps vitré est rempli de petits flocons fins, filiformes, presque microscopiques, que l'on ne découvre qu'en examinant le fond de l'œil de tout près, à travers un verre oculaire de 8 ou 10 dioptries, placé derrière le miroir ophtalmoscopique. Ce sont du reste les signes ordinaires de toutes les choroïdites syphilitiques accompagnées ou précédées des phénomènes de la syphilis tertiaire, car c'est à cette période de la syphilis, avec des accidents cérébraux, que j'ai vu se produire les hémorragies de l'ora serrata.

Avec ces hémorragies l'aspect de la maladie change notablement; par-ci par-là on découvre quelques gros flocons, qui sont constitués par du sang épanché et se trouvent confinés de préférence dans le segment antérieur de la cavité oculaire.

Lorsqu'on examine dans ces cas attentivement toute la région du cercle ciliaire, et plus particulièrement sa portion supéro-externe, en se servant de préférence de ma lentille sphéro-prismatique de 16 dioptries (voy. fig. 2, page 43), on pourra explorer soigneusement l'aspect ophtalmoscopique des membranes qui se trouvent presque complètement cachées par l'iris et la grande circonférence du cristallin. On verra alors des hémorragies en nappes, des bandes rouges, situées transversalement, longeant souvent sur une certaine étendue le bord de la région ciliaire, comme on en peut juger par les figures nouvelles de mon atlas ophtalmoscopique dans lesquelles j'ai représenté le fond de l'œil. Voici l'histoire d'une malade que j'ai soignée et guérie en 1890 :

Observation V

Hémorragie du cercle ciliaire avec choroïdite syphilitique. Frictions mercurielles. Amélioration.

Mme T..., âgée de 47 ans, vint me consulter le 10 novembre 1890. J'ai constaté qu'elle était atteinte d'une hémorragie partielle de la choroïde droite vers l'ora serrata. Anciennes synéchies postérieures; taches blanches capsulaires aux deux yeux; quelques phénomènes cérébraux. Elle déclare avoir eu la syphilis en 1885, avec éruptions sur tout le corps, angines et aphtes à la bouche.

Le traitement antisyphilitique mixte au protoiodure de mercure et à l'iodure de potassium suivi par elle jusqu'à ces derniers temps amena successivement l'arrêt de tous les symptômes, mais n'empêcha pas les symptômes oculaires de surgir tels que nous venons de les décrire.

En présence d'accidents aussi graves, dont la cause syphilitique ne me paraissait pas douteuse, j'ai soumis la malade aux frictions mercurielles, mais elle ne les a suivies que deux semaines, et suspendit ensuite tout traitement. Le 28 avril 1891, la malade déclare qu'elle ne va pas mieux. L'œil gauche, qui était sain à mon dernier examen, devient trouble à son tour et je constate un exsudat blanchâtre diffus longeant la branche externe près l'artère centrale, et une hémorragie longeant la branche inféro-interne, et se dirigeant vers la macula. La malade peut distinguer, avec +4 dioptries convexe-sphérique, le n° 2 de l'échelle. Je lui prescris de nouveau les frictions mercurielles, qu'elle s'engage à suivre exactement.

En effet, après avoir suivi ce traitement pendant un an, je constate, le 21 janvier 1892, une grande amélioration. Quelques taches le long de l'artère inféro-interne persistent encore, mais les hémorragies de l'ora serrata ont disparu aux trois quarts, à peine si on en retrouve par-ci par-là. La macula est dégagée. La malade peut lire les caractères du n° 2 de l'échelle. La papille est redevenue transparente ainsi que le corps vitré.

On voit par les détails de cette observation que la malade avait souffert de son œil droit d'une iritis et d'une choroïdite syphilitique, depuis longtemps, et on ne peut pas préciser l'époque à laquelle ont surgi des hémorragies. Ces dernières ont atteint même par voisinage la région maculaire, ce qui avait troublé la vue à tel point qu'elle ne pouvait rien voir en face. Mais il arrive plus souvent que les hémorragies se trouvent limitées à l'ora serrata, comme on peut en juger par l'observation suivante :

Observation VI

Hémorragies du cercle ciliaire avec choroïdite syphilitique. Déchirure de la rétine et flocons du corps vitré. Traitement par les frictions mercurielles. Amélioration notable.

M. S..., âgé de 25 ans, bonne constitution, fort et robuste, jouissant toujours d'une bonne vue, s'était aperçu que, par moments, son œil droit se voilait. Il employa quelques collyres qu'on lui avait prescrits, mais sans aucun résultat, ce qui le décida à venir me consulter. Je l'ai examiné pour la première fois le 1er décembre 1892, en présence de mon chef de clinique, M. le Dr Kopff, et voici le résultat de notre examen :

A l'extérieur, l'œil ne présente aucune lésion, la pupille se contracte comme dans l'œil gauche. La papille optique paraît louche, trouble, comme dans une choroïdite syphilitique, et il existe des flocons très nombreux, fins, dont la plus grande partie ne s'aperçoit qu'à l'aide d'un très fort grossissement; d'autres flocons, au contraire, sont plus épais et se trouvent amassés vers la périphérie du fond de l'œil. C'est en examinant cette région à l'aide d'une loupe prismatique que nous avons pu découvrir vers l'ora serrata de grandes plaques hémorragiques, transversales, au milieu desquelles on constate facilement une déchirure de la rétine. Le malade a eu à l'âge de 15 ou 16 ans des rhumatismes assez fréquemment; de plus, il déclare avoir eu la syphilis à l'âge de 21 ans, avec tous les accidents secondaires. Le traitement mixte antisyphilitique a été suivi par le malade à plusieurs reprises sans grands résultats.

Ayant reconnu dans ces symptômes oculaires la cause syphilitique, j'ai soumis le malade au traitement par les frictions mercurielles méthodiques, qu'il devra continuer pendant deux années consécutives. Sous l'influence de ce traitement, le mieux ne s'était déclaré que vers le mois de mai 1893. L'instillation du collyre de caféine à la dose de 25 centigr. pour 10 grammes a contribué à l'amélioration. Le 30 juillet, je n'ai constaté que deux petites brides hémorragiques; quelques taches atrophiques choroïdiennes entourent les anciennes hémorragies. Le corps vitré est complètement transparent, sauf quelques rares flocons isolés.

En présence de pareilles altérations de la choroïde, nous devons nous poser les questions suivantes :

Quels sont la pathogénie et le mécanisme de ces lésions? Quelle est leur fréquence? Quelle est leur gravité, et quel traitement doit être employé de préférence?

La lésion, comme j'ai déjà eu l'occasion de le signaler

plus haut, se trouve localisée au début dans les vaisseaux du cercle ciliaire. C'est là en effet qu'on voit apparaître au début du mal des infiltrations périvasculaires dans les artères choroïdiennes; quelquefois même on peut distinguer simultanément des périartérites rétiniennes dans certaines de ses branches, comme on peut en juger par les planches chromolithographiques dans lesquelles j'ai cherché à reproduire l'aspect du fond de l'œil de ma malade.

Les constitutions goutteuses y prédisposent, car ces altérations ne se rencontrent que dans des cas relativement rares. Je ne les ai observées jusqu'à présent que 5 fois.

Le dernier point sur lequel je veux attirer l'attention des confrères, c'est le degré de gravité que cela présente au point de vue des conséquences pour la vision, de même que relativement à leur traitement.

Au premier abord, il semblerait que cette complication d'hémorragies dans la choroïdite syphilitique dût constituer une très forte gravité. Or, d'après ce que j'ai pu voir jusqu'à présent, ces altérations cèdent assez facilement au traitement par des frictions mercurielles méthodiques, comme je les emploie constamment dans toutes les choroïdites syphilitiques. J'y joins, bien entendu, le traitement local d'instillation du collyre d'ésérine, de pilocarpine.

Le traitement local dans ces affections joue un rôle non moins important que le traitement général.

En premier lieu, j'ai recours aux moyens antiphlogistiques; les sangsues à la tempe deux ou trois fois par mois, des ventouses sèches le long du dos amènent des soulagements incontestables.

Pour faciliter la résorption du sang épanché et rétablir la circulation dans l'ora serrata, j'emploie avec avantage les instillations alternatives de collyres faibles myotiques et mydriatiques.

Voici la dose de ces collyres :

Eau distillée..............................	10 grammes.
Sulfate neutre d'ésérine..................	1 milligramme.

Instiller une goutte le matin.

Le soir on instillera dans l'œil du collyre de duboisine.

Eau distillée...........................	10 grammes.
Sulfate neutre de duboisine............	2 milligrammes.

L'absorption du sang épanché peut être favorisée par l'usage prolongé des solutions et des collyres dans la composition desquels entrent les dérivés et les extraits de la plante américaine *hamamelis virginicas*. Tantôt je les prescris sous forme de compresses en application sur l'œil, tantôt en frictions sur les tempes.

Comme cette préparation agit favorablement contre les métrorragies par nos médecins accoucheurs, j'ai fait des recherches pour savoir si l'*hamamelis* ne contenait pas un alcaloïde spécial, agissant directement sur les vaisseaux capillaires. Dans ce but je me suis adressé à M. Petit, de la pharmacie Mialhe. Grâce à son obligeant concours ainsi que celui de M. Brin, je suis arrivé à posséder une sorte d'alcaloïde l'*hamaméline* dont l'action résolutive me paraît aujourd'hui incontestable et aide puissament à la résorption du sang épanché.

Voici la formule pour ce médicament :

Vaseline liquide..........................	15 grammes.
Hamaméline...............................	0,15 centigr.

Collyre pour instiller dans l'œil deux fois par jour quelques gouttes.

Dans ces derniers temps j'ai pu constater aussi une action très favorable, pour la résolution d'hémorragies du cercle ciliaire, du collyre *à la caféine* aux doses suivantes :

Eau distillée..............................	20 grammes.
Caféine	0 gr. 20

En instiller trois ou six fois par jour quelques gouttes dans l'œil.

Il est bien entendu que tous ces collyres agissent d'autant plus efficacement qu'ils sont administrés de bonne heure et que le diagnostic de la lésion du cercle ciliaire aura été établi avec précision.

Je ne saurais trop insister à cet égard sur les avantages de ma *lentille prismatique*, que j'ai fait construire par notre excellent opticien, M. Peuchot, et qui se trouve jointe à mon ophtalmoscope portatif.

Cette lentille est ainsi composée :

Pour arriver plus facilement à distinguer cette portion du fond de l'œil, je fis construire en 1891, par mon opticien M. Peuchot, une lentille d'un foyer de 15 dioptries jointe à un prisme très fort, le tout composé d'un crown et de deux flints. Cette combinaison avait pour résultat l'achromatisme et l'aplanitisme : le poids et le volume me firent renoncer à ces deux avantages. En 1893 je fis établir un modèle plus simple et plus portatif (fig. 6), formé par un prisme *a o b*

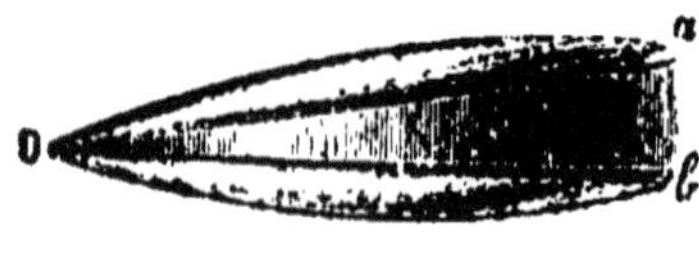

Fig. 6.

d'un angle de 12°, dont chaque surface *a o* et *o b* sont recouvertes d'une lentille plan convexe dont la somme donne 15 dioptries.

Comme une lentille est indispensable pour l'examen de l'ora serrata, je l'ai fait joindre au dernier modèle de mon ophtalmoscope à réfraction.

Mais je ne cesse pas pourtant de répéter que le traitement local ne doit occuper qu'une place secondaire. Je n'attribue la guérison, aussi bien d'hémorragies de la choroïde que des choroïdites syphilitiques elles-mêmes, qu'au traitement par les frictions mercurielles, mais à condition qu'elles soient prolongées pendant deux années consécutives et sans interruption.

VI

DES ACCIDENTS OCULAIRES

PROVOQUÉS PAR L'INFLUENZA ET PAR SON MICROBE

J'ai décrit dans un travail tout spécial[1] les différents troubles oculaires provenant de l'influenza. Aujourd'hui le fait est démontré pour tout le monde qu'un grand nombre des maladies oculaires qui se sont développées dans ces derniers cinq ou six ans ont été provoquées par l'épidémie d'influenza; certains de ces accidents ont apparu dès le début de l'épidémie; d'autres, au contraire, sont survenus relativement plus tard, comme cela justement avait lieu du côté de l'organe de la vision.

La maladie épidémique dont nous parlons aujourd'hui n'est qu'une sorte de grippe ou influenza, qui attaque, comme dit très justement dans son excellent travail M. Truc[2], l'organisme tout entier; elle le touche dans sa totalité, affaiblit son organisme d'une manière complète et comporte une longue convalescence.

L'influenza, comme affection épidémique, provoque des maladies broncho-pneumoniques, amène quelques perturbations dans les fonctions cardiaques ou vasculaires, déprime

1. M. Galezowski, *Des accidents oculaires dans l'influenza* (*Recueil d'ophtalmologie*, 1890, p. 69).
2. M. Truc, *Influenza et maladies des yeux*, Leçons faites à l'Hôpital général, (*Montpellier médical*, 1890).

d'une manière très sensible le système nerveux, mais ce qui est, de plus, caractéristique, elle attaque très fréquemment l'organe de la vision.

C'est au mois de décembre dernier que j'ai obvervé des troubles visuels et des accidents inflammatoires dans les différentes parties du globe oculaire, développés sous l'impression morbide d'un microbe spécial, et en nous appuyant surtout sur les opinions du docteur Talamon[1], nous avons pu dire, avec cet auteur, que la contagion se fait à la fois par l'air et par les vêtements, le linge, les sécrétions desséchées; sa puissance contagieuse est d'autant plus considérable qu'elle est d'origine parasitaire et qu'elle est causée et propagée par un microbe. Ce microbe, nous disions à ce moment, avec Talamon, nous ne le connaissons pas encore complètement[2], mais il n'est pas douteux que ce microbe existe.

Mais depuis cette époque les recherches à ce sujet se sont multipliées de tous les côtés; en France comme en Allemagne, on a prouvé que l'influenza, telle que nous la voyons encore se propager dans les différentes régions de l'Europe, est une maladie microbienne. Mais quelle est sa transmissibilité et sa contagiosité? Il est encore difficile de bien les démontrer.

Bouchard, notre éminent pathologiste, a rencontré des micro-organismes qui différaient suivant l'organe affecté, et tandis que dans les vésicules d'herpès labial, c'est le *staphylococcus pyogenes aureus* qu'on rencontrait, dans les pneumonies, c'est le pneumocoque lancéolé qui était découvert; pendant que dans les sécrétions bronchiques, au contraire, on constatait le streptocoque ou le staphylocoque qui pouvait être reconnu.

Les recherches du Dr Kowalski[3] sont tout autant affirmatives que celles de Bouchard, et il croit avoir trouvé le micro-

1. Talamon, *La grippe* (*Médecine moderne* du Prof. Germain Sée, p. 127).
2. Galezowski, *Des accidents oculaires dans l'influenza* (*Recueil d'ophtalmologie*, février 1890, p. 77).
3. Kowalski, *Bakteriologische Watersuchungen über die Influenza* (*Wiener klinische Wochenschrift*, n. 13, 1890).

organisme de l'influenza. Il n'a rien découvert dans le sang, comme Kirchner et autres, mais il a constaté la présence de microbes spéciaux dans les sécrétions du nez, de la bouche et du pharynx. Trois variétés de microbes, jusqu'à présent inconnues, ont été décrites par ces auteurs :

a) La première variété comprenait les bacilles ressemblant à ceux de la fièvre typhoïde ; ils présentaient des mouvements moléculaires. Les colonies auxquelles elles donnaient naissance étaient d'abord brunâtres, puis bleuâtres et enfin d'un bleu violet foncé.

b) La deuxième variété des bacilles formait des colonies blanches opaques dans la gélatine.

c) La troisième variété se montrait au microscope sous forme de courtes chaînettes de diplocoques.

Sur 16 examens microbiques, Kowalski a trouvé ces différents microorganismes 7 fois.

Doit-on admettre ces recherches comme vraies ? Il est difficile encore de se prononcer à ce sujet, et M. Talamon déclare les résultats des auteurs viennois comme peu démontrés jusqu'à présent.

Il est aujourd'hui bien prouvé par tous les auteurs que le microbe n'existe pas dans le sang. Mais si ces microbes ne passent pas par le sang, comment dans ces cas pourrait-on expliquer le développement des accidents cérébraux graves, qui se traduisent par des altérations des nerfs optiques, soit dans un œil, soit dans les deux papilles optiques ? Et pourtant, des faits de ce genre se sont présentés dans ma clientèle en automne et au printemps de ces dernières années, et dans les conditions les plus bizarres et les plus caractéristiques.

Rien ne pouvait expliquer les phénomènes graves de la névrite optique, qui se sont développés d'une manière insidieuse, et sans qu'on ait trouvé aucune cause dans la constitution des malades. Mais l'un et l'autre étaient atteints précédemment et pendant toute la durée de la névrite optique de crises d'influenza générale plus ou moins graves. Je les ai soignés très énergiquement contre la cause de la maladie, en employant des dérivatifs, des purgatifs, des frictions et massages sur tout le corps, et je leur ai administré pendant plusieurs mois de très fortes doses de bromhydrate de quinine. Sous l'influence de tous ces moyens, la névrite a disparu, la vue est revenue complètement chez la malade qui n'avait qu'un œil de pris. Chez celle, au contraire, dont les deux yeux étaient fortement affectés, un œil resta à moitié atrophié, tandis que la vision de l'autre est complètement revenue à l'état normal.

Voici en détail ces observations.

Observation.

Cécité absolue de l'œil droit occasionnée par l'influenza, névrite optique à gauche.

M. G..., âgé de 70 ans, est venu me consulter le 19 mars dernier, pour des accidents très graves qui se sont produits dans les deux yeux consécutivement à l'influenza. Le malade raconte qu'il avait été pris, vers la moitié du mois de janvier, d'une forte attaque d'influenza avec beaucoup de fièvre. Peu à peu, il commença à souffrir de maux de tête, qui s'exaspéraient surtout la nuit depuis un mois. Vers cette même époque, après quelques jours de ces douleurs, il perdit complètement la vue de son œil droit, et j'ai pu constater une atrophie de la papille avec des infitrations péripapillaires. Deux ou trois semaines plus tard, l'œil gauche s'est affaibli très sensiblement et on constatait une infiltration péripapillaire interstitielle très intense. Le malade distingue de cet œil le n° 5 de l'échelle et, en même temps, il y a une diminution concentrique du champ visuel. Il est très fortement enrhumé, tousse beaucoup et se plaint de très forts maux de tête. Je lui ai prescrit l'application de 4 sangsues derrière chaque oreille et je lui ai administré 40 centigr. de bromhydrate de quinine, deux fois par jour, tous les deux jours. De plus, le malade a été soumis à une application répétée de ventouses sèches le long du dos et au régime approprié à l'*influenza* des poumons et de la gorge.

Sous l'influence de ce traitement, administré très régulièrement pendant deux mois consécutifs, l'œil gauche est revenu d'une manière très notable, les infiltrations péripapillaires ont petit à petit complètement disparu, et l'acuité visuelle de cet œil est devenue presque normale. Quant à l'œil droit, il resta complètement aveugle, et la papille devint blanche, atrophiée.

Un autre fait bien plus intéressant s'est présenté à mon observation au commencement du mois d'avril dernier, dans mon cabinet particulier, et elle se trouve inscrite dans mon livre d'observation au n° 34133. Elle était atteinte d'une névrite optique des deux yeux, qui ne pouvait être rapportée à aucune autre cause qu'à l'influenza. Soignée énergiquement, elle a complètement guéri. Voici les détails de la maladie.

Observation.

Périnévrite optique double suite d'influenza.

Mlle M... âgée de 23 ans, est venue me consulter le 1er avril 1895, pour un affaiblissement considérable de la vue des deux yeux, plus prononcé à l'œil droit, dont le nerf optique était en partie infiltré et atrophié ; son champ visuel externe et inférieur était sensiblement diminué. En face, elle voyait encore un peu. L'œil gauche, depuis trois semaines, paraît trouble, quoique la papille optique a un aspect presque normal, mais les pourtours sont légèrement diffus. La malade était atteinte d'une influenza très violente avec des maux de tête et des jambes. C'est au commencement du mois de février que la vue de l'œil droit se troubla ; de plus elle a eu constamment des maux de tête ; j'ai examiné ses dents et j'ai constaté 8 dents cariées que j'ai fait extraire ou plomber.

Cet état ne faisait que s'aggraver, la vue faiblissait de

plus en plus. J'ai soumis la malade dès le commencement au traitement par le valérianate de quinine à la dose de 40 à 50 centigr. par jour, puis tous les deux jours. Sous l'influence de ce traitement, la malade alla de mieux en mieux. Déjà le 5 juin la vue de l'œil gauche s'est notablement éclaircie, au point qu'on pouvait le considérer comme complètement guéri. Il lit n° 1. — Œil droit va mieux, ch. v. externe, supérieur et inférieur est perdu sur une large surface. Mais le malade lit de cet œil le n° 5 de l'échelle. Quant à son œil gauche, il est guéri, et son acuité visuelle est normale.

Le fait suivant d'une névrite optique monoculaire peut servir d'exemple d'une altération du système nerveux par les microbes d'influenza.

Observation

Névrite optique monoculaire suite d'influenza. Guérison.

Mme Fon..., âgée de 23 ans, vint me consulter pour un affaiblissement de la vue de l'œil droit, qui lui est survenu le 9 mars dernier sans aucune cause. Sa santé générale était bonne. Elle a eu un enfant, il y a deux ans, sans aucun accident. Depuis le 9 mars la vue n'a fait que faiblir, l'infiltration séreuse péripapillaire ne faisant qu'augmenter. Elle accuse en outre des douleurs périodiques dans la tête et des poussées de fièvre, qui sont accompagnées par moments de très fortes transpirations la nuit. L'appétit est excellent, et le reste de la santé très bon. Par moment seulement elle est prise d'attaques de toux très violentes et de poussées congestives du côté de la gorge. La malade déclare en outre qu'elle avait et qu'elle a constamment des crises d'influenza comme elle en avait au commencement de l'année.

Prenant en considération l'absence de toute cause toxique, d'accidents syphilitiques, d'autre part, voyant que la malade est sujette de temps en temps à des poussées d'influenza, avec fièvre, malaise, laryngite, etc., je lui ai fait prescrire des frictions sur le dos et les bras avec l'onguent napolitain, et à l'intérieur le bromhydrate de quinine à 40 centigr. tous les jours pendant dix jours, et ensuite tous les deux jours pendant les quinze jours suivants. Dans l'œil je lui ai fait instiller les collyres d'ésérine et cocaïne alternativement et au bout de quinze jours je lui ai fait administrer le sirop de Tolu, en l'alternant avec le bromhydrate de quinine.

Sous l'influence de ces différents moyens la vue est revenue peu à peu dans cet œil, la névrite a disparu d'abord en partie, et puis lorsque je l'ai vue pour la dernière fois, le 16 juin dernier, j'ai pu constater une guérison complète avec un rétablissement normal de la vue. Les quintes de toux n'ont pas encore disparu, et par moments elle éprouve de violents maux de gorge, qui ne sont caractérisés que par une simple irritation provoquée par l'influenza.

Si l'influenza provoque des phénomènes nerveux, graves, au point de se traduire par des accidents inflammatoires du côté des enveloppes du nerf optique, aboutissant même à une névrite optique, il n'est nullement étonnant que, sous l'influence de cette même cause, il puisse survenir des accidents plus ou moins graves, attaquant simultanément la cornée, l'iris et la choroïde et donnant par conséquent lieu à des kérato-iritis, et aux accidents inflammatoires les plus persistants. Des faits de ce genre ont été observés et décrits par Macnemara (*Revue gén. de clin. et de thérap.*, 9 déc. 1891). D'autres auteurs ont rapporté des faits analogues, tels que Antonelli, Badal, Wicherkirwich. Voici un de ces faits.

Observation

Kératite herpétique avec iritis suite d'influenza. Guérison.

Ce malade s'est présenté à ma clinique le 22 mars 1896. M. G..., âgé de 50 ans, demeurant à Paris, et faisant métier d'imprimeur lithographe, a souffert toute sa vie, au moins depuis l'âge de 25 ans, d'un asthme très violent, qui se calmait quelquefois pendant cinq ou six mois, et même plus longtemps. Vers la moitié du mois de mars dernier, il a été pris de nouveau d'une crise très violente d'asthme accompagnée de catarrhe bronchique avec accès de fièvre assez violente. Ses yeux étaient toujours très larmoyants; mais, à la suite de cette crise de bronchite, qui était accompagnée de fièvre très intense, il s'est produit un large ulcère herpétique, très superficiel, de la cornée droite, occupant la partie inféro-externe. En examinant attentivement l'état de cet œil, je constate qu'en plus de l'ulcère herpétique, il existe une iritis avec quelques synéchies postérieures et une légère exsudation pupillaire. Au toucher, la cornée, dans ses 3/4, est complètement anesthésiée. Il s'agissait ici, selon moi, d'une kératite herpétique avec une iritis symptomatique très intense, développée sous l'influence de l'influenza; c'est pourquoi je lui ai fait appliquer 6 sangsues à la tempe, des instillations dans l'œil de cocaïne et d'ésérine. Ce traitement a été suivi par le malade sous ma direction pendant quatre mois consécutifs. La maladie s'arrêta promptement, la vue revint.

Depuis, je lui ai prescrit l'insufflation de poudre d'iodoforme en l'alternant avec la pommade d'iodoforme porphyrisé, une ou deux fois par jour; bandage occlusif. Les lotions chaudes, phéniquées, ont amené aussi promptement la guérison.

VII

DES KÉRATITES HERPÉTIQUES

ET DE LEUR TRAITEMENT

La kératite herpétique constitue une des affections les plus fréquentes que nous ayons à soigner. Elle se présente sous des formes et des variétés des plus nombreuses, et exige par conséquent, de la part du médecin, beaucoup d'attention pour éviter les conséquences fâcheuses auxquelles elle peut aboutir, si on ne parvient pas à arrêter le mal à son début, et avant que le mal atteigne les couches profondes de la cornée.

A. Nutrition physiologique de la cornée

La nutrition de cette membrane se fait, comme on sait, en grande partie par l'endosmose et l'exosmose, avec la plus grande rapidité; c'est à cette même loi d'exosmose que nous devons la très grande rapidité avec laquelle les liquides, les collyres, tels que l'atropine, la cocaïne, l'ésérine, etc., agissent sur l'iris; ils s'absorbent par la cornée et traversent la couche épithéliale de Bowman, pour aller ensuite agir sur les nerfs de l'iris et de la cornée.

Mais cette absorption ne peut se faire régulièrement que tant que les nerfs cornéens conservent leur vitalité et leur sensibilité normales. Dès que, au contraire, les filets nerveux de la 5e paire seront atteints, soit dans leur périphérie, soit même dans leur trajet, ou à l'origine de leur naissance cérébrale, il se produira un arrêt d'absorption, une perturbation dans la nutrition de la cornée, entraînant à leur tour différentes lésions, en particulier des ulcères, des abcès et des nécroses avec toutes leurs conséquences.

Les ulcères de la cornée se développent sous l'influence de causes très variées; mais une des plus fréquentes est incontestablement l'altération d'un des nerfs du trijumeau, et d'une de ses branches.

De longues années se sont écoulées depuis l'époque où Magendie avait démontré qu'en détruisant le trijumeau dans son trajet, on rend la cornée plus terne.

Claude Bernard a renouvelé les expériences sur ce sujet et est arrivé à des conclusions des plus remarquables. Plus on s'éloigne, dans la section du nerf, en arrière du ganglion de Gasser pour se rapprocher de l'origine de ce nerf cérébral, moins on a à craindre des lésions dans la cornée. Mais la cornée, n'ayant pas de vascularisation ni de nutrition propre et indépendante, est soumise à une innervation des plus riches et des plus abondantes, ce qui fait qu'elle reste impressionnée d'une manière des plus sensibles et que si cet effet se prolonge, un temps tant soit peu long, il en résultera une gêne de nutrition dans les différentes couches de la cornée, aboutissant soit à de simples opacités soit même à des nécroses disséminées, partielles, et à des ulcères de ses différentes couches superficielles ou profondes.

Les cellules plasmatiques ou fixes de la cornée sont des éléments conjonctifs qui servent d'enveloppe aux lamelles transparentes et que le professeur Ranvier a si bien étudiés à l'aide du chlorure d'or.

La membrane de Descemet et la couche d'endothélium constituent des couches protectrices de la substance propre de la cornée et la garantissent contre les agents chimiques destructeurs, et là aussi, c'est l'innervation normale qui en garantit le fonctionnement.

Les nerfs sensitifs de la cornée constituent donc une des parties essentielles de la nutrition et de la vitalité de cette membrane, comme cela avait été démontré par des recherches anatomiques et physiologiques de Cohnheim et de Ranvier.

Ce dernier auteur nous a appris, surtout par ses belles recherches, combien la cornée est richement innervée. Selon lui, son tissu possède quatre plexus nerveux.

Le premier et le plus important est celui qui s'irradie dans le tissu propre de la cornée ou le tissu de stroma; il constitue le plexus fondamental d'innervation et de nutrition de la cornée. Vient ensuite le plexus sous-basal, à mailles très larges, qui se trouve développé immédiatement au-dessous de la membrane de Bowman.

Le troisième plexus est sous-épithélial, moins abondant que les autres, et enfin le quatrième, intra-épithélial, est celui dont les filets très nombreux cheminent entre les cellules basales, pavimenteuses, et ensuite elles viennent se terminer par de petites papilles saillantes, presque à la surface de la cornée et constituent les éléments principaux de la sensibilité cornéenne et consécutivement de sa nutrition.

La distribution de ces filets nerveux est intéressante à observer. De nombreux filets nerveux naissent des branches sous-basales, constituent les cellules des couches profondes, et forment des spirales. Ces éléments nerveux, si riches et si abondants, sont indispensables pour la nutrition de la cornée, car, malgré l'opinion contraire, émise par Leber, l'endothélium ni la membrane de Descemet non seulement n'empêchent pas le passage du liquide dans l'œil, mais facilitent au contraire, comme nous l'avions démontré dans nos travaux antérieurs[1], la filtration d'éléments nutritifs de la lymphe plastique pour se répandre dans les différentes couches de la cornée.

Ce sont ces éléments anatomiques qui régularisent la nutrition de la cornée en facilitant la diffusion de ces liquides nutritifs normaux, et c'est en se basant sur cette loi physio-

1. Galezowski, *Traité des maladies des yeux*, 3e édit. Paris, 1888.

logique d'absorption par endosmose et exosmose que nous nous servons d'absorption et de diffusion pour faire pénétrer très rapidement les éléments thérapeutiques *actifs*, tels que *atropine*, *cocaïne*, *ésérine*, etc., dans la substance propre de la cornée et par l'intermédiaire de l'humeur aqueuse dans l'iris, le cercle ciliaire et la choroïde.

La cornée est donc l'organe absorbant de l'œil et les nerfs cornéens en sont l'agent principal de l'innervation physiologique, qui est indispensable pour entretenir la transparence de cette membrane et conserver sa nutrition.

La nature, comme nous l'avons vu plus haut, a doté cette membrane d'une grande quantité de filets nerveux, qui tous proviennent du nerf trijumeau et de ses branches, comme cela avait été démontré par des expériences de Magendie et de Claude Bernard.

B. Pathologie de la cornée. Herpès fébrile

Différentes causes pathologiques peuvent compromettre cette nutrition, et notamment toutes celles qui amènent une inflammation soit du périnerf, soit du nerf ou trijumeau lui-même dans tout son trajet, depuis son origine cérébrale jusqu'à sa propagation et l'épanouissement dans la trame cornéenne.

1. *Herpès d'influenza.* — Une des plus fréquentes de ces causes est la fièvre intermittente larvée, fièvre d'influenza, les fièvres éruptives, etc.; elles n'agissent que sur une des branches du nerf trijumeau en y développant une sorte de névrite périphérique. L'herpès de la conjonctive péricornéenne ou de la cornée elle-même en est la conséquence; elle est généralement connue sous le nom de phlyctène kératique ou conjonctivale. La guérison dépendra aussi bien des soins locaux que du traitement dirigé contre la fièvre. Le fait suivant en est la preuve.

Observation I

Kératite herpétique consécutive à une attaque d'influenza. Guérison.

Mme M..., âgée de 61 ans, demeurant à Paris, vint me consulter le 11 décembre 1897 pour une kératite herpétique centrale de l'œil gauche, dont elle souffrait depuis six semaines, que rien ne pouvait calmer malgré les différents traitements qu'elle avait suivis. L'œil est rouge, injecté et larmoyant, accompagné de névralgies périorbitaires tous les soirs.

La malade me rappelle qu'au mois de mars 1893, elle avait été soignée par moi pour une kératite herpétique des deux yeux, provoquée aussi par une attaque d'influenza. Elle avait à cette époque un diabète avec 12 à 15 grammes de sucre par litre, et dont elle a complètement guéri.

La périodicité qu'elle éprouve dans ses névralgies périorbitaires, des accès de fièvre, des vertiges, etc., étaient incontestablement dus à une attaque d'influenza ayant donné lieu à un herpès fébrile.

Sous l'influence du traitement interne par la quinine à la dose de 50 centigrammes par jour et des collyres d'ésérine et de duboisine instillés dans l'œil alternativement, la kératite herpétique a complètement guéri au bout de trois semaines.

2. *Herpès paludéen.* — Les kératites herpétiques sont, par moments, provoquées par des accès de fièvre intermittente larvée, comme on peut en juger par l'observation suivante :

Observation II

M. P..., âgé de 18 ans, demeurant à Paris, souffrait depuis plusieurs mois d'une kérato-conjonctivite herpétique avec une large ulcération, anesthésie de la partie inférieure de la cornée. Souvent cet œil reste en apparence complètement sain, pour redevenir ensuite rouge et enflammé, sans aucune raison appréciable. Les traitements locaux qu'il avait suivis n'ont pas pu lui assurer la guérison.

En recherchant attentivement la cause de la maladie, j'ai constaté chez M. P... une névrite susorbitaire dépendant d'accès de fièvre intermittente larvée, qu'il avait contractée l'année précédente en Algérie.

Prenant en considération l'existence de la cause paludéenne, j'ai soumis le malade au traitement par le sulfonate et le bromhydrate de quinine pendant une dizaine de jours, en y joignant bien entendu les remèdes locaux, tels que collyre de duboisine et d'ésérine, et la pommade à l'iodoforme à la dose suivante introduite dans l'œil deux fois par jour :

Iodoforme porphyrisé............	0,10 centigr.
Vaseline........................	10 grammes.
Chlorhydrate de cocaïne.........	0,02 centigr.

Sous l'influence de ces moyens employés méthodiquement, l'herpès guérit rapidement et la vue s'est rétablie.

Remarquons en passant que cette pommade employée au commencement n'avait produit aucun résultat, tandis que par les mêmes moyens locaux j'ai obtenu la guérison dès que la quinine a été administrée à l'intérieur.

3. *Herpès névro-paralytique.* — Mais les altérations du trijumeau peuvent avoir une plus grande importance, lorsqu'elles accusent la forme paralytique. Les lésions cornéennes qui en sont la conséquence, deviennent beaucoup plus sérieuses tant à cause de l'anesthésie paralytique circonscrite de la cornée qu'en raison de sa nutrition fortement compromise. Il s'ensuit une *kératite névro-paralytique* comme cela avait été déjà démontré très justement par le professeur Panas[1].

Des kératites névro-paralytiques peuvent être provoquées

1. Panas, *Recueil d'ophtalmologie*. Paris, 1893.

par une altération des fibres nerveuses dentaires à la suite de dents cariées que rien ne peut arrêter, si ce n'est leur extraction.

Les ulcères névro-paralytiques sont d'autant plus graves que la surface conjonctivale est envahie par les micro-organismes développés soit dans les voies lacrymales malades, soit dans les conjonctivites granuleuses ou diphtériques comme cela avait été très justement démontré par M. le Dr Lagrange[1]. La présence de ces microbes constitue certainement un danger réel pour la cornée, d'autant plus grand, que les nerfs de la cornée sont nécrosés par telle ou telle autre cause; c'est pourquoi il est de notre devoir de ne pas seulement soigner les ulcères, mais ce qui est plus important, il faut chercher la cause de la névro-paralysie du trijumeau, et la soigner.

L'observation suivante peut servir de meilleure preuve.

Observation III

Mme S..., âgée de 42 ans, demeurant aux environs de Clermont, vient me consulter le 2 octobre 1897, pour une kératite névro-paralytique gauche dont elle souffrait depuis plus de quatre mois et que rien ne pouvait atténuer; l'œil était par moments très injecté et larmoyant, mais peu douloureux. Tous les traitements qu'on lui a fait suivre n'ont pu que calmer l'irritation, amener des soulagements, mais jamais la guérison.

En l'examinant attentivement à sa première visite, j'ai pu constater une altération micrococcique, occupant l'angle inféro-interne de la cornée, de la forme d'un coup d'ongle, limitée à un demi-centimètre de long sur trois de large. En le touchant avec une sonde, j'ai pu constater une anesthésie, une sorte de nécrose superficielle de la cornée ulcérée, les parties voisines de la cornée étaient louches et troubles.

Il s'agissait donc, selon moi, d'une kératite névro-paraly-

1. Lagrange, *Précis d'ophtalmologie* (Paris, 1897, page 240).

tique, dont il fallait retrouver la cause. Après un examen attentif j'ai constaté sans grande peine que cette affection était provoquée par une altération du nerf dentaire. Et en effet il y avait chez elle 6 dents molaires dans la mâchoire supérieure cariées avec des inflammations du périoste. De plus, le canal lacrymal était oblitéré, ce qui occasionnait des conjonctivites angulaires et des blépharites donnant lieu à une accumulation des micro-organismes.

La kératite névro-paralytique de Mme S... était évidemment due à une altération des nerfs dentaires. Le traitement confirma le diagnostic, car cinq jours après l'extraction des dents cariées, l'état de l'œil était sensiblement amélioré, et dès le 29 octobre les ulcères cornéens étaient cicatrisés.

Chez cette malade la guérison a été obtenue, comme on voit, très facilement, dès qu'on avait extrait ses dents cariées, la kératite dont elle souffrait si longtemps n'était en réalité provoquée que par une altération et une sorte de névrite des nerfs dentaires, et dès que la cause du mal fut enlevée, tous les autres moyens locaux que nous employons dans ces cas, tels que collyre de duboisine, d'ésérine, la pommade à l'iodoforme, amenèrent un prompt soulagement et une guérison.

Des faits de ce genre ne sont pas rares dans nos annales, et surtout parmi la classe ouvrière; souvent il est difficile d'obtenir des malades qu'ils se laissent convaincre que la carie dentaire soit la cause de leur affection oculaire, surtout s'ils ne souffrent pas des dents.

A la fin du mois d'octobre dernier j'avais présenté à plusieurs de mes confrères qui assistaient à ma clinique, entre autres à mon éminent confrère M. le professeur Patron (du Mexique), un malade, le nommé G..., âgé de 49 ans, atteint d'un ulcère névro-paralytique au bord de la cornée gauche depuis près de neuf mois. Plusieurs confrères l'ont soigné sans résultat. J'ai reconnu sans beaucoup de difficultés qu'il s'agissait chez lui d'une altération des nerfs sus et sous-orbitaires provoquée par 7 dents cariées, dont il ne restait que des racines; le malade pourtant se laissait difficilement convaincre qu'il fallait enlever les chicots pour guérir la cornée. Il affirmait que ses dents ne lui faisaient jamais mal, et pourtant la moindre compression du nerf sus-orbitaire des deux côtés était sensible et provoquait une vive douleur. La guérison de l'œil a été obtenue au bout d'un mois de traitement après l'extraction des dents cariées.

4. *Herpès névro-paralytique de cause centrale.* — La kératite névro-paralytique peut dépendre d'une affection du trijumeau dans son trajet plus central, intracranien; tantôt ses trois branches sont paralysées, tantôt au contraire il n'y a qu'une branche, la première, qui est totalement paralysée, tandis que la deuxième et la troisième ne sont atteintes qu'incomplètement; la cornée devient alors ulcérée par l'effet de cette paralysie partielle.

D'après les expériences de Claude Bernard, et récemment du docteur Laborde, la destruction du ganglion de Gasser chez les lapins entraîne aussi des ulcères névro-paralytiques à la cornée.

5. *Herpès névro-paralytique syphilitique.* — Les expériences physiologiques de ces auteurs nous sont de la plus haute importance, car ils permettent de diagnostiquer souvent l'existence de gommes syphilitiques dans les ganglions de Gasser, surtout si on veut analyser comparativement tous les symptômes névro-paralytiques qui accompagnent l'ulcère cornéen. C'est ainsi que j'ai pu localiser d'une manière bien précise la lésion syphilitique à l'origine centrale du nerf trijumeau, chez un malade qui a vu l'ulcère névro-paralytique de la cornée gauche se développer lentement et progressivement. Presque en même temps il lui est survenu aussi une paralysie du nerf de la 6e paire du même côté avec une diplopie homonyme. Le traitement fait au moyen des frictions mercurielles a arrêté complètement la maladie et l'ulcère cornéen fut guéri.

Les inflammations du nerf trijumeau peuvent être provoquées, comme on voit, par la syphilis dans la portion voisine du ganglion de Gasser. Il en résultera à la suite d'une altération, gommeuse ou autre, de ce nerf, une ulcération névrosique de la cornée. Je rapporte cette lésion de la cornée à une des variétés de l'ulcération herpétique névro-paralytique, caractérisée surtout par une diminution notable de la température qui descend à 35° 5 et 34° 8.

Ici aussi, le traitement local devra être pratiqué comme un moyen accessoire, tandis que le traitement général antisyphilitique sera d'une très grande importance. La médication locale consistera : *a*) dans l'emploi des collyres mydriatiques et myotiques alternativement; *b*) dans une application de compresses très chaudes plusieurs fois par jour; *c*) dans l'introduction entre les paupières de la pommade à l'oxyde jaune d'hydrargyre ou du calomel dans la proportion suivante :

Rp.	Oxyde jaune d'hydrarg........	0,05 centigr.
	Vaseline......................	10 grammes.
	Chlorhydr. de cocaïne.........	0,02 centigr.

Ou bien encore on emploiera la pommade suivante :

Rp.	Calomel......................	0,02 centigr.
	Vaseline......................	5 grammes.
	Chlorhydr. de cocaïne.........	0,02 centigr.

6. *Kératites herpétiques eczémateuses.* — Les kératites herpétiques sont très souvent constituées par la formation de vésicules et de petites croûtes semblables sous tous les rapports à des dermites vésiculaires. Peu à peu survient au voisinage, à son bord, de la rougeur et du gonflement, suivis d'une démangeaison plus ou moins accentuée soit sur l'œil, soit des douleurs dans les bouts périphériques des nerfs de la 5e paire

Le Dr Comby [1] déclare qu'un eczéma n'est pas une entité morbide, car sa nature intime est encore inconnue. Pour ma part, elle sera facilement comprise si on l'envi-

1. Comby, Eczéma infantile et son traitement (*la Médecine moderne*, 12 Janvier 1898).

sage, comme celle de la cornée, d'après mon idée, dépendante de l'innervation défectueuse. Cette irritation est souvent le résultat d'une auto-intoxication gastrique, ou bien elle provient de l'arthritisme, du lymphatisme, de la scrofule, pouvant même donner lieu chez certains individus à une inoculation de certaines formes particulières *de microcoques*. Mais pour que cette inoculation ait lieu, il faut que les nerfs de sensibilité soient atteints, et c'est là la base de l'affection herpétique de l'œil.

C'est au nez, près des lèvres, et aux oreilles qu'on voit surgir ces eczémas, et prendre là des variétés de formes les plus variées, telles que *eczéma impétiginé*, *séborrhéen* ou croûteux, qui deviennent d'autant plus graves, qu'ils envahissent les sourcils, les bords des paupières et le nez.

Les kératites herpétiques se sont rencontrées quelquefois chez les enfants du premier âge, chez les nouveau-nés, et après un accouchement artificiel, lorsque l'enfant a été accouché avec le forceps, et qu'il y a eu une contusion et fracture même de l'orbite à l'endroit du passage des nerfs trijumeaux. L'herpès de la cornée en était la conséquence.

L'état de faiblesse générale de l'enfant nouveau-né, joint à une altération des nerfs de la 5e paire, peut contribuer à compromettre l'existence de l'œil si on n'agit pas promptement et énergiquement.

C'est dans un cas pareil que j'ai eu recours à l'injection du sérum artificiel, ce qui a relevé les forces de l'enfant et sauvé la vue. Voici ce fait.

Observation IV

L'enfant T..., âgé de 3 mois, me fut apporté par sa mère. Il fut atteint d'une kératite herpétique gauche; l'enfant est faible, chétif, et il présente une déformation du bord orbitaire avec cicatrice résultant d'une fracture faite par l'application du forceps. Il y a eu de plus une paralysie de la paupière supérieure.

Il était évident pour moi, qu'il fallait relever avant tout les forces de l'enfant, c'est ce que j'ai fait en faisant faire une injection pendant huit jours, deux fois ou une par jour, de sérum artificiel. Ce traitement a parfaitement réussi, les forces de l'enfant sont revenues promptement et la cornée s'est cicatrisée très bien, en ne laissant qu'un leucome superficiel au centre de la cornée gauche.

Les accidents herpétiques de même nature apparaissent en même temps au bord de la cornée, ou au centre de cette membrane soit dans un œil, soit dans les deux; ils sont provoqués par des accès de fièvre de toute nature, fièvre gastrique, fièvre d'influenza, fièvre paludéenne, etc. L'œil devient rouge, larmoyant, les paupières boursouflées; la sécrétion lacrymale exagérée provoque une photophobie qui est bientôt suivie de douleurs périorbitaires.

Souvent la localisation de l'herpès sur la cornée est précédée ou suivie d'une répercussion intestinale ou gastrique, caractérisée par des diarrhées, des nausées et des vomissements, surtout sur les enfants en bas âge, ce qui permet d'affirmer que le mal n'est pas local, mais qu'il n'est que la conséquence de l'état général fébrile.

VIII

RÉTINITE HÉMORRAGIQUE

DUE A LA SYPHILIS ET L'ARTHRITISME RÉUNIS

Les hémorragies rétiniennes se rencontrent très souvent chez des individus qui subissent l'influence de deux causes constitutionnelles réunies ensemble, et notamment la syphilis et l'arthritisme. La marche et l'évolution de ces rétinites diffèrent de toutes les autres, et il n'est pas sans intérêt d'attirer l'attention de nos confrères sur ce sujet. Tantôt elles sont monoculaires et atteignent plus particulièrement un seul segment du fond de l'œil, une seule région. Dans d'autres cas, la rétine de deux yeux se trouve plus ou moins atteinte par des épanchements sanguins, qui se trouvent de préférence distribués le long des trajets vasculaires et y constituent des plaques rouges de forme ronde ou allongée, accompagnées souvent de taches exsudatives blanchâtres.

Ces hémorragies se trouvent de préférence distribuées dans le parcours des branches principales de l'artère rétinienne, et par conséquent elles suivent les quatre grandes lignes, en haut et en dehors, en bas et en dehors, aussi bien que les deux branches supéro-interne et supéro-externe de la rétine.

Les vaisseaux capillaires, extrême phériphériques, n'étant pas altérés au début de la rétinite hémorragique, bien souvent on voit dans ces cas que la macula se trouve indemne et se conserve transparente et sans lésion.

Prenant en considération cette disposition d'altérations hémorragiques, nous pouvons espérer qu'en agissant avec énergie et dès le début de la maladie, contre la cause de la maladie, par les moyens énergiques et bien appropriés, nous parviendrons, plus souvent qu'on ne le croirait au premier abord, à la résolution des taches hémorragiques et au rétablissement de l'acuité visuelle normale.

Les causes des hémorragies rétiniennes sont des plus variées, et il serait superflu d'insister sur l'importance de leur étiologie, car le pronostic et le traitement y reposent d'une manière absolue. Jusqu'à présent, on savait que les altérations rétiniennes dépendaient en grande partie de la glycosurie ou de l'albuminurie. Néanmoins, il y a des cas dans lesquels l'existence de ces principes morbides, tels que l'albumine et le sucre, ne sont que passagers, tandis que la cause principale du mal est ailleurs.

Les antécédents syphilitiques chez le malade doivent être pris en grande considération, même lorsqu'ils sont de date très ancienne.

D'autre part, les individus goutteux et arthritiques subissent forcément la loi générale d'altérations athéromateuses des vaisseaux.

De la coïncidence de ces deux causes il résultera une perturbation, cela me semble, dans les organes excréteurs de l'organisme, notamment dans le rein, aussi bien que dans les membranes de l'organe visuel, la rétine, la choroïde, etc.

La rétine subira alors des altérations hémorragiques plus ou moins accentuées, dont rien ne pourra indiquer la nature et la provenance.

Connaître dans ces cas bien exactement la marche et l'évolution du mal, les antécédents étiologiques et diriger en conséquence le traitement, tel sera notre rôle, et nous arriverons forcément à sauver l'organe de la vision en agissant contre les deux causes à la fois.

Le fait suivant en est la preuve la plus frappante, que je crois utile de signaler à l'attention de nos confrères.

Observation

M. D..., âgé de 54 ans, demeurant à Paris, commerçant, ayant toujours mené une vie très active, hypermétrope et se servant depuis plusieurs années des verres convexes sphériques n° + 4 dioptries, s'était aperçu, depuis le commencement de l'année 1896, que sa vue faiblissait, au point qu'il lui était impossible de continuer ses occupations, surtout vers le soir, et à la lumière artificielle. Il changea ses lunettes mais sans résultat. Ayant consulté un de nos confrères de Paris, qui, après avoir fait analyser les urines, déclara qu'il s'agissait de la rétinite albuminurique, contre laquelle il avait prescrit le régime lacté, l'instillation des collyres et les injections sous-cutanées avec les préparations hydrargyriques, mais sans aucun résultat.

Le 10 juin 1897, M. D... vint me consulter pour la première fois, et j'ai constaté chez lui une rétinite hémorragique des deux yeux, plus prononcée dans l'œil gauche que dans le droit. La rétine ne présentait que deux petites exsudations blanches au voisinage de la papille et tout près de la macula; de plus, il existait une tache atrophique choroïdienne, bien limitée, dans ce même œil. L'œil droit n'accusait que de simples hémorragies, avec légère suffusion périvasculaire.

Les yeux sont un peu injectés, surtout l'œil gauche, dont les vaisseaux scléroticaux sont engorgés comme chez les goutteux. Le malade déclare avoir eu des atteintes de colique néphrétique quelques années auparavant.

L'examen des urines décèle une très petite quantité d'albumine, et beaucoup d'acide urique et des sels d'urate. Il a eu des atteintes de goutte plusieurs fois dans sa vie, qui ont disparu depuis deux ans.

Mais ce qui était important à noter dans les antécédents du malade, c'est qu'il a eu des accidents syphilitiques en 1878, dont il s'était soigné tous les ans, pendant quelques semaines, au moyen de pilules mercurielles. A partir de l'année 1883, il n'a jamais eu d'accidents syphilitiques et ne trouvait pas nécessité de se soigner.

Le diagnostic était assez difficile à établir, car il s'agissait de savoir si la rétinite hémorragique était provoquée par l'albumine, ou bien s'il s'agissait là de quelques phénomènes irréguliers de la syphilis ou de la goutte. La thermométrie, que j'avais déjà appliquée au mois de juillet de l'année dernière, m'avait relevé une augmentation de la température à 37° 8.

En présence de pareils phénomènes, je n'ai pas hésité à rapporter le mal aux deux causes constitutionnelles réunies dans le même organisme : la syphilis ancienne non encore guérie complètement et l'arthritisme goutteux. L'albuminurie n'était qu'accidentelle et passagère.

J'ai soumis immédiatement le malade au traitement antisyphilitique par les frictions mercurielles à la dose de 2 grammes d'onguent double hydrargyrique par jour et au salicylate de soude et de lithine à la dose de 50 centigrammes deux ou trois fois par jour.

Localement, j'ai administré l'instillation du collyre de pilocarpine deux fois ou une fois par jour, des ventouses sèches le long du dos et en bas des reins.

Sous l'influence de ce traitement, la maladie est entrée rapidement dans la période d'amélioration, les taches hémorragiques diminuèrent progressivement en nombre et en étendue, de sorte que le 9 décembre 1897, toutes les hémorragies rétiniennes avaient dis[illegible]u, et l'acuité visuelle est redevenue normale.

En examinant M. D... pour la dernière fois, le 10 janvier dernier, j'ai pu constater la disparition de toutes les taches hémorragiques rétiniennes, sauf un seul point au-dessus de la papille droite où une tache rouge arrondie, hémorragique, persiste encore. Au loin, la vision est normale, avec le n° + 2,50 dioptries à l'œil droit et avec n° + 3 sphériques à gauche il distingue tous les caractères. Avec les verres convexes n° + 6 dioptries, il lit les caractères n° + 1 de l'échelle.

Selon ma recommandation, le malade devra encore continuer mon traitement pendant un an pour être à l'abri des récidives.

Cette observation est intéressante à plusieurs points de vue, d'abord comme étiologie et ensuite comme traitement.

1° C'est aux deux causes que j'ai attribué le mal : à la syphilis ancienne, qui était latente dans l'organisme et à l'arthritisme, qui était une des causes prédominantes dans l'évolution des hémorragies rétiniennes.

2° Que l'albuminurie, qui était constatée dans le cours de la maladie, n'était qu'accidentelle et passagère et n'avait pas amené les lésions rétiniennes, comme on y avait songé d'abord.

3° Que le résultat favorable obtenu après huit mois de traitement doit être rapporté aussi bien aux frictions mercurielles, qu'aux dérivatifs et aux préparations salicylées que je considère comme un moyen puissant pour combattre les altérations mixtes, goutteuses et syphilitiques.

IX

ÉTUDE
SUR
QUELQUES VARIÉTÉS GRAVES DE MYOPIE
ET SUR LES MOYENS DE LES GUÉRIR

Je n'ai pas l'intention, en faisant publier ce travail sur la myopie, de m'occuper de la description détaillée de toutes les formes différentes de myopie, ainsi que de toutes les théories de leur développement. Toutes ces variétés ainsi que leur mode d'évolution se trouvent bien décrits dans les traités récents des maladies des yeux, tels que : le traité de Donders sur la réfraction, *Lehrbuch der Augenheilkunde* de Fuchs, mon *Traité des maladies des yeux* de 1888, le travail de Landolt, etc. Mon travail actuel a pour but d'attirer l'attention sur les formes particulières, graves, de la myopie, sur leur évolution progressive et sur la manière de combattre cette progression.

La myopie est une forme anormale de l'organe de la vision; la conformation défectueuse de la coque oculaire, son amincissement exagéré, les stases veineuses, exagération de la circulation veineuse surtout dans la partie antérieure du globe et de la région ciliaire, font que l'organe visuel ne se développe pas d'une manière régulière; le muscle accommodateur fonctionne d'une manière anormale et contribue au développement de la myopie.

Ici, nous devons déclarer que nous ne pouvons pas admettre cette déclaration hasardée d'un de nos éminents confrères, qui s'exprime ainsi à ce sujet : « La disposition à la myopie se trouve dans le développement de la race humaine; sa cause déterminante, dans ce qu'on appelle plus particulièrement la civilisation. » Non, mille fois non, la nature n'a pas eu « l'intention de créer un type myopique ». L'œil myope est un œil anormal, un œil de mauvaise conformation ; il apparaît très souvent par hérédité, comme toutes les difformités de l'organisme humain. Plus tard, sous l'influence d'un travail d'application prolongé, il augmente d'intensité. Mais on le voit survenir dans toutes les conditions de la vie humaine, tout aussi bien chez les ouvriers qui travaillent dès leur jeune âge dans les champs, et chez lesquels les efforts d'accommodation n'ont rien à faire, que chez ceux qui s'appliquent à des travaux minutieux, la sculpture, la gravure, etc.

L'œil myope est un œil anormal et mal conformé; la courbure des milieux réfringents de cet œil, aussi bien dans ses parties antérieures que postérieures, tels que la cornée, le cristallin, le corps vitré, est plus ou moins augmentée.

Si nous examinons cet œil, à l'âge le plus jeune comme à l'âge mûr, nous constatons facilement une très grande différence dans la courbure de la partie antérieure du globe. Sans cause apparente, sans pression exagérée sur les membranes externes, le globe oculaire subit une transformation ; son diamètre antéro-postérieur était déjà allongé de naissance dans des proportions variées, selon les individus; il s'allonge de plus en plus, au fur et à mesure que les enveloppes du globe, et notamment la sclérotique et la cornée, s'amincissent. Certains auteurs pensent qu'il n'y a que la choroïde, le nerf optique et la sclérotique dans le pourtour de ce dernier qui subissent une dépression et s'altèrent consécutivement[1]. Selon moi, c'est une erreur absolue.

Le développement progressif du diamètre antéro-postérieur de l'œil s'observe non seulement dans la moitié postérieure du globe en y formant des staphylomes postérieurs, des atrophies choroïdiennes, etc., mais la partie antérieure de l'œil y

1. Landolt, *Réfraction et Accommodation*, p. 389.

prend certainement aussi une grande part. Et en effet, qu'est-ce que nous trouvons en examinant la cornée, la chambre antérieure et le cristallin lui-même chez les myopes? En faisant cet examen à l'aide des appareils spéciaux appelés ophtalmomètres, soit à l'aide de celui de Helmholtz, soit avec celui de MM. Javal et Schiötz, on définit exactement la courbure de la cornée et du cristallin, ainsi que de la chambre antérieure. Moi-même j'ai employé avec avantage celui de Javal, ou bien j'ai fait cet examen à l'aide d'un très fort éclairage *électrique;* j'ai reconnu facilement que dans les yeux myopes, dès le plus jeune âge, même au début de l'apparition de la myopie chez les sujets jeunes, il existe des signes non douteux de la distension des parties antérieures du globe oculaire.

Ce fait ne me paraît pas douteux; et en effet, après les recherches que j'ai faites pendant les deux dernières années en comparant la courbure de la cornée et le volume de la chambre antérieure des yeux myopes avec ces mêmes parties de l'œil dans les yeux emmétropes ou hypermétropes, j'arrive à cette conclusion, que le globe oculaire des myopes a sa courbure spéciale, bien plus développée que dans les yeux hypermétropes, et même dans les emmétropes. Certainement, nous n'avons pas de preuves aussi démonstratives et frappantes que celles que nous découvrons dans le fond de l'œil avec les staphylomes postérieurs, les choroïdites atrophiques du segment postérieur du globe. Mais en mesurant attentivement les courbures antérieures du globe, surtout la courbure de la cornée dans son centre, on se convainc d'une manière non douteuse que le globe de l'œil dans sa partie antérieure chez les myopes est allongé et distendu, et que la cornée constitue une des membranes réfringentes les plus importantes pour la réfraction de l'œil. Cette loi, du reste, M. Landolt l'a très bien exprimée dans son travail de la réfraction (p. 107), en disant que la courbure de la cornée est la plus forte au milieu de l'ellipsoïde qu'elle forme, surtout à son centre, et est par conséquent la plus favorable à la netteté des images rétiniennes. Helmholtz avait défini la courbure de la cornée dans un œil schématique égal à 7,829 millim. cubes. Mais cette courbure n'est pas toujours la même, si on la compare avec les calculs faits par Donders, Krause et Javal; on trouve souvent cette courbure, d'après les derniers auteurs, d'un quart ou même de moitié moindre.

Comme le mot *myopie* n'indique qu'un état de réfraction dans lequel la membrane visuelle, et surtout la *macula*, se trouve en arrière du foyer de tout le système dioptrique, on ne voit pas dans quelle partie de l'œil l'augmentation de la réfraction se trouve de préférence.

Mes propres recherches m'ont permis de démontrer que dans la myopie légère, myopie du début, toute la force prédominante de la réfraction réside, dans la grande majorité des cas, dans la courbure exagérée de la cornée. Et en effet, si d'un côté la courbure de la cornée est augmentée très sensiblement chez les myopes; d'autre part, l'augmentation de la courbure apparente de la cornée, telle qu'on l'observe dans le staphylôme conique pellucide, staphylôme opaque et non central, adhérent de la cornée, entraîne forcément une myopie plus ou moins forte.

Au fur et à mesure que cette courbure de la cornée augmentera, la membrane externe de l'œil, la sclérotique pourra conserver sa forme normale, et il n'y aura qu'une extension du trou optique du côté externe du nerf, pour former ou exagérer l'étendue du staphylome postérieur de l'œil. Mais dans un certain nombre d'autres cas la sclérotique avec la choroïde conserveront une résistance suffisante pour ne pas amener de distension du globe oculaire dans sa moitié postérieure, ce qui constituera ainsi une myopie faible, stationnaire. Il arrive aussi, parfois, que rien ne change dans les membranes internes de l'œil myope, le staphylome postérieur conserve les mêmes dimensions que quelques années auparavant, et pourtant la myopie fait des progrès constants, de sorte qu'on est obligé d'augmenter les numéros des verres concaves et de chercher par ce moyen à améliorer la vision pour les différentes distances. Incontestablement, nous aurons affaire à une myopie progressive dont la cause principale réside dans l'augmentation de la courbure de la cornée.

Il me serait difficile d'admettre, au contraire, que la cause principale de la myopie progressive réside dans une inflammation de la choroïde dans le pôle postérieur de l'œil, parce que, dit-on, la partie postérieure du globe est exposée plus que les autres à la lumière et à l'acte de la vision. Nous dirons que, dans ces cas, cette même inflammation devrait tout aussi bien fréquemment apparaître dans les yeux hypermétropes que dans les emmétropes, ce qui pourtant ne se voit jamais.

L'hérédité joue un grand rôle dans le développement de la maladie, et sous ce rapport nous nous rangeons complètement à l'opinion émise par notre éminent confrère M. le Dr Bravais (de Lyon), dans sa communication faite au Congrès d'ophtalmologie[1]. « Il faut admettre, dit-il, une prédisposition, et celle-ci est le plus souvent héréditaire. Dans les familles où règne déjà la myopie, l'examen des enfants s'impose d'une manière toute particulière et de bonne heure. »

Je suis complètement de l'avis de M. Bravais, et je ne crois pas qu'on puisse attribuer la myopie à toute autre cause, telle que affaiblissement d'accommodation, excès de travail de près, ou une conformation particulière de la papille optique et des vaisseaux centraux de la rétine, comme le veut prouver M. Nuel (de Liège). L'état de la rétine et de la papille optique n'a aucun rapport avec la prédisposition de l'œil à la myopie, ni dans le jeune âge ni dans l'âge plus avancé. Si on veut chercher la cause réelle du développement de la myopie chez les enfants, il faut la chercher dans la prédisposition héréditaire de la conformation de l'œil.

Si on veut se rendre compte de la progression de la myopie, il faut l'attribuer non point à l'exagération d'action des muscles sur le globe de l'œil, comme pense M. Motais, mais aux efforts d'accommodation et d'adaptation des yeux à la vision des objets fins tenus à petite distance et sans l'usage

1. Bravais (de Lyon), Congrès d'ophtalmologie, dans le *Bulletin médical*, Paris, 1889, p. 133.

des verres correcteurs. Je dirai donc ici, avec M. Javal, que je ne crois pas que la ténotomie proposée par M. Motais soit susceptible d'arrêter la marche de la myopie[1].

L'insuffisance des muscles droits internes n'est pas une cause de diminution de la réfraction ou d'un allongement du diamètre antéro-postérieur; c'est pourquoi il ne faut pas employer des verres prismatiques pour diminuer, comme on prétend, la tension exagérée dans l'œil myope, mais il faut se contenter de l'usage et de la prescription des verres concaves sphériques appropriés au degré de la myopie.

Il faut chercher à obtenir la vision binoculaire des yeux fortement myopes pendant le travail, ce qui permettra l'application des deux yeux à la fois et contribuera jusqu'à un certain point à la conservation de la vision myope dans son état stationnaire.

Habituellement les choses ne se passent pas ainsi, et les malades qui ont un faible degré de myopie travaillent sans lunettes; de là la fatigue au bout de peu de temps de travail, augmentation progressive de la myopie et des altérations choroïdiennes dans le segment postérieur du globe.

Au point de vue scientifique, on ne peut pas trouver de division régulière pour les différents degrés de myopie; mais au point de vue pratique les uns la divisent en *myopie forte, plus forte* et *extrême;* d'autres la divisent en myopie stationnaire ou progressive. Selon moi, il est plus rationnel de diviser les myopes en degrés différents selon la distance à laquelle ils voient les objets ordinaires du travail et les caractères très fins de l'échelle typographique, *soit celle de Snellen, soit mon échelle typographique.*

C'est ainsi qu'à la page 796 de mon *Traité des maladies des yeux* (3e édition, 1888), je divise la myopie en : A. MYOPIE FAIBLE de premier degré ou myopie à distance, où la distance de la vision est égale à l'œil emmétrope (25 centimètres); B. MYOPIE MOYENNE, dans laquelle le *punctum remotum* de la vision se trouve à 15 ou 16 centimètres de

1. *Bulletin médical* (Congrès d'ophtalmologie, Dr Vignes).

l'œil ; C. MYOPIE FORTE, lorsque la distance de la vision rapprochée ne dépasse pas 8 à 10 centimètres, et qu'il faut pour la corriger avoir recours aux verres concaves n° 6 dioptries et pour la vision au loin, n° 11 ou 12 dioptries ; enfin, D. MYOPIE EXTRÊME, où le point le plus éloigné de la vision distincte se trouve à 4 ou 5 centim. C'est là la vraie *myopie maligne*, comme on la désigne maintenant, et les altérations internes choroïdiennes deviennent fréquentes dans cette forme, car il se produit là une distension exagérée du globe oculaire, distension et atrophie choroïdiennes donnant lieu consécutivement à des atrophies choroïdiennes du segment postérieur du globe. C'est cette même distension des vaisseaux du cercle ciliaire qui entraîne si fréquemment dans cette période un décollement plus ou moins étendu de la rétine.

Cause. — Les auteurs les plus éminents qui se sont occupés de la réfraction de l'œil ont fait des recherches des plus minutieuses sur la cause probable des myopies progressives et pernicieuses ; mais rien jusqu'à présent n'est venu révéler cette cause, ils n'ont pu que faire quelques hypothèses que je crois nécessaire de reproduire ici en détail.

La cause la plus habituelle de la myopie, comme je le disais précédemment, est l'hérédité. Elle peut apparaître chez les enfants à des âges différents, mais le plus souvent au moment où ils commencent à travailler.

Le plus habituellement les deux yeux sont pris ; mais si dans un certain nombre de cas la myopie des deux yeux est égale et peu marquée, dans d'autres cas, plus rares il est vrai, le degré de la myopie est bien différent chez le même individu à droite qu'à gauche. Un œil peut avoir une myopie moyenne pendant que l'autre œil de l'enfant présente une myopie pernicieuse, avec diminution très notable de l'acuité visuelle centrale, sans aucune trace de lésion apparente de la rétine ni de la choroïde de cette région.

Je puis, à l'appui, rapporter un fait tout récent que je tire de ma clientèle particulière.

Observation I

Le jeune K..., âgé de 7 ans, demeurant à Paris, a toujours joui d'une bonne santé; il est né de parents bien portants; mais tandis que le père a la vue hypermétrope, la mère, au contraire, accuse une myopie faible de 2.50 dioptries. Vers l'âge de 3 ans les parents se sont aperçus que l'enfant louchait en dehors de son œil gauche, mais ils n'y firent pas grande attention; il lisait très bien et commença à faire ses études. Peu à peu ils s'aperçurent que lorsqu'il voulait lire surtout de près et qu'il avait travaillé un peu longtemps, son œil gauche tournait complètement en dehors : c'était un strabisme divergent bien prononcé que l'on observait constamment dans toutes les conditions de la vie. Appelé à examiner ses yeux, j'ai constaté facilement, avec mon chef de clinique, le Dr Wuillomenet, que l'œil droit présente une myopie moyenne, avec une acuité visuelle normale, corrigée à distance à l'aide d'un verre sphérique concave n° 3 dioptries, tandis que l'œil gauche est amblyope, aucun verre ne lui corrige la vue, et c'est à peine s'il peut reconnaître de tout près et sans aucun verre les grosses lettres n° 30 de l'échelle.

C'est par l'hérédité donc que nous pouvons nous expliquer l'apparition de la myopie dans le jeune âge; c'est la conformation congénitale qui nous fait comprendre la différence de réfraction dans les deux yeux d'un seul et même individu; c'est aussi à la conformation congénitale anormale qu'il faut rapporter l'inégalité de réfraction dans les deux méridiens, formant ainsi l'astigmatisme, ou bien lorsque cette irrégularité est plus prononcée dans le même axe en haut ou en bas du même méridien, formant ainsi astigmatisme irrégulier. C'est dans ces cas que nous parvenons souvent à corriger à l'aide des verres cylindro-coniques.

Il ne peut y avoir pourtant le moindre doute qu'un état congénital d'un œil myope ne restera pas toujours dans le même état que pendant les premières années de la vie après quinze, vingt ou trente années de travail et d'application de l'organe dans les travaux minutieux, de gravure, sculpture, etc. Selon que les enveloppes de l'œil sont plus épaisses ou plus dépressibles, l'œil s'allongera et la vue deviendra plus courte, et le diamètre antéro-postérieur du globe plus allongé, la myopie deviendra plus forte, et des désordres de différentes sortes vont apparaître dans le fond de l'œil.

Nous verrons apparaître des atrophies choroïdiennes, caractéristiques de la myopie dans le segment postérieur du globe, des altérations de la macula, des flocons dans le corps vitré, des décollements de la rétine, etc.

En examinant successivement la marche de ces différentes altérations, nous sommes portés à nous demander pourquoi ces désordres apparaissent de préférence dans les yeux myopes, où en est la cause réelle, et si l'on ne pourrait pas y remédier par un traitement quelconque, un régime oculaire approprié ou tout autre moyen.

Jusqu'à présent cette étude de l'étiologie n'a été faite que très imparfaitement, et on est resté dans une incertitude absolue pour savoir d'où vient la progression de la maladie chez les myopes, pourquoi la progression est presque constante chez eux, et comment expliquer la désorganisation des parties postérieures et non antérieures des yeux myopes.

Il y a là tout un monde à étudier et à développer, pour se rendre compte de la pathologie de cet organe, pathologie toute spéciale, avec un mode de développement qui lui est propre. Certainement, un œil myope n'est pas toujours pathologique; mais si l'on veut comparer ces yeux, qui sont du reste très nombreux, avec les yeux simples ou hypermétropes, on verra que tout est irrégulier et anormal dans leur conformation et dans leur structure. La cornée est plus bombée habituellement que dans l'œil sain, comme nous le démontrerons plus tard; la chambre antérieure est bien plus profonde; le cristallin lui-même, comme avait remarqué Donders, présente une courbure souvent plus prononcée que dans les yeux emmétropes, et son degré de réfraction est quelquefois même plus accentué que dans d'autres yeux.

D'autre part, on n'est pas bien sûr jusqu'à présent que les muscles moteurs du globe, tels que les droits externe et interne, supérieur et inférieur, qui servent au mouvement des yeux, n'allongent pas le globe en comprimant la sclérotique, qui se trouve chez les myopes fortement amincie et peu résistante à la pression.

Toutes ces questions doivent être examinées scrupuleusement sur un certain nombre d'yeux myopes; ce n'est qu'alors que nous pourrons nous prononcer d'une manière plus positive, et peut-être serons-nous en état de trouver quelques moyens efficaces pour arrêter les progrès de la myopie et la rendre moins pernicieuse qu'elle n'a été jusqu'à présent.

D'après les détails que nous avons exposés précédemment, l'œil myope est un œil anormal, il est mal conformé, il constitue une anomalie, qui, par sa propre conformation, n'est pas en état de rester constamment au même degré qu'à l'état naissant; il s'allonge au contraire progressivement, le foyer des objets placés à distance s'éloigne et la rétine devient incapable de percevoir les petits objets, les caractères d'imprimerie, les gravures ou tout autre objet fin, qu'en rapprochant ces objets de son œil. Cet état de la vue s'aggrave de plus en plus, la vision à distance se rapproche, et la myopie devient progressive; l'œil ne peut plus voir les objets éloignés autrement qu'en se servant des verres concaves de plus en plus forts. Cette progression constante du degré de la myopie et la nécessité d'avoir recours aux verres de plus en plus forts, sont les caractères dominants de la progression et de l'aggravation de la myopie.

Il y a des auteurs qui prétendent qu'une *myopie typique* se rencontre dans les yeux absolument normaux et au même degré que l'hypermétropie typique ou même l'emmétropie. Selon moi, c'est une erreur absolue d'appréciation des faits, car l'emmétropie de même que l'hypermétropie n'exposent point les yeux à des altérations graves et progressives qui ne peuvent pas être corrigées par l'accommodation ou par l'usage des lunettes. Tout au contraire, un œil myope est un œil morbide, mal conformé, que ni l'accommodation ni l'usage des lunettes appropriées ne peuvent prévenir des accidents graves intra-oculaires : ces dispositions morbides tôt ou tard entraîneront des altérations intra-oculaires capables de compromettre la vue.

Une autre conséquence non moins importante est celle qui résulte de l'accommodation incomplète des deux yeux à la même distance, suivie peu à peu d'un degré plus ou moins prononcé de divergence qui bientôt entraîne une insuffisance des droits internes des deux yeux. De là la tendance au strabisme divergent et un affaiblissement progressif d'un œil dans la vision binoculaire.

Quelle est la cause de cette divergence ? Est-ce le volume énorme qu'a acquis l'œil en s'allongeant d'avant en arrière ? Pas le moins du monde. Pendant de longues années et au début de son évolution l'œil myope change peu dans son diamètre antéro-postérieur, et le staphylome postérieur qui existe à la partie externe de la papille est le seul et unique symptôme qui indique la pression antéro-postérieure augmentée. Mais cette pression à elle seule est incapable d'augmenter sensiblement le diamètre antéro-postérieur et de développer ou faire progresser la myopie.

La cause de la myopie n'est nullement située dans la partie postérieure du globe. Cette dernière partie, dit-on, et même « le nerf optique, se montre au début de la myopie rouge, congestionnée[1], et dans les degrés plus élevés l'hyperémie peut s'accompagner d'exsudation, le contour de la papille devient indistinct ». Cette opinion me paraît complètement erronée, jamais je n'ai vu cette exsudation péripapillaire dont notre confrère parle plus haut.

La myopie, comme dit parfaitement Donders[2], est progressive, mais il arrive un moment où elle devient stationnaire, tandis que dans un nombre de 2,500 myopies qu'il a examinées deux fois dans l'espace d'un an ou plus, il a pu constater que la myopie devenait progressive entre 15 et 25 ans. Il a

1. Landolt, *Réfraction et Accommodation*, p. 396.

2. Donders, *On the anomalies of accommodation and refraction of the eye*, London, 1864, p. 341.

remarqué que dans un certain nombre de cas la myopie est stationnaire. Dans un autre tableau, qu'il a signalé dans son travail, la myopie a été observée progressive temporairement et c'est entre 12 et 25 ans. Dans une troisième catégorie des myopies, il avait remarqué la progression permanente, et dans ces cas l'âge ne fait rien, de même que la diminution de la réfraction du cristallin avec l'âge n'a aucune influence sur la diminution de l'axe antéro-postérieur.

Mes propres recherches concordent parfaitement avec les observations de Donders; de plus, il existe un fait plus important, que j'ai tiré de ma propre observation, c'est que la myopie reste presque toujours stationnaire lorsqu'elle est accompagnée d'un astigmatisme plus ou moins fort et qu'il occupe les deux yeux à la fois, et dès le jeune âge.

Je donnerai à l'appui de cette assertion l'observation suivante :

Observation II

Le jeune G..., élève du collège Stanislas, est venu me consulter pour sa vue en 1889, vers le mois d'octobre. Il était âgé de 13 ans, il continuait toujours ses études à l'école en appliquant ses yeux sans aucune difficulté; néanmoins, sa vision à distance, disait-il, était toujours un peu faible, il voyait mal en classe sur le tableau. Il essaya à plusieurs reprises de corriger sa vue à distance, mais les opticiens auxquels il s'adressait, ne parvenaient jamais à lui trouver des lunettes convenables. A sa première visite chez moi, je lui ai constaté la myopie faible avec une légère différence dans les deux yeux, mais compliquée d'un astigmatisme de 2 dioptries. Je lui avais prescrit, en effet, à cette première époque, les lunettes ou le pince-nez suivant pour la vision à distance :

O. D. = concave sphér. n° 2.50 dioptries et cylindr. concave n° 2 dioptries, axe horizontal.

O. G. = concave sphér. n° 1.50 dioptries et cylindr. concave n° 2 dioptries, axe horizontal.

Pour la lecture, je lui avais conservé les mêmes verres cylindriques, mais les verres sphériques étaient moitié moins forts.

A l'aide de ces lunettes le jeune homme a pu travailler pendant toute l'année à l'école, sans fatigue, et son pince-nez lui a servi toujours pour la vision à distance. Je ne l'ai revu que le 23 novembre 1890, et j'ai pu constater avec plaisir que sa vue s'est conservée la même pendant toute l'année; je n'ai eu besoin de changer ni les verres sphériques ni les cylindriques. L'acuité visuelle est restée toujours la même.

La myopie avec astigmatisme constitue donc chez ce malade une conformation toute particulière de la coque scléro-cornéenne, dans laquelle des modifications de la forme se produisent bien plus difficilement que dans l'œil myope ordinaire, et que ce soit par suite de l'aplatissement astigmatique dans un diamètre, ou bien que l'enveloppe du globe, la sclérotique, soit plus épaisse et plus résistante, toujours est-il que l'œil résiste plus longtemps à l'allongement de son diamètre antéro-postérieur, et la myopie devient stationnaire, et par conséquent bénigne.

Comment pouvons-nous nous rendre compte de cet état stationnaire d'une myopie qui est accompagnée d'un astigmatisme?

La réponse à cette question me paraît assez difficile et elle ne peut être basée que sur de simples hypothèses. Pourtant si on réfléchit sérieusement sur les fonctions visuelles de ces yeux et sur leur mécanisme accommodateur, soit de chaque œil séparé, soit des deux yeux, on comprendra parfaitement qu'un œil astigmate ne voit que d'une manière incomplète les objets qu'il veut fixer ; de loin il ne voit presque rien et il ne fait aucun effort, car ces efforts ne peuvent lui servir de rien. Pour la vision de près, l'accommodation ne lui est non plus d'aucune utilité, il s'habitue à regarder de près comme à distance d'une manière vague, à apprécier les objets tels qu'ils se présentent à travers la fente palpébrale et rien de plus.

Mais la myopie devient progressive dès le jeune âge par les efforts d'accommodation, qui exercent des tiraillements continuels et je dirai même permanents, et ces tiraillements se traduisent par une extension de la choroïde, plus du côté externe qu'interne du globe, vu que de ce côté la choroïde est plus mince, plus distendue; les parois vasculaires s'allongent de ce côté en contournant la macula, et entraînent peu à peu la choroïde en avant. Cet écartement de la membrane vasculaire du bord externe de la papille constitue peu à peu ce que nous appelons staphylome postérieur qui devient plus large ou moins large, selon que l'allongement ou la distension de la choroïde atteint des proportions plus ou moins grandes.

Il y a donc une sorte d'ectasie du globe et une transformation de la coque oculaire en une forme ovoïde ou ellipsoïde. Comme pensent quelques auteurs, l'ectasie du globe oculaire serait l'effet primitif, consécutif à une cause congénitale; de plus, Hanover pensait que la séparation des gaines du nerf optique prédisposait aussi à la myopie. Comme disait von Ammon[1], la fente qu'il a découverte entre le nerf optique et la sclérotique restait par défaut de développement complètement ouverte, de là sa distension et progression de la myopie.

Pour M. Landolt, « il est probable que c'est une inflammation de la choroïde qui est plutôt la cause du mal. La choroïdite qui accompagne presque toujours, comme nous avons dit, la myopie maligne se communique facilement à la sclérotique, la rend moins résistante et amène ainsi l'ectasie du globe oculaire[2] ». Et plus loin, cet auteur ajoute : « Non seulement tous les symptômes de la myopie pernicieuse et le ramollissement de la sclérotique s'expliquent parfaitement de cette façon..., mais l'exsudat fourni par la choroïde doit contribuer à augmenter la tension intra-oculaire, à laquelle cède la sclérotique là où elle est moins résistante, c'est-à-dire

1. Von Ammon, *Archiv f. Ophtalm.*, Bd IV, t. I, 1858.
2. Landolt, *Réfraction et Accommodation*, 1885, p. 405.

au pôle postérieur, dans le cas d'une choroïdite polaire postérieure ou de scléro-choroïdite postérieure. »

Il me serait difficile d'admettre cette manière de voir de mon éminent confrère, car, selon moi, les altérations du segment postérieur du globe ne sont que la conséquence et nullement la cause première de la myopie maligne.

Voyons encore les opinions des éminents maîtres de notre époque, et cherchons à nous rendre compte des altérations principales qui s'observent dans les membranes internes ou externes de ces yeux.

Il est certain, comme disent Donders, Javal, Giraud-Teulon, que la chambre antérieure dans les yeux myopes est un peu augmentée, et la pupille est plus large que dans les yeux emmétropes. D'autre part, le globe de l'œil dans la myopie progressive paraît plus gros, plus saillant, et ses mouvements latéraux, surtout à l'extérieur, sont, comme dit Sœlberg Wells, sensiblement diminués. Donders[1] trouve que le diamètre antéro-postérieur de l'œil myope est prolongé, et cette prolongation est due selon lui à trois causes :

1° A la pression des muscles droits sur le globe de l'œil, et plus particulièrement dans la grande convergence des axes visuels; 2° à la tension exagérée des liquides intra-oculaires augmentés en leur quantité; 3° au processus congestif du fond de l'œil, qui se développe peu à peu dans les myopies progressives. Cette augmentation du diamètre antéro-postérieur du globe rend l'œil tout entier très volumineux; tantôt c'est du côté de la région équatoriale que la courbure est plus accentuée et rend son mouvement difficile; tantôt, au contraire, l'œil myope semble plus développé dans son segment antérieur, et plus particulièrement du côté de la cornée, de la chambre antérieure et du cercle ciliaire; tantôt, enfin, le globe oculaire subit des altérations notables dans son segment postérieur, au voisinage de la papille et dans la région de la macula.

Mais toutes ces altérations ne sont que de second ordre;

1. Donders, *édition anglaise*, p. 313.

elles sont non point la cause du mal, mais le résultat de la pression intra-oculaire exagérée dans un œil dont l'enveloppe externe, et notamment la sclérotique avec sa capsule de Tenon, sont amincies et diminuées de résistance.

On a prétendu, à tort selon moi, que la progression de la myopie réside dans cette sorte d'amincissement sclérotical, et la pression exagérée des muscles externes de l'œil sur la coque oculaire. Cette opinion me paraît complètement erronée, et j'ai des preuves très nombreuses du contraire, des cas dans lesquels un enfant ou un jeune homme ne travaillait point par l'application de ses yeux aux objets très fins, et malgré cela sa myopie faisait des progrès sans ou avec choroïdites atrophiques.

Si on fait une statistique détaillée de toutes les myopies, relativement à leur fréquence selon l'âge des individus, la fréquence relative dans les familles, la période à laquelle la myopie commence à être progressive; d'autre part, si on résume tous les cas où elle devient stationnaire, on arrivera forcément à des conclusions importantes qui nous donneront incontestablement quelques explications sur le mode d'évolution du mal. Ce n'est qu'en procédant ainsi qu'on se rend compte de la nature et de la cause du mal qui conduira forcément à la découverte des moyens curatifs, peut-être même des indications précises sur la méthode du traitement capable de prévenir les différentes maladies des yeux myopes, et sauver la vue pour tout l'avenir.

Si je compare les recherches des auteurs qui se sont jusqu'à présent occupés de la myopie avec les résultats que j'ai obtenus par mes propres investigations sur mes malades, je me trouve en présence de résultats diamétralement opposés, que je crois de mon devoir de signaler ici.

Mes tableaux statistiques portent sur 4,654 myopes, que je résumerai bientôt dans des tableaux détaillés. On y trouvera des indications des plus intéressantes relativement à l'âge de la myopie, son degré d'évolution, les altérations concomitantes des différentes membranes, tant antérieures que postérieures du globe.

Les recherches statistiques faites sur tous mes malades myopes nous permettent d'établir ce qui suit :

1° Relativement au plus jeune âge, nous pouvons affirmer qu'un certain nombre de myopies apparaissent vers l'âge de 2 à 3 ans. Plus de quinze fois j'ai eu l'occasion d'examiner la perception visuelle de ces petits êtres, et de m'assurer d'une manière positive que ces yeux étaient déjà myopes ; le degré de la myopie pouvait être défini avec l'ophtalmoscope. Cette myopie apparaissait chez les enfants nés de parents myopes. Chez trois de ces enfants myopes j'ai pu suivre l'évolution de la myopie jusqu'à l'âge de 10 ou 12 ans : l'un conservera la myopie de 1 dioptrie sans aucune aggravation ; chez les deux autres la myopie devint progressive à l'âge de 5 et de 7 ans.

Ces faits ne peuvent être considérés que comme rares et exceptionnels ; tandis qu'il est très facile d'observer l'apparition et le développement progressif de la myopie entre 8 et 12 ans. Cette période correspond à l'âge de travail et d'application de la vue et il suffit que la coque oculaire soit un peu dépressible, mince et qu'elle manque un peu de résistance pour que la pression des muscles externes moteurs dépriment le globe et concourent peu à peu à l'allongement du diamètre antéro-postérieur et provoquent ainsi une myopie progressive.

Il ne faut pourtant pas croire que c'est seulement à l'action des muscles extrinsèques du globe que nous devons son allongement. Pas le moins du monde. Cette cause n'est qu'accessoire.

La cause principale du progrès de la myopie à ce jeune âge réside dans la conformation du globe oculaire tout entier, et plus spécialement dans la structure toute particulière de son segment antérieur. Que voyons-nous, en effet, chez ces individus vers l'âge de 10, 13 et 15 ans, et notamment pendant tout le temps où l'enfant commence à se livrer aux travaux d'application, de lecture et d'écriture prolongés? Il fait des efforts constants pour voir les objets fins, de petite dimension, de conformation variée, il écrit, souvent à l'éclairage insuffisant ; toutes ces conditions défavorables à la vision constituent des causes réelles d'une altération plus ou moins profonde de l'organe de la vision.

Cet organe n'est pas, comme nous avons vu plus haut, ni simple ni égal chez tous les individus, son enveloppe fibreuse ne présente pas toujours la même épaisseur, ce qui fait que sa résistance à la pression des muscles extrinsèques est plus grande dans certaines de ces portions et moins grande dans d'autres.

Les muscles droits qui contournent la coque oculaire agissent en glissant sur la portion équatoriale du globe oculaire comme sur une poulie et peuvent forcément aplatir cette dernière si elle n'a pas assez de résistance. Un globe oculaire hypermétrope ou emmétrope est muni d'une coque scléroticale dense et résistante dans toutes ses portions, ce qui fait qu'elle résistera à la pression ; tout au contraire, les yeux myopes, d'une enveloppe mince, peu résistante, peuvent, sous l'influence de cette action des muscles extrinsèques, subir une dépression définitive. Il en résultera un changement de forme du globe, qui se traduira quelquefois par une forme irrégulière, staphylomateuse dans différents points de la coque oculaire ; dans d'autres cas, au contraire, la coque oculaire conservera dans tout son pourtour l'apparence d'une forme normale.

Dans ces derniers cas, toute la force compressive transmettra son effet vers le segment antérieur et postérieur du globe, car c'est surtout dans les deux segments antérieur et postérieur que les tissus qui constituent la coque bulbaire sont plus minces et consécutivement moins résistants à toute pression mécanique.

Nous examinerons prochainement d'une manière précise la conformation détaillée de chacune de ces parties, leur structure anatomique et les modifications qu'elles subissent dans les yeux myopes pendant la période de la formation de l'organisme, et le travail d'application et de fixation chez les jeunes individus.

X

DU DÉCOLLEMENT DE LA RÉTINE

ET DE SON TRAITEMENT PAR OPHTALMOTOMIE POSTÉRIEURE

La question de la pathogénie des décollements de la rétine n'est pas encore complètement élucidée. Il y a encore beaucoup d'incertitude chez les auteurs sur l'interprétation de la nature et de la cause du décollement.

Les déchirures de la rétine ne sont pas constantes et ne peuvent être la cause du décollement, comme le pense Leber. Je n'ai vu la déchirure que 131 fois sur 785 cas. Le processus rétractile du corps vitré ne peut être invoqué non plus comme cause première, ainsi que le croient Schœler et Nordenson, car on ne peut comprendre une évolution rétractile du corps vitré, sans que les membranes nutritives ne soient primitivement atteintes.

J'ai toujours été frappé d'un fait, c'est qu'en examinant la densité du globe de l'œil dans les différentes périodes du décollement rétinien, on ne constate souvent aucune différence entre le tonus de l'œil sain et de l'œil malade chez le même individu. Chez d'autres, l'œil malade présente, par moments, une densité plus grande pendant quelques heures, pour ensuite disparaître ou devenir moins élevée que la normale. Ces variations constantes de densité, chez le même individu et à différentes époques de la maladie, m'ont fait penser à une variation constante du processus nutritif de l'œil. Ces oscillations de nutrition et de sécrétion des liquides de l'œil se font dans le cercle ciliaire et c'est dans les sécrétions exagérées et anormales du cercle ciliaire qu'il faut chercher la cause réelle du décollement. Ce défaut de nutrition évoluera lentement et progressivement, tandis que l'épanchement sous-rétinien et le détachement de la rétine se produiront brusquement.

D'autres auteurs tendent à prouver que le décollement du corps vitré précède celui de la rétine et pensent qu'il existe constamment une adhérence entre la rétine et la membrane hyaloïde refoulée en avant, la rétine ne se décollant que lorsqu'une déchirure se produit sur un de ces points adhérents avec le vitré.

La liquéfaction du corps vitré (Bolmann) peut ne pas toujours être la cause du décollement.

Les épithéliums sécréteurs, étalés en surface comme celui des synoviales, par exemple, peuvent devenir à l'état pathologique le siège de sécrétions et d'exsudats variés, et le Dr Boucheron a prouvé, avec raison selon moi, que les lésions du tractus uvéal, cercle ciliaire et choroïde, constituent l'origine principale du décollement rétinien et que les lésions du vitré ne sont que secondaires. Si l'épithélium choroïdien sécrète en abondance un liquide morbide, il se produira une infiltration interstitielle de liquide lymphatique entre la choroïde et la rétine, et il s'ensuivra un décollement rétinien.

Dans mes nombreuses recherches, je me suis appuyé sur les travaux de Ranvier, Cornil, Poncet... et j'ai pu arriver à cette conclusion que le décollement de la rétine est dû à une altération des voies lymphatiques servant de passage aux liquides sécrétés normalement dans la région du cercle ciliaire, organe de nutrition du globe oculaire. Lorsque les voies lymphatiques antérieures du cercle ciliaire sont altérées, il se produit des troubles du côté de la cornée, de l'iris, de la chambre antérieure et secondairement du côté du nerf optique (processus glaucomateux simple). Lorsque les voies lymphatiques postérieures sont altérées, les liquides sécrétés normalement s'accumulent et s'infiltrent entre la choroïde et la rétine pour aboutir à un décollement rétinien.

Cela est si vrai qu'au début des décollements, le liquide infiltré est un liquide lymphatique, clair et transparent, et que ce n'est que secondairement et plus tard qu'il devient d'une couleur citrine, louche, coagulable et chargé d'éléments (bâtonnets, cellules épithéliales, etc.). Le corps vitré ne s'altère, secondairement aussi, que par macération et imbibition de la limitante interne. De plus, au début, c'est toujours dans la partie inférieure, déclive, que cette accumulation lymphatique se produit et s'amasse.

Pour M. Boucheron, la cause générale de cet exsudat choroïdien, c'est l'uricémie.

Pour moi, les causes de cette gêne des voies lymphatiques sont locales et générales.

Les *causes locales* peuvent être multiples et proviennent : *a* de la distension du globe oculaire (myopie) ; *b* des attaches trop faibles entre la rétine, la choroïde et le cercle ciliaire ; *c* d'altérations des parois des vaisseaux capillaires dans la région nutritive de l'œil ; *d* de l'action exagérée des fibres musculaires accommodatives qui ont leur siège dans la région ciliaire et dont les contractions peuvent gêner plus ou moins la circulation dans cette région et favoriser ainsi des troubles de sécrétion et d'excrétion, surtout lorsqu'il existe une disposition morbide générale.

Les *causes générales*, d'après mes recherches, sont surtout le rhumatisme, l'arthritisme, la goutte, l'albuminurie, etc.

Voici du reste quelques chiffres pris dans mes statistiques :

Sur 223,000 malades, soignés à ma clinique ou dans mon cabinet, j'ai observé 1,158 cas de décollement de la rétine, dont 670 hommes et 488 femmes. 918 étaient myopes et les autres emmétropes ou hypermétropes. Dans 29 cas, les deux yeux ont été atteints. La diathèse arthritique a été reconnue 732 fois. Les traumatismes ont été la cause déterminante dans 216 cas ; 30 seulement étaient des décollements syphilitiques. Un cas de décollement congénital, 2 consécutifs à l'accouchement, 29 à la suite d'opération de cataracte, 6 consécutifs à des néoplasmes. Depuis la naissance jusqu'à l'âge de 10 ans, j'ai rencontré 11 cas; de 10 à 20 ans, 59 cas; de 20 à 30, 168; de 30 à 40, 356; de 40 à 50, 240; de 50 à 60, 195; de 60 à 70, 81; de 70 à 80, 43; et à 82 ans, 5 cas.

Il résulte de ces chiffres que le rhumatisme et la myopie jouent le rôle principal dans le développement du décollement de la rétine. Le mécanisme par lequel se produisent les décollements secondaires, dans les tumeurs, est analogue à celui qui donne lieu au décollement primitif, par la compression exercée par le néoplasme sur la région ciliaire.

Traitement. — Pour obtenir de bons résultats curatifs, il faut se rapprocher le plus possible de la nature de la maladie et de son mode d'évolution et combiner nos moyens d'action contre les différents agents morbides qui entretiennent le mal.

J'ai été le premier à employer des injections de teinture d'iode, en 1886, non pas dans le corps vitré comme Schœler, mais entre la rétine décollée et la choroïde, dans le but de provoquer une inflammation adhésive. J'ai bientôt abandonné cette méthode qui ne m'a pas donné de résultats constants, surtout au point de vue des récidives. J'ai fait souvent aussi l'iridectomie, ayant été frappé de l'analogie qui existe entre le décollement de la rétine des yeux myopes et le processus glaucomateux des yeux emmétropes et hypermétropes. Malheureusement cette opération ne m'a pas donné non plus de résultats satisfaisants.

Il va sans dire que j'institue toujours un traitement médical contre une affection provoquée et entretenue par un travail inflammatoire de la région ciliaire, d'autant plus intense que la maladie est à son début. J'agis donc contre cette inflammation initiale par des traitements antiphlogistiques et dérivatifs, qui sont d'autant plus actifs qu'ils sont appliqués dès le début.

L'aspiration du liquide épanché que j'ai pratiquée souvent, à l'aide de la seringue aspiratrice de mon modèle, constitue également une méthode rationnelle de traitement. En effet, en plongeant le trocart de ma seringue dans la poche sous-rétinienne, on vide facilement son contenu. Malheureusement l'aspiration seule du liquide épanché ne donne pas des résultats définitifs, car un nouveau liquide se reproduit. C'est pour prévenir ces récidives que j'ai eu l'idée, en 1890, d'appliquer une suture en catgut sur la portion décollée, après avoir aspiré le liquide qu'elle contenait, de manière à la maintenir adhérente à la choroïde. J'ai obtenu 7 guérisons par ce procédé, avec adhérence complète de la rétine et où l'examen ophtalmoscopique ne laissait plus voir que des stries blanchâtres cicatricielles et des atrophies choroïdiennes plus ou moins nombreuses, disséminées et disposées plus particulièrement dans le segment inférieur de l'œil, à l'endroit où se trouvait le décollement.

Mais, malgré ces succès, j'ai dû abandonner ce procédé, à la suite de deux cas dans lesquels il s'est produit des inflammations choroïdiennes très intenses qui ont compromis le résultat et l'œil lui-même. J'ai dû ainsi supprimer la suture au catgut, pour me contenter de faire simplement une ponction et une contre-ponction.

Procédé de l'auteur d'ophtalmotomie. — J'ai fait construire dans ce but un ophtalmotome en forme d'arc de cercle, comme mes aiguilles, tranchant sur ses deux bords et qui permet de pratiquer une ponction et une contre-ponction suffisamment larges et en même temps d'inciser la rétine. Avec cet instrument je pratique des *ophtalmotomies* doubles, que je puis répéter selon les indications, mais jamais plus de deux fois.

J'ai déjà pratiqué 7 fois cette opération, que j'appelle ophtalmotomie double et répétée; 5 fois sans résultat fonctionnel valant la peine d'être signalé, mais laissant une réaction inflammatoire; et deux autres fois avec résultats remarquables.

Il s'agit, dans les deux derniers cas, d'abord d'un malade âgé de 50 ans environ, atteint d'un décollement double, ancien à gauche et plus récent à droite. J'ai fait d'abord sur l'œil droit l'opération que je viens de vous décrire, et j'ai obtenu une cicatrisation au bout de six semaines, sans aucune réaction inflammatoire, strie cicatricielle de la rétine à l'ophtalmoscope et l'amélioration considérable de l'acuité et du champ visuels ; si bien que ce même malade m'a demandé ensuite de tenter la même opération sur le décollement ancien de l'autre œil. Je l'ai pratiquée il y a quelques jours et déjà la vision est améliorée. Il commence à distinguer les doigts de cet œil, dont il ne voyait pour ainsi dire plus.

Enfin j'ai pratiqué, au commencement de l'hiver, mon ophtalmotomie chez un malade dont le décollement de l'œil droit remontait à sept ou huit mois et qui avait été examiné pendant mon voyage en Perse par mon chef de clinique le Dr Kopff. Ici l'opération a été suivie d'un plein succès : l'adhérence rétinienne était complète, trois semaines après l'intervention, et à l'ophtalmoscope, nous n'avons retrouvé, M. Kopff et moi, aucune trace du décollement ; le champ visuel était rétabli et l'acuité redevenue normale, si bien que le malade, qui est tailleur, a pu, avec des verres de myope appropriés, reprendre complètement ses fonctions et son travail. Actuellement, quatre mois après l'opération, une légère récidive tend à se produire depuis quelques jours et je me dispose à pratiquer prochainement une deuxième ophtalmotomie.

Je vais continuer à expérimenter ce procédé, qui me paraît logique, inoffensif, et dont je n'ai qu'à me féliciter, et j'espère pouvoir vous apporter à une autre occasion un plus grand nombre de faits probants.

XI

SUR L'ATROPHIE DES NERFS OPTIQUES

PROVOQUÉE

PAR DES LÉSIONS DES VAISSEAUX LYMPHATIQUES [1]

Le sujet que je vais développer aujourd'hui me paraît présenter un intérêt tout particulier; il me semble qu'il pose de nouveaux principes anatomo-pathologiques de certaines variétés d'atrophies des papilles optiques, jusqu'à présent confondues avec les atrophies ataxiques, ou cérébro-spinales vulgaires, connues de nous tous. Ces atrophies des papilles optiques, dont je décrirai la marche et l'évolution, ont une origine et une pathogénie toutes différentes, dont la connaissance plus précise m'a permis jusqu'à présent de pouvoir les séparer franchement de toutes les autres atrophies papillaires, et leur assigner une place à part dans leur pathogénie, dans leur évolution et dans leur issue.

Ces atrophies optiques je les appelle atrophies lymphatiques des papilles optiques.

C'est par la lésion des voies lymphatiques de l'organe visuel que débute le mal, il prend là sa naissance pour amener peu à peu la désorganisation des fibres visuelles en les privant des éléments nutritifs et entraînant à la suite l'atrophie successive de telle ou telle autre portion des fibres optiques jusqu'à ce que ce processus s'arrête dans sa route ou qu'il aboutisse à une destruction du nerf.

Quelle est donc cette variété d'atrophie lymphatique des papilles? Existe-t-elle réellement? Quels sont ses symptômes, ses causes et son traitement?

1. *Communication au Congrès de la Soc. franç. d'ophtalm.*, Paris, 1897.

Pour répondre à ces questions, il nous faut examiner d'abord quels sont les vaisseaux lymphatiques de l'œil, et quel est leur rôle dans la nutrition des membranes diverses du globe.

Ici les auteurs ne sont pas complètement d'accord. M. le prof. Fuchs s'exprime ainsi à la page 283 de son *Traité des maladies des yeux* : « Il n'y a pas des vaisseaux proprement dits lymphatiques dans l'œil, mais il y a des espaces lymphatiques antérieurs et postérieurs. »

Je ne puis, sous ce rapport, souscrire à l'opinion trop absolue de notre confrère viennois, car s'il y a des espaces lymphatiques, tels que l'espace péri-choroïdien et sous-ténonien, il y a aussi des vaisseaux lymphatiques péri-vasculaires sus et sous-artériels, sous-veineux, qui font circuler la lymphe dans toutes les parties essentielles de l'organe de la vision, et plus particulièrement autour et dans le trajet du nerf optique.

Quel est le rôle des vaisseaux lymphatiques dans la nutrition de l'œil et de notre organisme en général ? Quelle est la distribution des voies lymphatiques dans les différentes parties du globe oculaire ?

Le prof. Ranvier, à la séance du 9 décembre 1896 de l'Académie des sciences, a communiqué le résultat de ses recherches sur la morphologie des capillaires lymphatiques.

La lymphe, d'après Ranvier, n'occupe que l'espace situé entre les cellules fixes et les parois de la trame cornéenne.

Ces espaces communiquent avec les espaces scléroticaux et les fentes lymphatiques de la sclérotique, aussi bien en avant que près de l'entrée du nerf optique.

Des lacunes lymphatiques péri-cellulaires, la lymphe passe dans la gaine péri-cornéenne pour se déverser de là dans les canaux lymphatiques interfibreux du nerf.

La lymphe tire, comme on le sait, son origine de l'anneau vasculaire péri-cornéen et de la chambre antérieure, passe par le canal de Schlemm dans l'espace de Tenon et l'espace supra-choroïdien.

Les faces internes et externes de la sclérotique et de ces canaux lymphatiques sont recouvertes de l'épithélium pavimenteux, comme tous les vaisseaux. Donc, il y a des vaisseaux, et très nombreux, dont le développement peut s'arrêter et gêner la nutrition, comme le dit Ranvier. Mais il suffit qu'un obstacle dans son fonctionnement et dans la circulation de la lymphe se produise pour que les nerfs optiques deviennent pâles, anémiés et, à la longue, atrophiés.

Personne jusqu'à présent n'avait songé à cette cause d'atrophie papillaire.

De mon côté, il y a longtemps que j'ai observé et décrit les atrophies des papilles provoquées par des péri-artérites ou artérites, péri-phlébites et des altérations lymphatiques, faits dont j'ai communiqué les détails à la Société de syphiligraphie. Aujourd'hui les faits sont encore plus extraordinaires et ils méritent d'attirer notre attention. Chez 6 malades atteints de phénomènes atrophiques papillaires, ressemblant, sous beaucoup de rapports, à des atrophies tabétiques, j'ai constaté des signes tout spéciaux, propres à des lésions des voies lymphatiques des nerfs optiques.

La première observation est la suivante :

Observation I

M. M..., âgé de 29 ans, boulanger, vint me consulter, le 19 février 1897, pour une atrophie des deux papilles optiques qui avait débuté depuis trois ans, après une atteinte de blennorragie. Il buvait jusqu'à 1 litre 1/2 de vin par jour. Le rhumatisme blennorragique l'avait affligé aussi longtemps. A l'examen je constate une papille un peu pâle, mais les vaisseaux sont assez volumineux, quoique présentant au pourtour des lisérés blanchâtres. Il était diabétique de 8 à 10 grammes par jour, il y a cinq ans, et a eu pendant ce temps des vertiges, jusqu'à perdre connaissance. Il a des scotomes centraux, et à l'aide de + 1 D. convexe sphérique, il lit à peine le n° 10 de mon échelle. Les réflexes rotuliens sont exagérés. Les pupilles sont larges et peu mobiles. Le champ visuel présente des échancrures par places.

Il a été soigné par plusieurs de nos confrères depuis le début de la maladie, sans résultat. Les frictions mercurielles, l'iodure de potassium, les injections d'hypophosphite de soude et de potassium, de même que la strychnine, n'ont donné non plus aucun résultat.

Pour moi, la maladie de M. M... était de nature lymphatique, il y avait au pourtour des vaisseaux des infiltrations séreuses lymphatiques, et des taches blanchâtres se voyaient en dehors même des vaisseaux. C'était pour moi une atrophie lymphatique provoquée par des causes multiples, et en particulier par la blennorragie ancienne et une gêne de circulation du liquide nutritif.

Je l'ai soumis au traitement par le salicylate de quinine à forte dose, l'arséniate de lithine, etc. Sous l'influence de ce traitement, nous avons déjà obtenu une amélioration sensible.

La seconde observation, dont je rapporte ici les détails, est encore plus frappante ; elle dénote le rôle prépondérant que joue le système lymphatique dans la nutrition du nerf optique.

Observation II

M. B..., marchand de vins, âgé de 48 ans, demeurant en province, vint me consulter le 19 mars 1897 pour une atrophie des papilles à forme particulière que j'appelle lymphangite. Chez lui la vue a commencé à baisser presque subitement, il y a trois ans. La pupille de l'œil gauche est immobile et dilatée, formant un angle dans la direction inféro-externe. La pupille droite est large aussi, mais se contracte encore. Les veines sont assez volumineuses, les artères, assez larges ; mais, le long des unes comme des autres, on trouve des stries blanchâtres. Bien plus il y en a quelques-unes qui se détachent de la papille dans la direction des capillaires déjà atrophiées. Il n'a jamais eu de syphilis, mais était sujet fréquemment aux blennorragies (4 dans sa vie). Chaque attaque était suivie de rhumatisme. De plus il a eu des fièvres, des maux de tête, que j'ai cru nécessaire de combattre par le salicylate de quinine et des dérivatifs. La maladie aujourd'hui est enrayée chez M. B... et la vue est améliorée.

Tels sont les faits que j'ai recueillis jusqu'à présent, avec des détails précis où j'ai trouvé, par moments, des atteintes passagères d'une congestion simple cérébrale, semblables à des poussées suraiguës d'encéphalite compliquées d'attaques épileptiques ou apoplectiques passagères, comme celles décrites par Hanot, Charcot et Pierret dans les paralysies générales.

On trouve chez ces malades des troubles spasmodiques moteurs par moments dans certains groupes de muscles, tels que palpébraux pupillaires, et même dans les muscles moteurs passagers.

Il y a là peut-être une surabondance du liquide céphalo-rachidien qui a été en effet signalée par Pierret dans les espaces sous-arachnoïdiens et les gaines lymphatiques, toutes les fois qu'il y a des lésions localisées dans la substance cérébrale et dans les nerfs qui en ressortent.

Les espaces lymphatiques cérébraux peuvent se distendre d'abord sous l'influence d'une inflammation lente provoquée par des toxines, et aboutir peu à peu à une oblitération de ces espaces.

La même chose peut-être a lieu dans les gaines des nerfs optiques, où les espaces lymphatiques se distendent d'abord et se rétrécissent ensuite, en formant des stries blanchâtres le long des vaisseaux.

Si nous comparons maintenant les faits qui accompagnent ces troubles visuels et ces atrophies particulières des papilles, nous verrons qu'il y a là une analogie entre les imprégnations toxiques des points du système nerveux atteints de scléroses passagères, circonscrites, et même tout bonnement fugaces. Dans les yeux aussi, dans les atrophies des papilles lymphatiques qu'on confond quelquefois avec des atrophies ataxiques et qui ne sont que des phénomènes fugaces circonscrits au domaine des gaines internes des fibres nerveuses.

M. Pierret[1], dans son travail au congrès de Rome, 1894, a dit une chose très juste, que les attaques apoplectiformes chez les sujets porteurs de scléroses cérébrales se montrent souvent sous la dépendance d'intoxications passagères dues à la grippe, à quelque fièvre éruptive, à l'alcool, etc.

Dans les nerfs optiques, je dirai qu'il y a des atrophies qui sont imputables à des auto-intoxications très simples, grippales, de fièvre intermittente, ou malaria, et elles peuvent s'arrêter même en laissant des exsudats péri-vasculaires, ou des altérations cicatricielles dans les voies lymphatiques des nerfs optiques et de la rétine.

Voici donc des faits incontestables d'atrophie des papilles, où on observe des filets blancs péri-vasculaires. Si nous reconnaissons la cause de ces affections dès le début, nous les arrêterons peut-être ; nous les guérirons même, comme le prouvent les observations.

Et ici, je me permettrai d'exprimer ma manière de voir en ce qui concerne l'interprétation de la nature d'atrophies des papilles en général. Cette affection, qui est si terrible, si désastreuse, ne le sera pas, soyons-en sûrs, si nous parvenons à la séparer en différentes causes dès le début de son invasion.

1. Pierret, *Pathologie des cicatrices cérébro-spinales*, leur rôle dans la réapparition de symptômes nerveux localisés chez les malades soumis à des intoxications de cause variable. Congrès de médecine de Rome, mars 1894.

Pour ma part, je distingue dès aujourd'hui plusieurs atrophies :

1. Atrophie corticale des nerfs optiques.
2. Atrophie par altération des parties centrales visuelles.
3. Atrophie par altération du liquide nutritif dans le trajet des nerfs optiques (atrophie lymphatique).
4. Atrophie glaucomateuse.

Il y a dans les *atrophies des papilles* à distinguer différentes variétés des lésions intimes du nerf visuel. D'où vient cette lésion? du centre ou de la périphérie? comment évolue-t-elle? En éclaircissant ces différents points de la pathogénie des nerfs optiques, on cherchera à agir par des moyens appropriés sur les éléments malades.

Sans entrer dans d'autres développements de la pathogénie d'atrophies papillaires, je crois pour le moment qu'on doit distinguer une variété d'atrophie papillaire que j'appellerai lymphangitique, dont les causes peuvent être différentes, et dont les unes sont périphériques et s'étendent de là vers le centre, et d'autres, au contraire, partent des espaces lymphatiques cérébraux et aboutissent aux espaces lymphatiques de l'œil.

Les atrophies des papilles lymphatiques peuvent surgir à la suite d'une altération des conduits lymphatiques qui parcourent la substance du nerf optique lui-même. Cela se développe surtout, comme nous venons de dire, dans les fièvres de malaria, dans les fièvres typhoïdes, dans l'épidémie d'influenza, et en général dans tous les cas où le système lymphatique et ganglionnaire se trouve altéré, compromis dans ses fonctions.

Il est incontestable que les fibres optiques ne sont pas atteintes primitivement, et qu'elles continuent à fonctionner tant que leur nutrition n'est pas perdue. Mais à mesure que la lymphe nutritive cesse de parcourir les enveloppes des fibres optiques, ces dernières se dessèchent, s'altèrent et s'atrophient. De là l'atrophie secondaire des nerfs optiques que j'appelle : *l'atrophie lymphatique*.

Cette atrophie ressemble beaucoup aux atrophies des papilles ataxiques, de même que, par certains symptômes, aux atrophies glaucomateuses; et ce n'est que par une étude comparative de tous les symptômes entre eux qu'on parviendra, dans certains cas, à les différencier les unes des autres.

Ces malades reconnaissent, en effet, les couleurs prises sur de grandes surfaces, contrairement à ce qui s'observe dans les atrophies ataxiques. Mais, si on examine la surface visuelle en détail, on constate des scotomes colorés dans différentes parties du champ visuel.

Une planimétrie, faite dans ces cas avec une certaine régularité et avec précision, donne des indications des plus précises pour le diagnostic.

C'est à l'aide d'un appareil spécial, que j'appelle *planimètre*, construit sur mes indications par l'opticien *Peuchot*, que j'arrive facilement à définir avec la plus grande précision non seulement toute l'étendue du champ visuel, mais je puis en même temps définir exactement les scotomes noirs ou colorés, leurs positions relatives, leurs formes et leur étendue.

TRAITEMENT D'ATROPHIES LYMPHATIQUES DES PAPILLES

Au point de vue thérapeutique la division d'atrophies papillaires en différentes variétés ne peut qu'être favorablement interprétée par tous les ophtalmologistes, car elle ouvre de nouvelles voies pour une intervention appropriée à chaque nature de lésion.

Dans un certain nombre de cas, en effet, d'atrophies du nerf optique, où il n'y a pas possibilité de rattacher la maladie ni à la syphilis ni à aucune autre cause constitutionnelle, c'est à la cause lymphatique qu'on peut rapporter le mal, et en agissant par des moyens qui ont une action directe sur le système ganglionnaire et lymphatique, on arrivera à arrêter le mal et à rendre la circulation plus libre.

En soumettant ces malades et de bonne heure au traitement par l'arsenic à fortes doses, et à l'action de la quinine, les préparations salicylées à fortes doses, du gaïacol, etc., on parviendra dans un certain nombre de cas à enrayer le mal.

Dans ces derniers temps j'ai eu aussi recours, dans cette variété d'atrophie des papilles, à une préparation de bromure d'éthyle, d'iodure d'éthyle, de bleu de Prusse et d'aniline, aussi bien localement qu'intérieurement, et j'ai obtenu des résultats on ne peut plus satisfaisants.

XII

DES ATROPHIES DES PAPILLES GLAUCOMATEUSES

SIMULANT L'ATROPHIE TABÉTIQUE

ET DE LEUR GUÉRISON

PAR MON PROCÉDÉ DE SCLÉROTOMIES ANTÉRIEURES[1]

La pathogénie des atrophies du nerf optique a présenté de tout temps les plus grandes variétés et son étude a toujours été entourée de difficultés considérables en raison des relations que la nature a établies entre cet organe de la vision et les différentes régions du cerveau, de la moelle et de l'organisme tout entier. Les moindres altérations le long du trajet que parcourt ce nerf, depuis son origine jusqu'à l'entrée dans le trou sclérotical du globe oculaire, peuvent et doivent forcément se traduire par des modifications analogues de la papille d'où des troubles visuels dans les maladies du cerveau et de la moelle épinière, dans l'ataxie locomotrice, la sclérose en plaques, etc.

L'origine de la découverte de l'amaurose dans le tabès se rapporte à une date très ancienne, mais la connaissance précise de l'apparence qu'accuse ce nerf à l'examen ophtalmoscopique ne remonte qu'à l'époque où j'ai fait mes recherches avec Duchenne de Boulogne et Charcot dans l'ataxie locomotrice.

Nous avons accepté à cette époque l'opinion que les pa-

1. Ce travail a été lu par moi à l'Académie de médecine de Paris et reproduit dans le journal de Vienne (Autriche) : *Wiener klinische Rundschau*, de Heinrich Paschkis, février 1896.

pilles optiques prennent en général une apparence grisâtre, apparence qui nous avait autorisés à l'appeler *atrophie grise des papilles*. Ce terme est resté généralement accepté par tout le monde, lorsque en approfondissant davantage mes investigations sur cette matière, j'avais acquis la conviction qu'on rencontrait parmi les nombreux cas d'atrophie papillaire dite tabétique un certain nombre de malades chez lesquels les signes de la maladie épinière étaient mal définis; bien plus, l'atrophie papillaire n'avait pas une apparence grisâtre, mais elle était tout à fait blanche, et au lieu d'avoir une marche progressive, elle devenait par moments stationnaire, et dans quelques cas, fort rares, il est vrai, elle pouvait même s'améliorer[1].

J'ajoutais plus loin, dans ce travail, qu'il fallait rechercher si ces différentes variétés d'atrophies des papilles ataxiques ne devaient pas être rattachées de préférence à telle ou telle autre cause constitutionnelle ou locale, et si, par conséquent, un traitement spécial, plus approprié à la cause et plus efficace, ne pourrait pas être appliqué à ces différentes variétés de la maladie du nerf optique.

Tel est le point de départ de mes recherches actuelles qui m'a conduit à une découverte plus remarquable, à savoir qu'il existe un certain nombre d'*atrophies des papilles* simulant à s'y méprendre l'atrophie tabétique et qui ne constituent en réalité qu'une *atrophie papillaire glaucomateuse*, ou une *variété particulière de glaucome simple sans excavation.*

L'observation ultérieure m'avait donné complètement raison, malgré la coïncidence que j'avais même constatée, chez certains malades, entre les accidents ataxiques, syphilitiques et les atrophies des papilles glaucomateuses.

Le premier fait d'atrophie glaucomateuse se rapporte justement à un malade dont l'œil droit présentait une atrophie papillaire en apparence tabétique, tandis que l'œil gauche était atteint d'une excavation glaucomateuse avec d'autres signes du glaucome simple. La sclérotomie pratiquée *par*

1. Galezowski, *Des différentes variétés d'atrophies du nerf optique ataxiques* (Mémoire lu à l'Académie de médecine en 1888).

mon procédé ayant arrêté le progrès du glaucome simple dans l'œil gauche, j'ai fait la même opération à l'œil droit. Quels n'ont pas été mon étonnement et ma satisfaction quand j'ai vu l'atrophie sans excavation arrêtée dans sa marche progressive et arrivée même à une amélioration de la vision. Voici cette observation :

Observation I

M. L..., âgé de 47 ans, demeurant en province, a été atteint depuis de longues années de rhumatismes chroniques dont il ne s'est jamais soigné.

A l'âge de 32 ans, il contracta un chancre, qui guérit facilement; mais quelques semaines après il a eu des accidents secondaires qui n'ont disparu qu'après un emploi prolongé de préparations mercurielles et de l'iodure de potassium.

A l'âge de 46 ans il a éprouvé des troubles de la vue, d'abord à l'œil droit, et six mois après à l'œil gauche.

Le médecin qui l'avait soigné a constaté une atrophie des papilles tabétique et l'avait soumis au traitement par l'iodure de potassium, quelques frictions mercurielles alternées avec les pilules de biiodure de mercure, à cause des antécédents spécifiques; ce traitement est resté sans aucun résultat, le mal ne faisait qu'augmenter.

M. L... vint me consulter pour la première fois le 3 octobre 1892 et j'ai constaté chez lui une excavation de la papille de l'œil gauche peu prononcée et une atrophie sans excavation, en apparence tabétique, de l'œil droit.

Tous les autres signes étaient semblables dans les deux yeux, les pupilles larges, l'acuité visuelle de l'œil droit était de 1/3 et l'autre de 1/10e. Mais ce qui était pour moi le plus important pour le diagnostic d'atrophie glaucomateuse, c'est que le champ visuel dans l'œil droit comme dans l'œil gauche se conservait presque intact dans toute sa partie externe et inféro-externe. Ces derniers symptômes étaient pour moi caractéristiques du glaucome simple. J'ai pratiqué alors la sclérotomie antérieure croisée dans les quatre points diamétralement opposés avec mon sclérotome. Cette opération a été suivie d'une amélioration très sensible et déjà au bout d'un mois l'acuité visuelle s'était élevée de 1/4 à droite et de 1/2 à gauche.

Tel était le premier fait, qui m'a permis d'admettre l'existence d'*atrophies des papilles glaucomateuses sans excavation* et qui ressemblait sous beaucoup de rapports à une atrophie ataxique.

Mon attention étant éveillée sur ce sujet, j'ai étudié avec le plus grand soin tous les faits se rapportant à des atrophies des papilles, et j'en ai trouvé un certain nombre dans lesquels les signes généraux de tabès étaient mal accentués ou absents complètement, et où les symptômes fonctionnels aussi bien qu'ophtalmoscopiques différaient de ceux qui sont propres à l'atrophie ataxique. C'étaient notamment des atrophies papillaires avec des apparences tout à fait semblables à celles que l'on trouve dans le tabes, mais qui sont provoquées, comme dans l'observation précédente, par un processus glaucomateux simple, sauf que la rétraction de la papille optique n'est pas arrivée à former une excavation.

C'est, en un mot, une atrophie de la papille provoquée par une altération de nutrition lymphatique et où l'excavation n'a pas eu le temps de se développer.

Néanmoins, si on examine avec attention le fond de l'œil à l'image droite de ces malades, on constate un léger arrêt de circulation dans les veines et au bord de la papille; elles forment là comme un engorgement, tandis qu'au centre les veines centrales ainsi que les artères paraissent plus amincies, comme effilées, puis elles deviennent plus volumineuses vers le bord de la papille.

Les observations ultérieures m'ont démontré que ces atrophies de papilles constituent la première phase ou, pour ainsi dire, la première période du glaucome, et que ce glaucome n'est point dû à une tension intraoculaire augmentée, mais qu'il est la conséquence d'une *gène de circulation lymphatique.*

On a tort, en effet, de croire que le glaucome, en général,

est une choroïdite séreuse avec augmentation de la tension intraoculaire. Déjà Smith et Schweiger déclarent, après leurs propres recherches à ce sujet, que les altérations inflammatoires anatomo-pathologiques de la choroïde ne sont que secondaires dans un glaucome.

D'après les études faites par M. Ulrich, ce sont de préférence les couches internes de la choroïde qui sont enflammées; qu'il existe en outre une dégénérescence hyaline des parois des vaisseaux du bord papillaire et que ces lésions constituent la cause principale du glaucome aussi bien aigu que du glaucome simple. Il croit aussi que la plénitude des veines rétiniennes, surtout au niveau de l'anneau scléral produisent la gène circulatoire intraoculaire.

De Graefe et Desmarres ne voyaient dans le glaucome qu'une choroïdite séreuse, tandis que le glaucome simple était envisagé par l'un et l'autre comme une *atrophie progressive du nerf optique avec excavation.*

Opinion de l'auteur sur la nature du glaucome et de l'atrophie glaucomateuse. — Il m'est impossible de souscrire à ces différentes opinions sur la pathogénie et la nature du glaucome, d'autant plus que ces diverses théories ne peuvent point expliquer la nature ni la cause primitive du *glaucome simple.* Déjà depuis plusieurs années j'ai consigné dans un tableau synoptique toutes les lésions anatomo-pathologiques que j'ai trouvées moi-même, avec le concours de mes assistants et de mes chefs de clinique, toutes les lésions, dis-je, même les plus minimes que présentaient les yeux glaucomateux énucléés. A côté de ces faits, j'ai placé les altérations anatomiques signalées par les auteurs. Ce tableau m'a permis de tirer une conclusion de la plus haute importance, c'est que dans la grande majorité des cas, on a pu trouver des altérations plus ou moins notables du *canal de Schlemm* et d'autres voies lymphatiques, occupant la sclérotique, la choroïde, le cercle ciliaire et le nerf optique. C'est dans l'oblitération de ces voies lymphatiques que réside la cause principale d'affections glaucomateuses de l'œil.

Selon Ranvier et Sappey, il y a dans l'œil des vaisseaux ou voies lymphatiques superficiels et profonds. Ceux de la cornée, comme dit Ranvier, forment comme des fentes lymphatiques qui communiquent directement avec les voies lymphatiques scléroticales et se mettent en communication intime et directe avec le sinus lymphatique ou canal de Schlemm, situé, comme on sait, juste à la jonction de la cornée à la sclérotique.

D'autre part, il existe des fibrilles lamineuses au pourtour des gros vaisseaux et des *vasa verticosa* de la choroïde qui font communiquer aussi les vaisseaux lymphatiques choroïdiens avec l'espace intra et extrasclérotical avec la gaine et les fibres du nerf optique. La sclérotique elle-même est couverte du côté choroïdien d'un revêtement endothélial qui constitue l'espace périchoroïdal et lymphatique de Schwabbe. Les fibres de la couche superficielle de la sclérotique se continuent avec les fibres des gaines optiques.

Il y a aussi, à la surface de la papille, des prolongements fibrineux de la gaine interne qui communiquent avec la gaine externe des vaisseaux et forment elles-mêmes des voies lymphatiques de la papille optique.

La circulation de la lymphe intraoculaire joue donc, selon moi, un rôle principal dans les fonctions physiologiques et nutritives des différentes membranes du globe oculaire. Le liquide lymphatique, sécrété plus particulièrement par les procès ciliaires, se déverse d'abord dans la chambre antérieure et postérieure d'où il doit passer dans le canal de Schlemm pour se répandre ensuite dans tout le système lymphatique supra et intrasclérotical, et de là aboutir aux vaisseaux lymphatiques du nerf optique. Toute altération de ces voies lymphatiques peut gêner la circulation nutritive, amener des suffusions des fibres nerveuses, dans la papille optique, et aboutir à une compression des vaisseaux. L'excavation et l'atrophie de cette papille en sera dans ces cas la conséquence forcée.

C'est donc dans les altérations des voies lymphatiques et dans la gêne de circulation du liquide nutritif lymphatique intraoculaire que je place la cause principale des accidents glaucomateux, comme je l'ai démontré dans mon travail lu à l'Académie de médecine de Paris en 1894[1]. En effet, si l'on passe en revue tous les travaux se rapportant à l'anatomie pathologique du glaucome, on se convainc facilement que tous les autres ont trouvé, soit oblitération, soit inflammation du canal de Schlemm, exagération ou diminution du liquide lymphatique, des leucocytes agglomérés dans l'iris et la choroïde (Michel, *Archiv Graefe*, XXVII); formation de kystes séreux développés aux dépens des voies lymphatiques (Berger, *Anatomie normale et pathologique de l'œil*, Paris, 1893) dans toute l'étendue de la membrane vasculaire de l'œil, soit enfin l'altération lymphatique semblable, formant des fentes kystoïdes remplies de leucocytes dans toute la partie ciliaire de l'iris (*Transaction of the ophtalmological Society in King.*, 1882, t. II, n° 27). Il peut se faire que la distension lymphatique se localise exclusivement dans des cellules fixes de la cornée, et alors ces cellules, comme le démontre le professeur Fuchs, étant situées dans le glaucome au milieu des fentes lymphatiques, prendront des adhérences avec des fibrilles qui traversent ces fentes et gêneront encore plus la circulation.

De pareilles distensions glaucomateuses pourront donc se produire dans des parties isolées du globe oculaire et aboutiront à des ectasies particiles, scléro-choroïdiennes, cornéennes et dans la papille optique elle-même sans que pour cela la densité du globe oculaire lui-même soit augmentée.

En admettant cette distension partielle des éléments divers du globe oculaire, je m'explique facilement le mécanisme du glaucome simple. C'est une distension de certains éléments lymphatiques dans la surface de la papille optique et notamment dans la lame criblée par l'altération du système lymphatique, comme Berger l'avait déjà démontré.

Le liquide lymphatique, interrompu par places dans ses voies de circulation, notamment dans le canal de Schlemm ou l'espace de Fontana, s'amasse par places vers le segment

1. Galezowski, *le Glaucome est une lymphangite de l'œil qui guérit par des sclérotomies répétées* (*Recueil d'opht.*, 1895).

postérieur de l'œil, surtout au pourtour du nerf optique et forme là des ectasies partielles sclérotiicales semblables aux staphylomes postérieurs des myopes, distension des éléments nerveux optiques dans la région de la lame criblée et rétraction des tissus fibreux dans lesquels ces éléments nerveux sont contenus. Le glaucome simple en est la conséquence.

Si ce fait est exact, je puis alors admettre que la pathogénie intime du glaucome n'est autre qu'*une lymphangite oculaire*, et que le glaucome simple est aussi une lymphangite localisée exclusivement à la surface de la papille optique; d'où excavation glaucomateuse lymphatique sans autres signes de glaucome.

Mais si l'excavation manque, il peut se produire une *atrophie glaucomateuse du nerf optique*. La même altération lymphatique qui amènera l'excavation de la papille optique pourra, à la rigueur, amener une compression et une atrophie des fibres optiques sans que la surface de la papille change d'aspect et sans que le centre subisse une rétraction plus grande que le reste. Car, pour moi, l'excavation n'est point la conséquence exclusive de la dureté, plus grande, intraoculaire et de la pression exagérée, mais elle est le résultat de la rétraction des fibres nerveuses et de la lame criblée privée de ses voies lymphatiques. En supposant donc que, dans certains cas, les tissus fibreux de la lame criblée dans lesquels les fibres nerveuses sont contenues soient résistants, l'excavation ne se produira pas, mais on verra se développer une atrophie des papilles, sans excavation, et qui aura néanmoins pour cause la même gêne circulatoire lymphatique et une altération des voies lymphatiques oculaires, c'est-à-dire une lymphangite du nerf optique avec atrophie de ses fibres nerveuses.

Des faits de ce genre existent, en effet, dans un certain nombre de cas; je les ai observés chez des personnes qui étaient condamnées à devenir aveugles, par *atrophie des papilles*, diagnostiquée *ataxique*, et où je n'ai trouvé que *l'atrophie glaucomateuse*.

Dans un travail que j'ai lu à l'Académie de médecine de

Paris, en octobre 1894, j'ai démontré, en effet, l'existence réelle d'atrophie glaucomateuse et sa curabilité par ma méthode de sclérotomies antérieures répétées chez des malades sur lesquels toutes les autres méthodes de traitement sont restées sans aucun effet.

Cette atrophie ressemble beaucoup à des atrophies des papilles ataxiques ou tabétiques, avec lesquelles elle est souvent confondue. L'erreur est d'autant plus facile que le mal survient quelquefois, chez des personnes qui ont été atteintes de la syphilis avec des accidents secondaires et tertiaires, dans différentes parties de l'organisme. Le traitement antisyphilitique auquel étaient soumis les malades restait forcément sans aucun effet, l'atrophie papillaire reconnaissant pour cause immédiate, non pas la syphilis mais l'arthrite et la goutte avec altération des voies lymphatiques et nutritives intraoculaires du nerf optique. Rétablir cette circulation doit être la première indication de notre traitement, car par ce seul moyen nous pouvons arrêter le mal et réveiller les fonctions visuelles si fortement atteintes. C'est, en effet, par des sclérotomies répétées, semblables à celles que j'ai adoptées dans le glaucome simple, que je suis parvenu à obtenir des résultats remarquables d'amélioration et de guérison.

Voici plusieurs observations à l'appui de mes assertions qui prouveront mieux combien il est facile de commettre des erreurs dans le diagnostic et confondre l'atrophie glaucomateuse avec l'atrophie ataxique, surtout si les troubles oculaires surviennent chez des personnes dont la santé générale est ébranlée par des accidents nerveux et qu'il existe même une absence de réflexes rotuliens ou tout autre symptôme de la lésion de l'épine dorsale, cérébrale ou autre, comme cela se trouve quelquefois chez les malades.

L'observation suivante a été recueillie par un de mes assistants, le Dr Hilgass.

Observation II

Le nommé C..., Américain, âgé de 32 ans, tapissier, se présente pour la première fois à ma clinique le 3 mai 1895.

Ne pouvant se conduire seul, il s'était fait accompagner.

Le malade présente à première vue l'aspect d'un amaurotique. Il marche la tête haute, les yeux levés au ciel et cherchant la lumière.

C'est un homme bien constitué et paraissant jouir d'une santé assez bonne.

L'aspect extérieur des deux yeux né présente rien de bien notable. La cornée, la chambre antérieure, l'iris, ne dénotent aucune altération pathologique, les pupilles sont seules très dilatées, mais régulières. Elles ne réagissent qu'à peine à la lumière. Le malade dit que sa vue a baissé progressivement à partir de l'âge de 27 ans. Cet affaiblissement progressif n'a jamais été accompagné d'aucune douleur, ni d'aucun signe prémonitoire particulier, sauf la présence devant les deux yeux d'un brouillard constant augmentant graduellement et lentement, en épaisseur, si bien qu'actuellement le malade voit tous les objets comme à travers une fumée épaisse, et ne peut se conduire seul. Il n'y a pas d'exagération de la tension oculaire. A l'ophtalmoscope on constate que les milieux réfringents dans les deux yeux ne présentent aucun trouble. La papille présente une coloration blanche; ses contours sont nettement dessinés sur le fond de l'œil. A la périphérie de chacune d'elles, existe un cercle blanc, bien net, bien limité dans les contours internes, et plus prononcé dans la moitié inférieure de la papille droite. Il y a des stases veineuses, et les artères latérales sont petites et paraissent amincies et comme déjetées au niveau de l'anneau scléral, surtout dans l'œil droit.

Comme antécédents, nous trouvons : père, mort à l'âge de 55 ans d'une pneumonie; la mère, santé très mauvaise. Souffre depuis des années de rhumatismes chroniques, avec des accès de goutte. Une tante, morte à la suite d'une paralysie qui avait duré environ quinze mois. Cinq frères, dont deux atteints de rhumatismes. Quant à notre malade, à l'âge de 4 ans, ophtalmie purulente dans les deux yeux. Guérison sans complication. A l'âge de 15 ans, une forte attaque de rhumatisme aigu; la convalescence est très longue. A 26 ans, il contracte la syphilis; il subit un traitement énergique. La guérison est complète, car le malade n'a jamais eu aucun accident syphilitique depuis.

Vers 27 ans, il se met à fumer environ 5 cigares, et à boire 4 ou 5 verres de bière par jour. De temps à autre il prend du wiskey. C'est à peu près à partir de cette date que la vue commence à baisser de plus en plus; il va consulter un oculiste qui diagnostique une amblyopie nicotinique. Le malade accusait alors de la dischromatopsie. Deux mois de traitement, instillations de collyres et iodure à l'intérieur, n'amènent aucune amélioration. La vue cependant restait stationnaire.

Il consulte alors à Boston un autre oculiste, qui lui dit que le cas est complexe. Il prescrit du mercure sous forme de pilules et de l'iodure de potassium à haute dose et un collyre.

Un an et demi de traitement ne produit aucune amélioration, la vue baisse toujours lentement, tout en restant dans un état stationnaire de temps à autre. Le malade consulte alors un autre oculiste qui diagnostique atrophie complète double, tout en disant au malade qu'il y a peu d'espoir de lui sauver la vue; il lui conseille néanmoins des injections hypodermiques de strychnine et l'électrisation. Il continue ce traitement pendant un temps assez long mais sans remarquer de changement bien notable.

Il consulte ensuite plusieurs autres oculistes à Boston, Philadelphie et New-York.

A Paris, avant de me voir, il subit 39 injections de mercure et 15 injections de strychnine et l'électrisation sans aucun résultat.

Il vient alors me consulter, et j'ai constaté : une atrophie glaucomateuse, qui s'était déclarée chez un syphilitique, et malgré l'absence des signes d'excavation des papilles, me paraît présenter les symptômes d'excavation.

Le 3 mai, je fais au malade une sclérotomie cruciale sur les deux yeux. Consécutivement instillation d'un collyre à la pilocarpine matin et soir et frictions mercurielles (35 en tout).

Le 12 juin, deuxième sclérotomie et consécutivement instillation de pilocarpine. La pilocarpine, qui n'avait pas agi lors de la première sclérotomie, agit cette fois, et le mal est arrêté, la vue est redevenue un peu moins trouble. Mais un mois après, je fais une seconde sclérotomie qui est suivie au bout de dix jours d'une amélioration très sensible ; à partir de ce moment, il se promène dans Paris, tout seul, puis repart pour l'Amérique à la fin de juillet.

L'acuité à cette époque, était de 1/50e pour l'œil droit et de 1/30e pour l'œil gauche. Le brouillard persiste mais beaucoup moins prononcé.

Avant l'opération le malade ne pouvait distinguer la figure d'une personne à aucune distance.

Le malade n'a jamais présenté aucun symptôme de tabès.

Un second fait est tout récent, et il est tout aussi concluant que le précédent; il montre combien il est urgent de refaire complètement la pathologie de l'atrophie du nerf optique pour éviter les erreurs de diagnostic, qui sont plus que jamais admissibles, si on juge par l'histoire de ces quelques malades dont j'ai pu sauver la vue en pratiquant la sclérotomie, là où il y a toutes les apparences d'atrophie tabétique, et où aucun traitement dirigé contre la cause syphilitique ou autre n'avait pu apporter ni de guérison ni même de soulagement.

Voici cette observation, qui se rapporte à un jeune Anglais qui m'avait été amené de Londres en octobre dernier.

Observation III

M. A..., âgé de 34 ans, employé dans une grande famille anglaise comme gérant, très actif, énergique, conduisant souvent les chevaux du mail coach, et jouissant d'une excellente santé et d'une vue parfaite, s'est aperçu en avril dernier qu'un brouillard recouvrait tous les objets qu'il fixait. Il n'y fit tout d'abord aucune attention, mais voyant que sa vue devenait de plus en plus faible, et que le trouble devenait permanent, il alla consulter les ophtalmologistes de Londres, qui, après avoir essayé plusieurs traitements, lui déclarèrent qu'il s'agissait chez lui d'une atrophie des nerfs optiques tabétique.

Les injections de strychnine, les pilules au nitrate d'argent, l'électrisation, faite avec certaine méthode et persévérance, sont restées sans résultat. La vue baissait toujours. Vers le mois d'août, il perdit la faculté de se conduire, et ne sortait plus dans la rue qu'accompagné d'un guide ; la lecture devint impossible.

C'est en présence d'un état aussi désastreux et de la cécité presque imminente que miss M..., une de mes anciennes malades de Londres, me l'amena en octobre.

L'examen m'a permis de constater ce qui suit :

D'une constitution un peu faible, présente un regard un peu vague sans aucune fixation, comme un amaurotique. Les pupilles ont une dilatation moyenne, ne se contractent ni ne se dilatent point sous l'impression de la lumière. Le malade ne voit pas à se conduire, il m'est amené par une de ses amies. La vision à distance est nulle. Il ne voit pas à lire même les plus grosses lettres de l'échelle typographique, à peine distingue-t-il les mouvements de la main. Le champ visuel externe est presque intact, mais le supéro-interne et inféro-externe sont perdus même pour la perception de la lumière. Distingue les couleurs vives. Les réflexes rotuliens sont affaiblis.

A l'examen ophtalmoscopique je constate une atrophie des papilles avec une teinte un peu rosée sur le côté nasal (image droite) ; les artères centrales sont minces. Les veines sont un peu engorgées après qu'elles ont dépassé le rebord de la papille et après leur entrecroisement avec les branches artérielles. Ces signes joints aux autres, et notamment à la conservation du champ visuel externe, à la dilatation de la pupille, me font supposer l'existence d'une *atrophie des papilles glaucomateuse*, et non tabétique, et je lui propose de pratiquer ma méthode opératoire de sclérotomie. L'opération est faite sur les deux yeux le 18 octobre sans aucun accident. Les suites de cette opération sont on ne peut plus satisfaisantes. Il en résulte, en effet, une amélioration très sensible. A partir du 2 novembre le malade commença à voir à une plus grande distance ; le 16 novembre suivant il pouvait se conduire tout seul dans les rues de Paris, et, avant de partir pour Londres, il a pu lire les caractères n° 4 de l'échelle.

Le 3 décembre dernier, j'ai reçu une lettre de miss M..., dans laquelle elle me dit : « Il y a trois semaines que nous avons quitté Paris, et notre malade va de mieux en mieux ; sa vue est plus forte, il souffre moins des nerfs, et a repris son travail habituel sans toutefois pouvoir conduire les chevaux. »

Les détails de cette troisième observation sont tout aussi concluants et remarquables dans leurs résultats que ceux des deux premières. Si j'analyse tous les symptômes de ces faits ainsi que les neuf autres observations analogues que j'ai opérées jusqu'à présent, je puis tirer les conclusions suivantes que je laisse à l'appréciation de mes confrères, et qui permettront d'accepter cette nouvelle variété d'atrophie des papilles glaucomateuses, dont les signes caractéristiques sont les suivants :

1° Dans l'*atrophie glaucomateuse* la papille est blanche plus particulièrement dans sa moitié externe.

2° Les veines centrales du nerf optique sont diminuées de volume au point de leur émergence, mais après leur entrecroisement avec les artères centrales, le plus souvent vers le bord de la papille, elles deviennent plus grosses.

3° On voit quelquefois une pulsation spontanée dans la veine centrale, rien de pareil dans les artères.

4° La pupille se contracte sous l'impression de la lumière, mais elle est élargie et irrégulière.

5° Le champ visuel est rétréci, dans le champ visuel supéro-interne et interne tout entier dès le début de la maladie, comme dans le glaucome, en se conservant intact ou à peu près dans sa moitié externe, temporale. Ce dernier signe est un des plus concluants en faveur de l'atrophie glaucomateuse.

6° La dyschromatopsie n'existe pas au cours de la maladie ; elle est à peine appréciable plus tard, lorsque la zone opaque du champ visuel interne aura atteint le point central de la vision.

XIII

SUR LES SIGNES PRODROMIQUES

DE L'ATROPHIE ATAXIQUE DES PAPILLES

ET SUR LA CAUSE SYPHILITIQUE DE LA MALADIE[1]

Les atrophies des papilles ataxiques constituent une de ces affections oculaires graves dans lesquelles toutes les tentatives pour arrêter le progrès du mal et pour sauver la vue sont restées jusqu'à présent sans résultat.

Quelle est la cause de ces insuccès, à quoi peut-on attribuer cette ténacité et cette gravité du mal, comment expliquer cette progression désespérante d'atrophies papillaires aboutissant fatalement et presque toujours à la cécité?

Telles sont les questions que je me suis posées depuis de longues années, et les recherches continuelles que j'ai faites sur cette matière m'ont permis d'arriver à des résultats des plus remarquables, qui nous permettront, j'ose l'espérer, dans un avenir plus ou moins rapproché, de trouver le moyen d'arrêter le progrès d'atrophies des papilles ataxiques et de préserver les malades de la cécité.

Le professeur Charcot, en étudiant l'ataxie locomotrice en général, l'a divisée en trois périodes principales : *période prodromique*, *période de la maladie constituée*, et *période paralytique*, et il a placé les phénomènes oculaires des ataxiques, tels que paralysies des nerfs moteurs oculaires et

1. Mémoire lu au Congrès de Marseille, le 22 septembre 1891.

troubles visuels, dans la période prodromique de la maladie. La nature d'altération des nerfs optiques dans l'ataxie, il la désignait sous le nom d'induration grise progressive.

Il y a dans cette maladie des signes précurseurs. « Nous devons citer, dit Charcot (p. 45) un symptôme qui, suivant quelques auteurs (Galezowski, Bénédict Charcot[1]), est en quelque sorte spécifique; il s'agit d'une forme particulière d'achromatopsie, caractérisée ainsi qu'il suit: 1° perte de la notion des teintes secondaires (5 de l'échelle de M. Galezowski); 2° perte de la notion du rouge et du vert, la notion du bleu et du jaune persistant, au contraire, pendant longtemps. Charcot ajoutait que le début de ces accidents par un œil et la localisation prolongée de la lésion dans ce même œil sont des signes caractéristiques de troubles ataxiques.

Le tableau que nous donne Charcot est en effet on ne peut plus frappant, surtout si on y joint les symptômes ophtalmoscopiques de la papille optique et les autres signes généraux de l'ataxie locomotrice.

Lorsque les malades viennent nous consulter pour des troubles visuels, présentant les symptômes ci-dessus indiqués, lorsque le champ visuel se trouve rétréci circulairement, que la papille optique est blanche et que l'acuité visuelle centrale est diminuée à des degrés différents dans les deux yeux, nous n'avons aucune difficulté pour diagnostiquer une atrophie de la papille ataxique.

Mais il n'en est pas de même lorsqu'il s'agit de soigner cette affection; ici, notre rôle devient très difficile, car malgré toutes les recherches faites pour arrêter le progrès du mal, l'atrophie ataxique a suivi toujours jusqu'à présent sa marche progressive et aboutissait à la cécité complète.

En présence de pareille impuissance thérapeutique, je me suis demandé si la cause constitutionnelle syphilitique de l'organisme n'était pas pour quelque chose dans le développement de l'atrophie ataxique des papilles optiques. J'ai établi depuis de longues années des recherches à ce sujet,

1. Charcot, *Leçons sur les maladies du système nerveux*, 4e fascicule, 1874, p. 24 et p. 39.

j'ai recueilli les renseignements les plus précis au sujet des antécédents spécifiques chez tous mes malades atteints de troubles visuels ataxiques, et je dois déclarer que les résultats de mes recherches ont été on ne peut plus concluants. Il faut avouer pourtant que tous les malades ne reconnaissent pas avoir eu des accidents syphilitiques. Parmi ces derniers, il y en a un certain nombre qui ne savent pas eux-mêmes s'ils ont eu la maladie vénérienne ; d'autres, après de nombreuses investigations, déclarent avoir été sujets soit aux accidents cutanés suspects, soit aux ulcères à la bouche ou à la gorge; chez d'autres enfin on trouve des signes caractéristiques d'anciennes inflammations syphilitiques du côté de l'iris ou de la choroïde, des atrophies choroïdiennes de l'ora serrata, altération sur laquelle j'ai attiré plus spécialement l'attention de l'Académie de médecine, et qui sont aussi caractéristiques de la syphilis, comme le pense aussi le professeur Fournier.

J'ai tenu à établir un tableau statistique de la fréquence d'accidents syphilitiques chez tous les malades que j'ai eu à soigner pour des atrophies papillaires depuis plus de quinze ans, et cette statistique me démontre, plus que tout autre argument, que l'atrophie des papilles ataxiques est liée dans l'immense majorité des cas à la syphilis.

Le nombre d'atrophies des papilles soignées par moi depuis 1867 jusqu'en septembre 1891 proportionnellement aux autres affections est le suivant: sur 193,768 malades il y a 1,253 atrophies différentes, et sur ce nombre il existait 1,012 atrophies ataxiques, dont 771 chez les hommes et 241 atrophies chez les femmes. Sur ces 1,012 atrophies des papilles ataxiques, j'ai pu reconnaître la syphilis chez 967 malades.

La proportion des malades syphilitiques, comme on voit, est considérable parmi ceux qui sont atteints d'atrophies des papilles ataxiques, et cette fréquence est incontestablement beaucoup plus grande que ne le montre mon tableau statistique. Si j'en juge, en effet, par les difficultés que je rencontre journellement pour retrouver dans les renseignements fournis par les malades l'existence de la syphilis, je n'hésite pas à affirmer que, chez un certain nombre d'individus, les antécédents syphilitiques ont passé inaperçus pour les malades eux-mêmes.

Les relations étiologiques de l'ataxie locomotrice et de la syphilis ont été très bien démontrées par mon éminent maître et ami le professeur Fournier dans ses remarquables leçons sur *l'ataxie locomotrice d'origine syphilitique*. Si en général cette affection débute par des paralysies des différents nerfs moteurs de l'œil, de la troisième, de la sixième ou de la quatrième paire, il arrive assez souvent que chez les syphilitiques ataxiques le premier symptôme visuel important apparaît dans le nerf optique ; les malades viennent nous consulter pour une amblyopie sans lésion apparente du fond de l'œil, mais qui est le début de l'atrophie de la papille. Dans cette période souvent le centre visuel est conservé, et il n'y a de troubles réels que dans le champ visuel, dont le malade souvent ne se doute point et que le médecin doit rechercher.

La marche lente au début, rapide et progressive plus tard, est une des raisons qui rendent souvent le traitement antisyphilitique impuissant pour arrêter le progrès du mal. Tel est l'argument dont s'est servi avec juste raison M. Fournier pour prouver que le traitement antivénérien ne réussit pas dans l'ataxie simple[1].

Ce traitement est commencé trop tard, et en effet c'est un argument des plus concluants. L'atrophie des papilles ataxiques marche, comme il dit très bien, de deux à cinq ans, irrégulièrement dans les deux yeux. Les résultats de mes recherches statistiques, que mon éminent maître a citées dans son livre, ont prouvé que la distance chronologique entre deux points extrêmes, début de l'amblyopie et cécité, peut être évaluée aproximativement ainsi :

« De dix-huit mois à deux ans pour les cas les plus rapides. De cinq à six ans pour les cas à marche lente[2]. »

Dans un cas observé et cité par M. Fournier, l'affaiblissement progressif de la vision s'est faite au total jusqu'à l'abolition

1. Fournier, *De l'ataxie locomotrice d'origine syphilitique*, 1882.
2. Fournier, *op. cit.*, p. 121.

complète de la vision dans l'espace de cinq ans et demi. La marche donc d'atrophie des papilles ataxiques est rapide, très rapide; elle aboutit à la cécité le plus souvent après deux années d'évolution.

Quel sera donc le résultat du traitement antisyphilitique dans cette maladie, et aurons-nous assez de temps pour combattre la maladie, avant que la cécité devienne absolue?

Telle est la question que je me suis posée depuis de longues années, et je dois convenir avec M. le professeur Fournier que, dans l'énorme majorité, et presque la totalité des cas, le traitement spécifique n'est institué qu'à une époque déjà plus ou moins distante du début même de la maladie[1].

Ce que dit Fournier du traitement de l'ataxie syphilitique en général, je dirai la même chose au point de vue du traitement de l'atrophie des papilles ataxiques syphilitiques. Nous arrivons généralement trop tard avec notre traitement, lorsque la dégénérescence grise des fibres optiques et des centres visuels a pris une trop grande extension et une importante évolution.

Ici, j'arrive avec deux propositions nouvelles très importantes qui permettront d'une part de découvrir le mal du nerf optique avant que l'ophtalmoscope ne le démontre; d'autre part, qui nous permettront de choisir, parmi les médicaments antivénériens, celui qui agira le plus efficacement et le plus promptement dans ce mal.

Donc deux points des plus importants constituent aujourd'hui le sujet de ma communication :

1° *Comment reconnaître le début prochain de l'atrophie de la papille ataxique?*

Il serait tard de commencer le traitement lorsque l'atrophie de la papille optique devient visible à l'ophtalmoscope. Et en effet, pour commencer le traitement, au moment où nous voyons l'atrophie des papilles même commençante, il existe déjà une lésion déclarée, progressive, des fibres nerveuses, qui marchera rapidement et nous empêchera par conséquent

1. Fournier, *De l'ataxie locomotrice*, p. 350.

d'arrêter le mal à temps et de sauver la vue. Pour que le traitement antisyphilitique puisse donner des résultats satisfaisants, il faut pouvoir reconnaître le mal à temps et trouver ses symptômes prodromiques.

C'est par l'examen des symptômes fonctionnels qu'on peut reconnaître en effet l'arrivée et le développement prochain de l'atrophie des papilles ataxiques, c'est par l'étude comparative de tous les symptômes oculaires accusés par le malade qu'on pourra juger longtemps avant les signes ophtalmoscopiques si l'atrophie optique tend à surgir.

Parmi ces symptômes, les uns sont déjà connus et peuvent être considérés comme les signes précurseurs certains de l'atrophie des papilles : ce sont notamment une diminution concentrique du champ visuel et l'affaiblissement de la vision colorée, la dyschromatopsie.

Cet examen est obtenu au moyen d'un nouvel appareil que je viens de faire construire par M. Peuchot.

Il existe d'autres signes qui sont encore plus importants que les précédents : j'ai constaté leur présence dans un grand nombre de cas. Ce sont des scotomes dyschromatiques, disséminés dans les différentes parties du champ visuel, des scotomes en bandes circulaires, semi-elliptiques ou en plaques.

Pour reconnaître ces symptômes, j'ai fait construire par M. Peuchot, opticien de Paris, une lanterne transparente à couleurs principales du spectre, à l'aide de laquelle on peut définir l'existence de scotomes colorés dans le champ visuel des individus soumis à cet examen.

De plus, il faut savoir définir exactement le rétrécissement du champ visuel dès le début du mal.

L'instrument que je viens de faire construire et que j'ai désigné sous le nom de *planimètre*, donne, bien qu'il soit de poids et de volume très réduits, des résultats d'une rigoureuse exactitude.

Il se compose d'une plaque d'ébonite de 18 centimètres de diamètre divisée à sa périphérie de 10 en 10 degrés. Cette graduation indique sous quel angle se fait l'examen. Cette plaque porte sur son diamètre vertical deux charnières *au* qui permettent de la plier. En avant et au centre un point de fixation; en arrière, un taquet V qui maintient la plaque ouverte.

Dans une ouverture ménagée dans le point de fixation, s'adapte un teton formant ressort, pour le fixer, et portant une mesure à ruban M laquelle se meut librement autour de

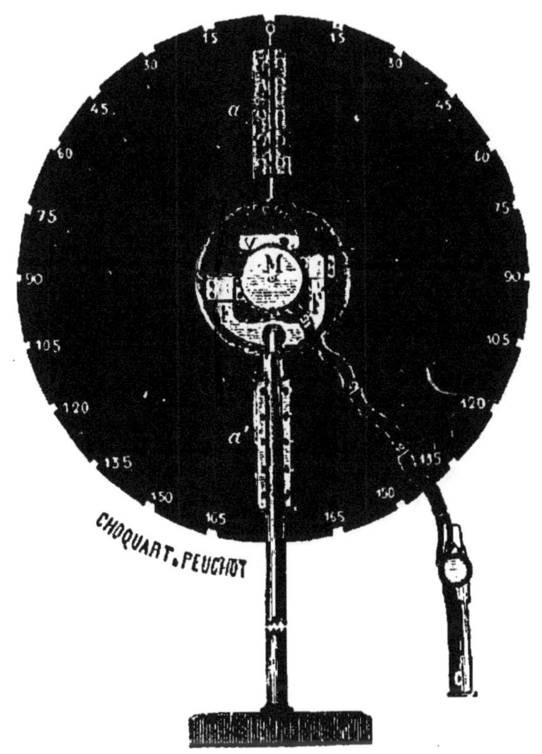

Fig. 7. — Planimètre du Dr Galezowski.

son centre. Le ruban est divisé de 5 en 5 degrés jusqu'à 70°; cette graduation est établie pour une distance de 25 centimètres; il porte en outre un anneau s'attachant soit au crochet de la pièce S, tube porté par une bougie, soit à celui de la pièce G. Cette pièce est un porte-craie ayant à l'avant une roue recouverte d'une plaque à ouverture ronde de 0 m. 02 de diamètre.

Grâce au mouvement de rotation de la roue, on laisse paraître successivement les couleurs : blanc, rouge, jaune, vert et bleu ; puis un miroir plan.

L'appareil permet donc de tracer le scotome central et de déterminer le champ visuel avec la lumière directe, la lumière réfléchie et les couleurs.

Il nous sera assez facile, à l'aide de ce moyen, de recon-

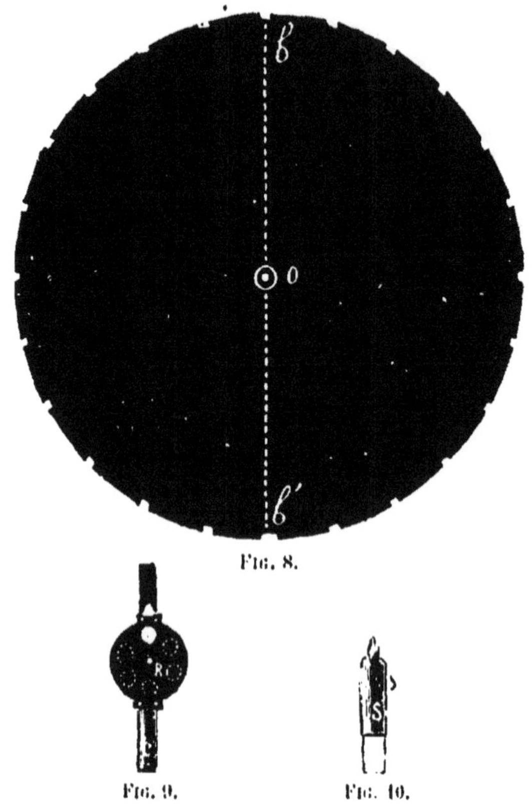

Fig. 8.

Fig. 9. Fig. 10.

Planimètre de face.

naître la lésion commençante des fibres nerveuses dans leur trajet intra-cranien, alors que l'ophtalmoscope reste encore complètement muet.

En y ajoutant d'autres symptômes de la maladie énumérés dans un tableau complet, symptômes que nous avons observés chez un grand nombre de nos malades, nous trouvons la certitude du début de la maladie ataxique du nerf optique.

C'est à ce moment de l'évolution de la maladie qu'il sera nécessaire de rechercher la cause probable, la syphilis, et les symptômes qui la caractérisent.

Parmi ces symptômes, les plus importants sont, sans nul doute, des paralysies des nerfs moteurs de l'œil complètes ou partielles, tantôt rapprochées, tantôt éloignées de l'époque de l'infection syphilitique.

D'anciennes iritis ou choroïdites syphilitiques, des exsudations péripapillaires, des kératites, etc., etc., sont autant de symptômes de la vérole qui faciliteront le diagnostic de la nature syphilitique de l'atrophie papillaire.

On trouvera des renseignements très précis et très complets à cet égard dans le tableau synoptique publié plus loin, que nous avons rédigé d'après nos livres d'observations et relevant tous les symptômes précurseurs ou concomitants des atrophies ataxiques des papilles optiques.

L'analyse attentive de ce tableau au point de vue de l'étiologie de la maladie et surtout de la symptomatologie qui précède et qui accompagne l'atrophie ataxique de la papille, soit à son début, soit pendant toute la durée de son évolution, nous permit de tirer des conclusions des plus importantes tant au point de vue du diagnostic de la maladie pendant l'époque de sa localisation du début dans le centre visuel et avant même que les fibres optiques fussent atrophiées dans leur trajet intra-orbitaire, et pussent être appréciées à l'ophtalmoscope.

Un fait des plus importants qui m'a frappé dans un certain nombre d'atrophies des papilles ataxiques, c'est l'existence d'accidents inflammatoires du côté de l'iris, de la choroïde ou des vaisseaux rétiniens avant l'apparition de l'ataxie locomotrice. On trouvera en effet dans mon tableau statistique l'indication détaillée de la fréquence de l'iritis, de la choroïdite, ou de la rétinite, soignées avec plus ou moins de succès, et récidivantes par moments.

Que devons-nous penser en général des paralysies des nerfs moteurs de l'un ou des deux yeux apparaissant dans le cours de la syphilis constitutionnelle? Elles se rencontrent, comme on sait très fréquemment dans les atrophies ataxiques des papilles, soit avant, soit pendant leur évolution. Il n'y a pas de doute pour moi que ce ne sont que des signes précurseurs du tabès, comme cela du reste était déjà très bien démontré par M. le professeur Fournier[1]. Habituellement nous voyons apparaître des paralysies de la troisième paire, monoculaires, incomplètes, n'occupant que quelques filets isolés de ce nerf, longtemps avant l'ataxie et avant l'atrophie des papilles optiques.

Les paralysies de la sixième paire sont non moins fréquentes. Elles durent un certain temps, guérissent et récidivent à des intervalles plus ou moins longs et se compliquent ensuite de troubles de l'acuité visuelle qui ne sont autres que l'atrophie des papilles optiques. Quelquefois on rencontre des ophtalmoplégies complètes : sixième et troisième paires.

Personne ne doute que ces paralysies des nerfs moteurs de l'œil soient généralement de nature syphilitique, même si les renseignements fournis par les malades sont négatifs ; et pourquoi doit-on nier la cause syphilitique de l'atrophie papillaire?

La coïncidence d'accidents inflammatoires du côté de l'iris, de la choroïde, de la rétine, avant ou pendant l'évolution d'atrophies de la papille sont pour moi des signes certains de la cause syphilitique de cette dernière. J'ai trouvé bien souvent, chez des personnes atteintes de la paralysie du moteur de l'œil, l'absence des réflexes rotuliens ; l'ataxie apparaissait quelques années plus tard.

C'est par la *diplopie* que l'on reconnaitra le plus facilement les moindres perturbations dans les fonctions des nerfs moteurs oculaires, et selon que les images seront homonymes ou croisées, nous reconnaîtrons l'existence de la paralysie d'une ou de deux branches de la 6e paire, ou bien d'un affaiblissement de la moindre branche de la 3e paire.

Cet examen se fait, d'après Desmarres, au moyen d'un

1. Fournier, *Syphilis ataxiques*.

verre rouge placé devant un des yeux du malade auquel on fait regarder la flamme d'une bougie.

Pour faciliter cet examen, j'ai fait construire par M. Peuchot un *diplomètre*, dont voici le mécanisme.

Description du diplomètre[1]. — Il se compose d'une boîte ayant la forme d'un stéréoscope, et servant de chambre noire (fig. 5); à sa partie postérieure se trouvent placés deux œille-

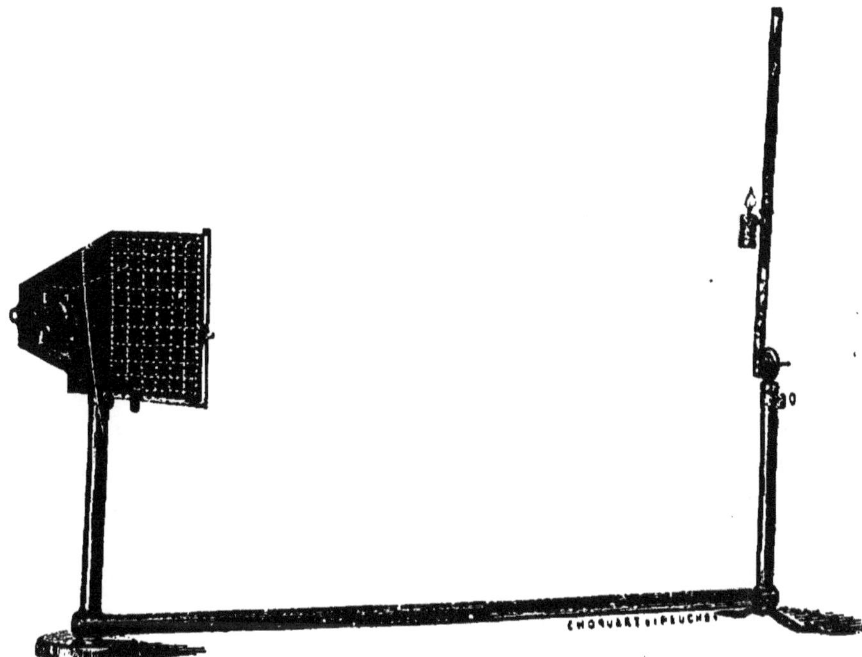

FIG. 11. — Diplomètre du Dr Galezowski.

tons. En avant de chacun de ces œilletons se trouve fixée une plaque métallique portant une double fourche, destinée à recevoir, d'une part, des verres correcteurs de la vision à distance, s'il y a lieu, et, d'autre part, un verre rouge, qu'on place soit à droite soit à gauche de l'appareil.

La partie antérieure de la boîte, beaucoup plus large que la précédente, est fermée par un verre dépoli et possédant des divisions verticales et horizontales. Chaque ligne verti-

1. Galezowski, *Du diplomètre et de son application dans le diagnostic des paralysies oculaires* (*Recueil d'Opht.*, 1893, p. 111 et 172).

cale est numérotée par des chiffres 1, 2, 3 d'un côté et I, II, III, de l'autre. Les lignes horizontales sont représentées par des lettres de l'alphabet A, B, C, en haut, et *a*, *b*, *c*, au-dessous de cette dernière.

A la distance de 1 mètre des œilletons se trouve placée une tige verticale, dont la hauteur correspond avec le centre du verre dépoli, sur lequel se trouve placée une lampe, qui glisse à frottement doux sur une règle métrique. Cette dernière tourne autour de son point d'implantation et décrit une circonférence parallèlement à la surface du verre dépoli. La lampe est montée de telle sorte qu'elle suit tous les mouvements rotatoires.

La tige sur laquelle sont la règle et la lampe est rentrante de telle sorte que, malgré la longueur de 1 mètre, elle se réduit de plus de moitié et devient facilement portative.

Le fonctionnement de l'appareil est très simple : on le place sur une table ; la lampe une fois allumée, le malade regarde avec les deux yeux à travers les deux œilletons, dans l'intérieur de la boîte, et par conséquent sur la surface du verre dépoli. Il y verra très facilement deux reflets de la lampe, dont l'un est rouge et l'autre blanc. Les images sont homonymes ou croisées, selon qu'il y a une paralysie de la 6e ou de la 3e paire.

Chaque déplacement de la lampe est immédiatement perçu par le malade, et peut être facilement défini par les divisions qui existent sur le verre. On le désigne encore mieux par les deux baguettes métalliques verticales et horizontales, qui glissent en sens inverse et s'entrecroisent en face de deux images, rouge et blanche.

Le *diplomètre* présente un avantage réel, c'est qu'il permet de définir la diplopie homonyme ou croisée en plein jour.

Le professeur Panas, à qui j'ai montré mon appareil, a reconnu son utilité, et il conseilla de l'appeler *diplopomètre*. Il est simple dans sa construction et facile à manier, permettra sans nul doute à diagnostiquer les paralysies des nerfs moteurs des yeux, et les faire différencier d'avec les contractions spasmodiques.

2° *Peut-on espérer d'obtenir la guérison d'atrophies des papilles ataxiques et par quel moyen?*

J'aborde maintenant la seconde question, c'est celle de savoir pourquoi nous ne guérissons pas l'atrophie des papilles ataxiques par le traitement antisyphilitique.

Ici mon opinion est complètement formée, et j'ai la conviction intime que si nous reconnaissions l'atrophie de la papille à son début et avant que la destruction des fibres optiques se soit produite, nous aurions obtenu un grand nombre de guérisons par un traitement énergique antisyphilitique.

Il est indispensable de reconnaître la maladie juste à son début, et dès son début commencer le traitement, tel que je vais l'indiquer ci-après. Ce traitement devra durer sans discontinuer pendant trois années consécutives, et ce n'est qu'à cette condition que nous aurons le droit d'espérer arrêter la maladie avant que l'atrophie des papilles devienne complète et se termine par la cécité.

L'examen du champ visuel joue un très grand rôle, comme nous avons vu plus haut, dans le diagnostic d'atrophies papillaires, non pas à la période d'atrophie déclarée et visible à l'ophtalmoscope, mais au début du mal, avant même que l'acuité visuelle centrale soit diminuée. J'ai fait des études sur ce sujet, et je suis arrivé à me convaincre qu'au début même d'atrophies des nerfs optiques on trouve des *scotomes colorés* qui dénotent déjà l'apparition de la maladie.

Après avoir défini, à l'aide de ma lanterne chromatique et de mon planimètre, les scotomes périphériques ainsi que de tous les autres signes de l'atrophie des papilles naissante, on devra soumettre les malades, le plus tôt possible, au traitement antisyphilitique mercuriel, par des frictions mercurielles.

Et ici, qu'il me soit permis d'insister d'une manière toute particulière sur la méthode de traitement elle-même, qui joue, selon moi, un rôle on ne peut plus important dans la thérapeutique oculaire.

La syphilis oculaire, et plus particulièrement la choroïdite syphilitique, m'a permis depuis de longues années d'étudier l'action du mercure jour par jour sur les altérations des membranes oculaires. J'ai expérimenté le traitement par les pilules mercurielles, par le sirop de Gibert, par l'iodure de potassium, etc., le tout, pendant sept et huit mois consécutifs, et toujours j'étais frappé du peu d'influence sur les exsudats intra-oculaires et les flocons du corps vitré. Les mêmes essais ont été faits sur d'autres malades par l'emploi des pilules mercurielles, sous forme de sublimé ou de proto-iodure de mercure pendant deux années consécutives et toujours sans résultat.

C'est en présence de ces insuccès que je me suis décidé à pratiquer dans ces maladies rien que les frictions mercurielles à la dose de deux grammes par jour sur les différentes parties du corps. Cette méthode a complètement réussi, et sans exception, dans tous les cas, mais à une condition, que je considère comme absolue, c'est que ce traitement doit être prolongé pendant deux années consécutives. En se conformant à ces prescriptions, non seulement les malades retrouvent complètement la vue, au point que tous les exsudats de la rétine, du corps vitré et de la choroïde disparaissent, mais les malades, une fois guéris, sont à l'abri de toute rechute.

Encouragé par ces résultats, j'ai adopté cette même méthode de traitement pour toutes mes atrophies papillaires ataxiques syphilitiques et j'ai eu la satisfaction de voir la maladie s'arrêter chez plusieurs de mes malades, dont je rapporte ci-après les observations, malgré que la maladie avait déjà pris chez un certain nombre d'entre eux une certaine extension. Des faits anciens, aussi bien que d'autres plus récents viennent à l'appui de ma thèse.

Aujourd'hui, si je juge par l'expérience acquise pendant un grand nombre d'années, j'ai la plus grande certitude que si ce traitement est commencé à temps, une grande partie des atrophies ataxiques seront enrayées et l'amaurose conjurée.

XIV

OBSERVATIONS CLINIQUES

La pathologie oculaire présente beaucoup plus de variétés que toutes les autres parties de la pathologie humaine; les faits sont tellement différents les uns des autres que chaque malade devrait avoir, pour ainsi dire, sa pathogénie à part. Si on examine en effet attentivement tous les faits qui se présentent journellement à notre observation on se convainc facilement que les faits tout à fait analogues sont étrangers de caractère, selon l'âge de l'individu, sa constitution, le régime qu'il suit, le genre de travail et d'application qu'il fait, avec son organe de la vue. Bien plus, la coïncidence des différentes affections constitutionnelles, chez le même individu, contribue pour beaucoup à modifier l'évolution de la maladie, sa forme et sa symptomatologie.

Incontestablement, malgré cette diversité des causes qui modifient le mal, il y a aussi beaucoup de ressemblance et d'analogie entre les uns et les autres symptômes qui nous permettent de dresser un tableau synoptique de chaque affection. Nous jugeons alors sur le diagnostic des maladies d'après un plus ou moins grand nombre de symptômes similaires; il est donc indispensable de les connaître pour éviter les erreurs de diagnostic. Je ne saurais trop répéter que les praticiens auront d'autant plus de succès dans leur traitement qu'ils connaîtront plus de faits identiques et se familiariseront aussi complètement que possible avec des faits analogues.

Partant de ce principe, je me suis décidé d'entreprendre la publication d'une série d'observations qui se rapportent au différentes maladies, de telle ou telle autre membrane de l'œil, et compléter de telle sorte la pathogénie oculaire.

La connaissance de ces faits aura d'autant plus de valeur que je possède en portefeuille un certain nombre d'observations qui ont été recueillies par moi, dans les hôpitaux de Paris, dans les services de nos maîtres, de Potain, Fournier, Tillaux, Dieulafoy, et anciennement chez Peter, Gueneau de Mussy, Richer, Nélaton.

Les opinions de ces maîtres jointes à mes propres observations constitueront, j'en suis convaincu, des documents très précieux pour la connaissance approfondie des maladies des yeux.

Je commence aujourd'hui par les maladies de l'iris et du cercle ciliaire.

A. Maladies de l'iris. — Les maladies de l'iris et du cercle ciliaire se rencontrent assez fréquemment ensemble, les communications anatomiques entre ces deux parties de l'œil sont tellement intimes qu'il arrive très souvent que la maladie de l'une se transmet à l'autre et *vice versa*. Une blessure, une contusion se porte d'abord exclusivement à l'iris et donne lieu à une iritis, et puis, à cause des désordres qui se sont portés au cercle ciliaire, ou par suite d'un traitement insuffisant qui a laissé gagner l'inflammation, toujours est-il qu'on voit chez certains individus l'iritis, en apparence simple, se compliquer d'une cyclite. Bien plus, sous l'influence d'une contusion de l'œil chez un syphilitique, une iritis en apparence simple, traumatique, est devenue chronique et s'est compliquée d'une choroïdite vers l'ora serrata; les renseignements ultérieurs m'ont permis de constater qu'il s'agissait d'une iritis avec choroïdite de l'ora serrata syphilitique réveillée par la contusion. Le traitement mercuriel administré méthodiquement, joint à la méthode antiphlogistique locale, est venu facilement à bout de la maladie.

Voici cette observation en détail :

Observation

Iritis traumatique ayant éveillé une irido-choroïdite syphilitique.

M. H..., âgé de 28 ans, cocher, demeurant à Paris, reçoit un coup de pied de cheval au mois de mai 1883, à la racine du nez. Il en résulte une plaie de la peau du nez qui a guéri après un traitement de trois semaines. Mais pendant qu'il se soignait de cette blessure, M. H... s'est aperçu que son œil droit devenait trouble, et que toutes les nuits il éprouvait à la tempe gauche des douleurs assez intenses.

Pendant plus de quinze jours il n'y ajoutait pas grande importance, mais, comme sa vue s'affaiblissait toujours, il se décida à venir me consulter le 21 juin suivant.

En examinant avec attention, j'ai pu constater qu'il s'agissait chez lui d'une iritis, avec des synéchies postérieures et des dépôts pigmentaires sur la capsule. De plus, à l'examen ophtalmoscopique, j'ai pu reconnaître des atrophies choroïdiennes vers l'ora serrata, atrophies qui sont caractéristiques de la syphilis. Le malade a déclaré, en effet, qu'il avait contracté un chancre, sept mois avant la blessure, chancre suivi six mois après d'une éruption sur tout le corps et d'ulcères à la bouche. Soumis au traitement par les pilules de protoiodure de mercure et iodure de potassium, pendant cinq semaines, il avait guéri complètement, et 5 bains sulfureux terminèrent la guérison ; depuis ce moment, il n'avait plus fait aucun traitement. L'inflammation de l'œil, qui s'était déclarée quelques jours après la contusion, semblait être le résultat de cette même blessure. Or, d'après tous les phénomènes ci-dessus exposés, il n'y avait pas de doute que c'était les accidents syphilitiques qui s'étaient réveillés dans l'œil, sous l'influence du traumatisme. Comme les douleurs étaient très fortes, à la tempe, et l'injection périkératique très intense, j'ai cru nécessaire d'agir immédiatement par des moyens antiphlogistiques. J'ai fait appliquer 2 sangsues à la tempe, des instillations du collyre d'atropine à la dose suivante :

Collyre........	Eau distillée...........	10 grammes.
	Sulfate neutre d'atropine.	5 centigrammes.

Le malade devait instiller ce collyre dans l'œil 4 fois par jour pendant trois jours; et ensuite 2 fois par jour pendant quinze jours en alternant avec le collyre d'ésérine suivant :

Sulfate neutre d'ésérine................	2 milligrammes.
Eau distillée............................	10 grammes.

J'ai prescrit en outre le traitement général antisyphilitique qui se compose, selon moi, d'une manière exclusive, des frictions mercurielles avec onguent double, à la dose de 1 gramme par jour, faites sur les différentes jointures alternativement avec les tempes et la nuque.

Sous l'influence de ce traitement la maladie de l'œil était complètement arrêtée à partir de la troisième semaine de traitement.

Néanmoins, pour combattre les accidents choroïdiens et ceux de l'ora serrata, j'ai recommandé à M. H... de suivre les frictions mercurielles pendant deux années consécutives, car je considère ces frictions comme le seul moyen efficace pour guérir la syphilis constitutionnelle du malade, et prévenir les rechutes syphilitiques oculaires et les accidents.

Les affections inflammatoires de l'iris et du cercle ciliaire sont rares chez les enfants, à moins qu'elles se développent sous l'influence de la syphilis héréditaire. Cela se rencontre quelquefois chez des enfants, en apparence bien portants, et qui souffrent des yeux sans cause bien plausible, et où pourtant on peut retrouver quelque cause syphilitique héréditaire. Le traitement dans ces cas devra être dirigé contre cette cause qui, par voie d'exclusion de toute autre cause, pourra être admise, et le traitement, administré d'une manière méthodique, souvent nous donnera raison, comme on pourra du reste s'assurer en lisant l'observation suivante, tirée de ma clientèle particulière.

Observation

Iritis avec quelques synéchies postérieures chez un enfant. Exsudations choroïdiennes. Syphilis héréditaire.

Gaston S..., âgé de 8 mois, me fut amené par sa mère le 12 avril 1895, atteint d'une ancienne iritis avec des synéchies postérieures à l'œil droit. La cornée droite présentait une légère opacité périphérique, et une opacité centrale apparaissait au centre de la capsule cristallinienne. A l'examen ophtalmologique j'ai pu découvrir une large tache exsudative, blanchâtre, vers l'ora serrata du même œil. La choroïde ellemême était recouverte de nombreuses pigmentations excessivement fines, milliaires, compliquées des taches atrophiques de l'ora serrata.

La mère accuse avoir eu une mauvaise santé, sans qu'elle puisse affirmer avoir eu la syphilis; à l'âge de 18 ans, elle se soignait pour une éruption de tout le corps, pendant plusieurs mois.

Si on juge par l'ensemble de ces symptômes, on est en droit de supposer que l'enfant est venu au monde avec des traces d'ancienne syphilis oculaire héréditaire, caractérisée par des synéchies postérieures, et que le fond de l'œil est parsemé de taches atrophiques et pigmentaires de la même nature. L'exsudation large, blanchâtre, de l'ora serrata est de la même nature, et c'est pour cette raison que j'ai conseillé à la mère de soumettre son enfant au traitement fortifiant reconstituant d'une part, et de lui faire subir, en outre, une cure hydrargyrique de 0 gr. 25 d'onguent double hydrargyrique, de cinq jours en cinq jours. Sous l'influence de ce traitement, la maladie s'est arrêtée, la vue s'est éclaircie, au point que vers le 15 juin suivant j'ai pu constater une amélioration très sensible de la vision.

B. Vascularisation a la surface de l'iris. — Les inflammations de l'iris amènent des changements très notables de coloration, cette membrane devient, en effet, foncée, boursouflée, par moments on y aperçoit des exsudats plastiques, blanchâtres ou jaunâtres. Toutes ces altérations sont dues à une congestion et à un engorgement des vaisseaux iriens dans l'épaisseur de la membrane.

Mais il est rare de constater à la surface de l'iris des vaisseaux développés à tel point, qu'on est tenté de croire à l'existence d'une néoplasie. Mais l'absence de grosseur, de saillie à la surface, et le traitement facilitent le diagnostic.

L'observation ci-jointe vient donner raison à mon assertion.

Observation

Iritis avec kératite ponctuée et choroïdite, vascularisation de l'iris.

M. L..., âgé de 50 ans, vint me consulter pour une iritis avec une kératite ponctuée de l'œil gauche, le 8 mars 1895. Cette affection s'était déclarée subitement, il y a quatre ans, par des instillations fréquentes d'atropine sans résultat. Il y a un an, l'autre œil s'est pris de la même manière, presque subitement, sans fortes douleurs mais avec des poussées périodiques inflammatoires. Cette affection est survenue sans aucun antécédent syphilitique, mais en examinant attentivement l'œil gauche, le premier atteint, j'ai découvert une vascularisation à la surface de l'iris, que l'on distinguait bien avec ma loupe grossissante.

L'ora serrata choroïdienne faisait voir très nettement des taches atrophiques et des grosses branches vasculaires fortement développées. Pourtant le champ visuel était intact, et le malade pouvait lire de cet œil avec un verre de +4 dioptries le n° 4 de mon échelle, et de l'œil droit le n° 1. Les urines présentaient à peine une légère trace d'albumine. Il n'y avait rien dans les antécédents du malade qui ait pu dénoter l'ancienne syphilis, mais il était rhumatisant, et, de plus, il accusait une insuffisance mitrale.

Faut-il attribuer ces phénomènes à des accidents syphilitiques méconnus, ou y avait-il là quelques relations entre l'affection du cœur et les yeux. Telle est la question qu'on devait se poser. Le traitement antivénérien, les frictions mercurielles générales prolongées pendant plus de six mois consécutifs ont fait disparaître les inflammations, la cornée s'est éclaircie, l'iris a perdu sa teinte foncée, mais ce qui est plus intéressant à signaler, c'est que toute la vascularisation de l'iris, même à l'œil nu, et surtout avec une forte loupe, avait complètement disparu, et l'œil a repris son aspect normal, quoique en conservant encore pendant plusieurs mois les exsudats sur la choroïde.

XV

DU DANGER DES INJECTIONS MERCURIELLES INTRA-VEINEUSES DANS LA SYPHILIS OCULAIRE

Depuis plusieurs années le professeur Bacelli a introduit en Italie une méthode nouvelle de traitement de certaines affections syphilitiques, par les injections intra-veineuses des sels de mercure. Il l'a recommandée plus particulièrement dans des cas essentiellement graves, surtout lorsqu'on a affaire à des malades qui ne tolèrent pas facilement les préparations mercurielles administrées par la voie stomacale, ou bien, si la marche et l'évolution de la maladie sont tellement rapides et tellement insidieuses qu'on n'a pas le temps d'attendre les effets lents quoique sûrs que fournissent d'autres méthodes de traitement.

Mais y a-t-il un avantage réel dans l'introduction des préparations mercurielles directement dans le courant sanguin intra-veineux, et quelles sont les préparations que les auteurs recommandent de préférence?

Darier et Bacelli avaient recommandé le sublimé, le peptonate à des doses plus ou moins faibles, le cyanure d'hydrargyre, etc.

Le Dr Jéhin-Prume[1] vient de publier un travail dans

1. Jéhin-Prume, *Union médicale du Canada*, septembre et octobre 1896.

lequel il relève les avantages des injections intra-veineuses des préparations de *cyanure d'hydrargyre* dans différentes affections oculaires, et notamment dans les choroïdites et névrites optiques syphilitiques, etc., là surtout où on désire avoir un effet rapide de la médication antivénérienne. L'auteur attribue à ce mode de traitement des avantages considérables, après l'avoir appliqué par lui-même dans un grand nombre de cas.

Les avantages que l'auteur attribue à cette méthode sont des plus remarquables, si l'on en juge par son travail. Il lui reconnaît surtout les suivants : d'abord, ces injections sont facilement tolérées, et ne provoquent jamais d'accidents toxiques mercuriaux, tels que stomatite, diarrhée, etc. En un mot, ce mode d'administration du mercure ne paraît pas avoir jamais provoqué de symptômes généraux d'aucune nature, de telle sorte qu'on peut employer la méthode, dit l'auteur, sans aucun danger, aussi longtemps et aussi sûrement que toutes les autres méthodes.

La préparation mercurielle qui est recommandée dans son travail est le cyanure d'hydrargyre à la dose de 1 p. 100. La dose maximum pour un adulte est de 1 centigramme, et on y arrive progressivement et graduellement, en injectant à l'aide d'une seringue en verre, d'abord une demi-seringue, puis la seringue entière. D'abord M. Jéhin fait une injection intra-veineuse tous les deux jours, puis il les espace peu à peu, tous les trois, tous les quatre et enfin il ne conseille plus de les appliquer que tous les huit jours.

Ces injections doivent être faites dans les veines les plus saillantes et de préférence dans le bras. Les phénomènes locaux ne sont nullement à craindre, surtout si on se conforme, dit-il, à cette recommandation capitale, qui est de ne pas faire d'injection dans le tissu cellulaire périvasculaire. L'action de cette injection intra-veineuse doit être rapide, sûre et efficace, de sorte qu'après 10 à 15 injections, la maladie du fond de l'œil la plus grave doit être arrêtée, et guérie même si elle est prise à temps.

En présence de pareilles affirmations, il me serait impossible de rester indifférent, et de ne pas exprimer mon avis sur cette méthode, qui a pu exciter la curiosité dans l'esprit des praticiens et induire en erreur tous ceux qui ne verraient qu'un seul côté de la question, le côté favorable.

Et, en effet, les injections intra-veineuses des préparations mercurielles dans les affections oculaires syphilitiques, ne sont pas tellement exemptes de danger, comme on voudrait nous le faire croire, et des stomatites aussi bien que la salivation et des troubles gastro-intestinaux se rencontrent encore assez fréquemment, surtout si on tombe sur des individus chloro-anémiques, chétifs, lymphatiques. Bien plus, j'ai vu ces mêmes accidents se produire chez les individus les mieux portants en apparence et très bien constitués.

A la séance du 8 mai 1895 de la Société française d'ophtalmologie, une opinion a été émise par un confrère de Paris qui, dans les accidents oculaires tardifs et graves, ne connaît rien de plus actif que les injections intra-veineuses, et qui n'occasionnent jamais d'accidents[1]. A cette même séance, le Dr Parisotti (de Rome) a dit qu'il a pratiqué des injections intra-veineuses et n'a jamais eu d'accidents, qui sont seulement imputables à une technique défectueuse.

Cette manière de voir n'est point la mienne, et plus je vais, plus je m'aperçois que la méthode en elle-même d'injections intra-veineuses est défectueuse et même dangereuse, à cause des accidents immédiats et locaux qu'elle peut provoquer, aussi bien que par considération des accidents ultérieurs et généraux auxquels on expose les malades.

L'injection intra-veineuse d'une solution de *cyanure de mercure*, même contenue dans le sérum artificiel, comme le fait M. Darier, n'est pas exempte de danger, et constitue, selon moi, une vraie et sérieuse opération, pouvant entraîner tôt ou tard des complications sérieuses locales, telles que érysipèle, abcès et phlegmon, dans la région qui aura été choisie pour l'injection intra-veineuse. Dans les accidents

1. *Recueil d'ophtalmologie*, 1895, p. 300.

de ce genre, on ne pourra pas seulement accuser la solution elle-même de cyanure de mercure, mais en grande partie le traumatisme provoqué dans le tissu de la veine.

L'observation que je rapporte ici peut servir de meilleur exemple de la gravité d'accidents qui ont suivi l'injection intra-veineuse.

Observation

Choroïdo-rétinite atrophique disséminée de nature syphilitique à l'œil gauche. Cataracte choroïdienne à l'œil droit. Injections intra-veineuses de cyanure de mercure suivies de phlegmon du bras.

M. G..., âgé de 52 ans, me fut adressé le 13 novembre dernier par un de mes amis pour être soigné d'une affection grave des deux yeux de nature syphilitique. Son œil droit a été opéré par un de nos confrères d'une iridectomie en 1894 ; la cataracte qui est formée actuellement est choroïdienne sans aucune perception lumineuse.

L'œil gauche est atteint d'une rétino-choroïdite atrophique disséminée, avec de larges plaques exsudatives et pigmentaires. Il a été soigné par plusieurs de nos confrères, au moyen d'injections sous-cutanées de cyanure de mercure pendant huit mois consécutifs sans résultat, mais néanmoins sans accident. Ce n'est qu'en janvier 1895, qu'on lui fit quelques injections intra-veineuses au bras gauche. La dernière de ces injections fut suivie d'un érysipèle puis d'un phlegmon au bras, qui ont manqué amener des accidents des plus sérieux pour la vie du malade, et qui n'ont guéri qu'au bout de deux mois et demi de soins des plus sérieux et des plus attentifs.

Aujourd'hui, la vue, au dire du malade, va aussi mal que possible, et j'ai commencé, à partir du mois de novembre, de le soigner par des frictions hydrargyriques à la dose de 2 grammes d'hydrargyrine de Petit par jour. Cette méthode, sans être aussi rapide, sera néanmoins efficace, si on prend le temps nécessaire pour son action.

Le second danger, non moins grave de la méthode d'injection intra-veineuse est l'introduction de la solution mercurielle dans le torrent circulatoire lui-même. Certainement la solution de cyanure d'hydrargyre, telle que je l'avais fait préparer le premier en 1882 par M. Petit[1], de la pharmacie Mialhe, est bien soluble et peut se mélanger facilement dans le sang. Mais il faut prendre en considération la température du sang veineux, sa coagulation facile, pour comprendre le danger réel qui peut résulter de cette pratique en introduisant dans la masse du sang une sorte de coagulum et d'un précipité mercurique qui pourrait aller obstruer tel ou tel autre vaisseau dans l'organisme de l'individu. Il s'ensuivrait forcément des accidents de thromboses et d'embolies cardiaques, bien autrement graves que les accidents syphilitiques oculaires eux-mêmes, surtout chez les individus qui ont le système veineux très altéré, ou qui souffrent de quelques symptômes d'artério-sclérose ou surtout de troubles cardiaques.

Il reste encore une dernière objection que je dois faire à la méthode d'injections intra-veineuses de cyanure de mercure. Cette objection se rapporte en général à toutes les injections sous-cutanées de cyanure de mercure.

Je suis le premier qui, après avoir expérimenté son action sur des lapins, l'ai employé chez les malades pour combattre les iritis avec condylomes, les kératites, les chroroïdites syphilitiques. J'avais obtenu des améliorations très rapides et des guérisons après 10 et 15 injections sous-cutanées, en employant la dose de 5 à 10 milligrammes à chaque injection.

Mais peu à peu, je me suis aperçu que les accidents oculaires une fois guéris revenaient au bout de quelques mois; les choroïdites, au contraire, quoique améliorées, ne se guérissaient point. Bien plus, j'ai vu des accidents d'intoxication mercurique et même cyanhydrique, lorsque j'avais porté la solution injectée à la dose de 50 milligrammes à 1 centigramme. Voyant que cette méthode ne pouvait pas

1. Voy. Lettre de M. Petit sur la solution de cyanure d'hydrargyre et ma communication faite à la Société de biologie, 4 février 1882.

être continuée pendant plusieurs mois sans inconvénient pour la santé du malade, j'ai dû abandonner son usage comme inefficace dans des accidents oculaires graves, et dangereux à cause de ses effets toxiques.

Si les préparations de cyanure de mercure en injections intra-veineuses sont dangereuses à cause d'accidents traumatiques et toxiques qu'elles peuvent provoquer, ces mêmes préparations au cyanure de mercure pourront être utilement prescrites sous forme de collyres, en lotions, en fomentations chaudes et en instillations dans l'œil.

J'emploie avec un réel avantage la solution suivante en fomentations chaudes, plusieurs fois par jour, dans le traitement des choroïdites atrophiques progressives de la myopie, dans les atrophies choroïdiennes disséminées des goutteux à la dose suivante :

	gr.
Eau distillée..............................	275
Eau de laurier-cerise......................	25
Cyanure d'hydrargyre.......................	0.30
Chlorhydrate neutre de cocaïne.............	0.25

Cette même solution pourra être administrée dans quelques cas graves de choroïdites exsudatives, plastiques, en injections sous-conjonctivales.

XVI

DU TRAITEMENT DU PTÉRYGION

PAR L'AUTOPLASTIE DOUBLE CONJONCTIVALE

Il serait superflu de faire une étude sur la pathogénie de cette affection, qui, malgré sa rareté relative, a préoccupé jusqu'aux dernières années les ophtalmologistes. Ce qui me paraît aujourd'hui hors de doute, c'est que cette membrane triangulaire, qui a sa base à la caroncule, et son sommet au bord de la cornée dans l'angle interne de l'œil, ne reste pas stationnaire, et qu'elle s'étendrait au bout de quelque temps vers le centre de la cornée si elle n'était pas arrêtée dans sa marche.

D'après les recherches de Poncet (de Cluny) le ptérygion est le résultat de microbes spéciaux, ayant la forme des zooglées, qui se sont incrustés dans le coin interne de la cornée, et y entretiennent une irritation et une inflammation. Cette opinion est d'autant plus facile à soutenir, que les ptérygions se rencontrent le plus souvent chez les paysans ou chez les gens qui ont séjourné pendant longtemps dans les pays chauds. Je l'ai observé aussi assez souvent chez des marins, dont les yeux sont exposés à recevoir des corps étrangers et des microbes. Quant à la place qu'il occupe de préférence, elle s'explique facilement par la pression exercée par les paupières, qui dans leur mouvement continuel de va-et-vient refoulent, avec les larmes, tous les corps étrangers qui pénètrent dans le cul-de-sac, vers l'angle interne de l'œil.

Depuis de longues années des chirurgiens, tels que Lawrence, Sichel, Beer et Desmarres ont cherché à débarrasser leurs malades de cette membrane par des opérations. Mais toujours avec des succès relatifs, car, au bout d'un certain temps, on voyait le mal récidiver.

Trois méthodes se disputent les avantages ; ce sont : l'excision (Cooper et Jæger), la transplantation (Desmarres) et la ligature (Szoklski). Nous ne nous occuperons pas, bien entendu, du traitement médical, tels que : poudre d'acétate de plomb, ou pommade à la lanoline HG, car, comme le dit très justement M. Gayet dans ses leçons cliniques sur l'ophtalmologie[1], « nous ne parlerons du traitement médical que pour en affirmer l'inefficacité absolue ». Des trois méthodes dont je viens de parler, telles qu'elles ont été inventées par leurs auteurs, la plus efficace est incontestablement celle de mon ancien maître Desmarres père ; elle réussit, lorsque la base du ptérygion n'est pas trop large. Dans le cas contraire, j'ai essayé de le diviser en deux et de déplacer une moitié en haut et l'autre en bas de l'œil ; mais, comme les rechutes dans ces cas-là arrivaient aussi de temps en temps, j'ai essayé dans ces dernières années un nouveau procédé, dont je rapporte ici le détail, et qui, jusqu'à présent, appliqué sur quatre malades, m'a donné, dans les quatre cas, un succès complet. Cette méthode à laquelle je donne le nom d'autoplastie double conjonctivale, se pratique de la manière suivante :

Je commence par l'ablation totale de la membrane triangulaire en la disséquant à l'aide d'un bistouri, depuis son sommet cornéen jusqu'à la base caronculaire, ce qui forme une plaie béante triangulaire (la figure sera publiée avec des observations ultérieures).

Le second temps de l'opération consiste à tailler deux lam-

1. Gayet, *Eléments d'ophtalmologie*, Paris, 1893, p. 185.

beaux conjonctivaux de forme quadrangulaire dont la base est fixée près de la cornée et le sommet constitue une ligne. Ces deux lambeaux se trouvent transportés sur la plaie béante. La compression et l'immobilité amènent au bout de peu de temps la cicatrisation et les espaces vides qui restent au sommet de l'ancien ptérygion se trouvent couverts par des tissus cicatriciels qui mettent obstacle à la reproduction de la tumeur.

Les deux observations ci-jointes viennent à l'appui des avantages de mon procédé.

Observation I

Ptérygion interne gauche guéri par transplantation conjonctivale (procédé de l'auteur).

François S..., demeurant aux environs de Paris, vint me consulter le 20 octobre 1892, pour une conjonctivite légère qui s'était développée depuis plus de deux ans et ne pouvait céder à aucun traitement. Je constate une simple conjonctivite lacrymale, et de plus un très large ptérygion, datant de plusieurs années et dont il était opéré il y a deux ans sans aucun résultat. Le ptérygion est à base très large et s'étendant sur plus de 3 millimètres sur la cornée. Le point lacrymal est dévié en dehors.

Je lui ai pratiqué d'abord une dilatation et incision du point lacrymal, et ensuite je lui ai fait l'excision du ptérygion jusqu'à la caroncule. Ceci fait j'ai détaché un lambeau de la conjonctive bulbaire en bas et un autre en haut et je les ai transplantés sur la plaie conjonctivale en ayant soin de laisser un petit espace de la plaie conjonctivale non recouvert.

Le résultat de cette opération était on ne peut plus satisfaisant. J'ai revu le malade sept mois après et j'ai pu constater sa guérison complète.

OBSERVATION II

Ptérygion interne de l'œil droit, avançant de 2 millimètres sur la cornée. Autoplastie conjonctivale faite par moi. Guérison (procédé de l'auteur).

M. ..., âgé de .. ans, marin, habitant Trouville, porte son ptérygion depuis de longues années; par moments il n'éprouve aucune gêne; mais par les temps froids, et se trouvant en mer, il est pris souvent d'un très fort larmoiement et d'une suppuration, qui le gênaient beaucoup.

Le 19 septembre 1893, je l'ai opéré avec le concours de MM. les docteurs Legoupil et Couturier à l'hôpital de Trouville. Ayant affaire à un très large ptérygion et très épais, j'ai résolu de l'opérer par mon procédé nouveau d'autoplastie conjonctivale.

Le malade étant couché, et les paupières écartées avec un blépharostat, l'œil saisi à l'aide d'une pince à fixer à l'angle externe par M. le Dr Legoupil et attiré au dehors, j'ai disséqué le ptérygion depuis son sommet jusqu'à sa base, et excisé tout près de la caroncule. A ce moment j'ai détaché en bas et en haut de la plaie deux lambeaux de la conjonctive, dont la base restait intacte et unie au reste de la conjonctive et le sommet regardait la base du ptérygion. Ces deux lambeaux ont été attachés par leur sommet et cousus à l'aide de fils de catgut au centre de la base du ptérygion, et rapprochés entre eux par un troisième point de suture. Le traitement était simple, occlusion et immobilité. Un mois après, la guérison était complète; la cicatrice, un peu vasculaire, s'est un peu effacée.

OBSERVATION III

Ptérygion interne de l'œil gauche. Opération faite par mon procédé d'autoplastie conjonctivale. Guérison.

Mme G. T..., âgée de 29 ans, vient me consulter pour un ptérygion interne de l'œil gauche, dont la base est très large et le sommet s'avance sur une étendue de 3 millimètres et demi sur la cornée. Très souvent la malade souffre de picotements et d'un larmoiement excessif, qui l'empêchent de travailler. Elle a déjà subi plusieurs traitements qui n'ont donné aucun résultat. En 1883, on lui avait pratiqué une cautérisation de son ptérygion avec le galvano-cautère, et malgré une amélioration immédiate très sensible, sa petite peau s'est reformée de nouveau au point qu'aujourd'hui, elle est, selon la malade, deux fois plus large qu'elle n'était avant l'opération.

En présence d'un pareil état de choses je lui propose de pratiquer une nouvelle opération, ce à quoi elle a consenti. Cette opération consistait en une excision aussi complète que possible du ptérygion entier jusqu'à la caroncule. J'ai détaché ensuite deux lambeaux conjonctivaux longeant le ptérygion; la base d'un de ces lambeaux se trouva tournée en haut, vers le cul-de-sac supérieur, et la base de l'autre lambeau partait du cul-de-sac inférieur. Ces lambeaux ont été placés l'un de haut en bas et l'autre de bas en haut et réunis à l'aide de fils de catgut. La réunion par première intention ne s'est pas fait attendre et la cicatrisation de toutes les parties excisées a été obtenue complète au bout de deux mois de traitement.

Pour me résumer, je dirai que dans des ptérygions un peu larges et très vasculaires, très épais, il y aura toujours un grand avantage de les exciser et de recouvrir la plaie qui en résulte par des lambeaux de la conjonctive détachés des parties voisines, par le procédé ci-dessus décrit et que j'appelle *autoplastie double conjonctivale.*

XVII

DE LA THERMOMÉTRIE OCULAIRE

ET DE SON UTILITÉ DANS LE DIAGNOSTIC DE CERTAINES AFFECTIONS INTERNES DES YEUX[1]

Dans l'étude de la physiologie oculaire, il existe un point encore mal apprécié, et qui ne manque pas d'importance. Ce point, c'est la définition de la température moyenne de l'œil humain, dans son état normal et pathologique.

Nous savons tous que la *température moyenne* du corps humain est, abstraction faite de nombreuses oscillations, de 36° 7 et de 37°. Telle était l'opinion de Gavarret, tel est aussi l'avis de MM. Potain, Huchard, Dieulafoy, Jaccoud. Le prof. Jaccoud dit que la température moyenne de l'homme varie entre 37° 2 et 37° 5.

D'après M. Guéniot, la température du nouveau-né varie entre 37° 5, au moment de la naissance, pour descendre très rapidement à 34° et même 33°.

Cette variation de température, selon les différents âges de l'homme, ne peut être définie exactement que lorsqu'on veut faire des mensurations comparatives dans les différentes régions du corps humain, et notamment dans la bouche, l'anus, sous l'aisselle, etc. Et en effet, tous les auteurs qui se sont

1. Communication faite à l'Académie de médecine de Paris, le 18 janvier 1898.

occupés de cette question insistent sur ce fait, que la température de notre corps varie sensiblement selon les organes que l'on examine; qu'elle est différente lorsqu'on compare, par exemple, la température buccale avec celle qui est prise sous l'aisselle ou dans le rectum. Ainsi, M. Redard a constaté en moyenne 37° 4 dans le rectum, 37° 2 dans la bouche et 37° sous l'aisselle.

S'il y a des différences si grandes dans l'analyse de la température des parties internes de l'organisme, les variations sont encore plus grandes, lorsqu'on veut considérer la température périphérique. Richet, en se basant sur les recherches de Leblond, de Couty, conclut que la température de la paume de la main droite est de 32°2, et de la main gauche, de 33°3.

Ces variations de la température périphérique sont donc réelles et indiscutables selon les différents organes, et elles doivent dépendre, comme dit Richet, « de tous les réflexes, agissant sur les grandes fonctions organiques, de l'état des systèmes nerveux et sanguin, et plus particulièrement sous l'influence du système nerveux vaso-moteur[1] ».

Frappé par ces remarquables études sur la température périphérique de notre corps, je me suis demandé s'il n'y aurait pas avantage à connaître la température exacte de l'œil normal, et si cette étude n'aurait pas quelque influence sur le diagnostic et le traitement d'affections inflammatoires internes des yeux.

La question était toute nouvelle, et les recherches bibliographiques m'ont démontré que rien n'avait été tenté jusqu'à présent dans ce sens. Gavarret, dans son livre sur *la Chaleur animale*, n'en dit pas un mot, ce qui, du reste, m'a été confirmé par notre éminent maître M. Gariel. Ni les ophtalmologistes français, ni les ophtalmologistes étrangers ne s'en sont occupés, que je sache.

Je me posais moi-même deux questions à cet égard : la première, si l'examen thermométrique oculaire était possible,

1. Richet, *la Chaleur animale*. Paris, 1889.

et la deuxième, s'il y avait une utilité pratique quelconque à en tirer dans l'avenir.

Répondant à la première question, je puis affirmer que cet examen est facile, à l'aide de mon petit instrument *ophtalmo-thermomètre*[1].

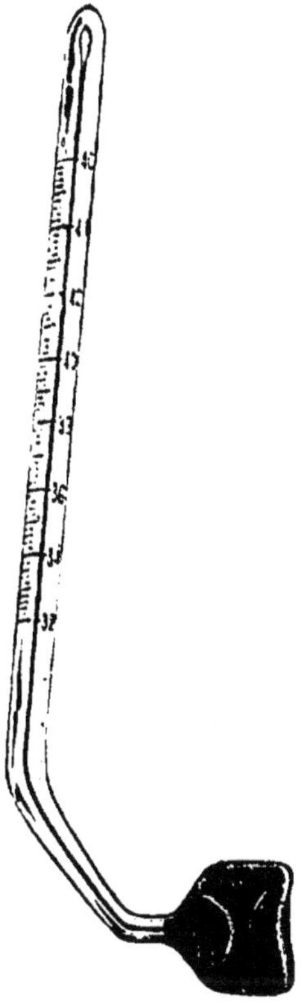

Ophtalmo-thermomètre du Dr Galezowski.

La petite plaquette est creuse; elle est constituée en verre mince, courbée à angle droit par rapport au tube gradué, et remplie de mercure.

Ce thermomètre, je lui ai donné la forme se rapprochant un peu de la forme d'un élévateur palpébral. Il est aisément supporté par l'œil et la cornée, surtout si on le fait

1. On trouve cet instrument chez Péchaut, opticien, 31, quai des Grands-Augustins.

enfoncer dans le cul-de-sac conjonctival inférieur et qu'on l'y maintienne pendant trois minutes. J'ai déjà fait de nombreux essais, aussi bien dans l'état normal que dans l'état pathologique de l'œil, et n'ai pas remarqué le moindre inconvénient dans son application. J'ai trouvé, pour le moment, que la température normale du globe oculaire varie entre 35° 7 et 36° 2.

Quant à la seconde question, ayant trait à l'utilité pouvant en résulter dans l'avenir, je ne puis me prononcer encore d'une façon catégorique, n'ayant pas l'expérience nécessaire. J'ai cependant réuni dès à présent quelques observations qui me donnent l'espoir d'employer utilement un jour l'*ophtalmo-thermomètre* dans les maladies internes inflammatoires des yeux, telles que les décollements de la rétine, les hémorragies intra-oculaires, les atrophies choroïdiennes, les glaucomes simples ou hémorragiques, contre lesquelles nous n'avons pas encore trouvé de moyens de guérison, et dans lesquelles la définition exacte de la température pourra être d'un réel secours.

XVIII

DE L'EXTRACTION DE LA CATARACTE

A LAMBEAU SEMI-ELLIPTIQUE SANS IRIDECTOMIE

PROCÉDÉ DE L'AUTEUR

L'opération de la cataracte, qui a passionné de tout temps les chirurgiens, est entrée aujourd'hui dans une voie de progrès réel. Depuis que j'ai démontré dans mon travail à la Société de chirurgie, en 1885, que l'excision de l'iris dans l'extraction de la cataracte n'était pas nécessaire, et qu'on devait revenir à la méthode française de l'extraction simple, mais en modifiant la forme ancienne du lambeau en semi-elliptique, ma méthode s'est vulgarisée de tous côtés et constitue aujourd'hui la principale à laquelle on a recours en France et en Amérique.

Mon expérience à ce sujet est considérable, car j'ai pratiqué depuis cette époque 1,365 cataractes dans ma clinique de la rue Dauphine aussi bien que dans ma clientèle particulière, et, sur ce nombre, j'ai fait l'extraction simple 1,173 fois, l'extraction avec iridectomie 179 fois et l'extraction avec sphinctérotomie 13 fois.

Les résultats de mes opérations faites sans iridectomie ont été, en général, bien supérieurs à ceux que j'ai obtenus par le procédé à iridectomie, comme on pourra du reste en juger par les chiffres qui se trouvent contenus dans le tableau statistique que je rapporte à la fin de ce travail.

En présence de pareils résultats, nul ne pourra hésiter à donner la préférence à mon procédé d'extraction de cataracte à *lambeau simple semi-elliptique* et de l'accepter comme une méthode principale, usuelle, et ne conserver l'extraction avec excision de l'iris que comme une méthode exceptionnelle, qui doit être réservée pour des cataractes compliquées, cataractes anormales dans leur forme et leur évolution, etc.

Je tiens à examiner ici différentes particularités qui se rapportent à mon procédé et à mon mode opératoire, pour démontrer que la méthode elle-même ne présente point de difficulté si l'on se conforme à des particularités spéciales, propres au procédé lui-même, et qui résultent de mon expérience de plusieurs années.

Plusieurs points doivent être étudiés en détail si l'on ne veut s'exposer à des mécomptes et à des accidents : les uns sont inhérents au procédé lui-même, d'autres à la nature et au volume de la cataracte.

En ce qui concerne la méthode de l'opération, elle se trouve déjà développée dans plusieurs de mes publications. Après avoir exposé pour la première fois ma méthode en 1885 à la Société de chirurgie, et sur laquelle M. le professeur Terrier a fait un si intéressant et si favorable rapport, j'ai fait ultérieurement plusieurs publications sur cet important sujet, et entre autres dans le Congrès français d'ophtalmologie de Paris, au mois de mai de 1892. Dans ce dernier travail, j'ai voulu démontrer que, dans des cas spéciaux, il y a avantage de fendre le sphincter de l'iris, ce qui permettra de prévenir les accidents inflammatoires post-opératoires.

Aujourd'hui, je pense qu'il y aura utilité d'analyser successivement différents points importants du procédé opératoire, qui, joints à la méthode elle-même, rendront son exécution plus facile, les accidents consécutifs moins fréquents et moins dangereux, et les résultats plus complets.

Je vais examiner trois points principaux dans l'opération : A. la forme et l'étendue du lambeau ; B. l'incision de la capsule ; C. l'expulsion de la cataracte ; D. la cicatrisation de la plaie cornéenne et les cataractes secondaires consécutives.

A. *Forme et étendue du lambeau.* Comme j'ai eu l'honneur de l'exposer dans mon premier travail, la forme du lambeau doit être semi-elliptique, la ponction et la contre-ponction se trouvant placées dans le bord scléroticai, juste à la limite de la partie opaque de la cornée, pour que ces ponctions soient placées bien régulièrement et à une hauteur fixe et bien définie.

C'est pourquoi j'ai pris pour base les points de repère suivants :

En faisant passer une ligne horizontale dans la direction de la base du lambeau de Daviel, et une autre à travers la plaie du lambeau de de Graefe, je place ma ponction et ma contre-ponction juste à égale distance de ces deux lignes. Après avoir fait la ponction dans le bord scléroticai, dans le point désigné, je fais la section de la capsule avec la pointe du couteau, je passe rapidement vers le bord opposé de la cornée pour faire la contre-ponction et je taille ensuite mon lambeau à forme semi-elliptique, lambeau dont le sommet doit se trouver, comme celui de Daviel, à 2 millimètres du bord supérieur de la cornée.

Ici, je crois devoir mettre en lumière les points principaux de l'opération :

Il faut désigner d'avance les limites du lambeau, indiquer exactement l'endroit où devront être faites la ponction et la contre-ponction et marquer la place du sommet du lambeau. Car ne l'oublions pas, c'est là la base de toute l'opération, et toute contravention à cette règle peut en faire échouer le résultat, amener des complications dans son exécution et rendre son exécution difficile, si on ne veut pas se conformer à certaines règles posées par moi dès le début de mes recherches à ce sujet.

J'ai eu la satisfaction de recevoir une lettre du professeur Knapp, de New-York, datée du 22 juin 1890, et par laquelle mon éminent confrère américain me disait que « le but principal de son voyage à Paris, était d'assister à mes opérations de la cataracte sans iridectomie, et de se rendre compte des moyens que j'employais pour éviter l'enclavement de l'iris, qu'il regardait comme le seul écueil de cette opération ».

M. le professeur Knapp me fit, en effet, l'honneur d'assister à mes opérations, et c'est depuis, qu'avec son esprit impartial et tout à fait supérieur, il a adopté ma méthode, et en a répandu l'usage dans toute l'Amérique.

Il est indispensable de donner une inclinaison oblique d'arrière en avant au couteau dès qu'on aura fait la contreponction, et terminer l'incision du lambeau le tranchant du couteau étant porté en avant. En procédant de cette façon, on évitera de blesser l'iris qui pourrait, à ce moment de l'opération, se porter sur le couteau.

B. *Incision de la capsule.* L'incision de la capsule avec le couteau n'est point obligatoire, on la fait facilement, si la chambre antérieure est grande et si la cataracte n'est pas molle; autrement on la pratiquera dans le second temps de l'opération après qu'on aura retiré le blépharostat.

C. *Expulsion du cristallin.* Ce premier temps de l'opération terminé, il est indispensable de retirer le blépharostat, et ne faire l'expulsion de la cataracte qu'en abaissant la paupière inférieure avec le pouce de la main gauche, et en relevant la paupière supérieure avec l'annulaire de la main droite.

En accentuant la pression à travers la paupière inférieure sur le globe de l'œil, on poussera le cristallin vers la plaie, pendant que les lèvres de cette dernière seront écartées à l'aide d'une curette, qui sera appuyée sur le globe de l'œil au-dessus de la plaie.

Dans l'expulsion du cristallin, qui se fait sans blépharostat, il faut n'arrêter la pression sur le globe que lorsque toutes les couches corticales seront sorties; ce n'est qu'alors qu'on fera rentrer l'iris dans la chambre antérieure à l'aide d'un *stylet en or mousse.* Dans cette manœuvre on cherchera à dégager l'iris des deux angles de la plaie, autrement on s'exposerait à avoir un enclavement de cette membrane et une iritis consécutive.

Si le cristallin est très volumineux et s'il s'engage difficilement dans la pupille pour sortir au dehors, il faut alors, sans hésiter, exciser le sphincter irien, ou bien pratiquer seulement une sphinctérotomie. On saisira alors l'iris à l'aide d'une pince fine et on fendra le sphincter pupillaire. Une fois le cristallin sorti, on refoulera les deux lambeaux de la plaie irienne dans la chambre antérieure et on fera ensuite le pansement. L'œil se guérit dans ces cas très facilement et les accidents d'iritis sont moins à redouter que dans d'autres circonstances.

L'opération de la cataracte sans iridectomie ne doit être réservée qu'aux cataractes dures, complètes ou incomplètes, et qui ne présentent aucune complication ni dans la constitution de l'individu, ni dans l'état des membranes internes des yeux.

Dans les cataractes choroïdiennes et traumatiques et dans toutes celles qui se développent chez les individus diabétiques, albuminuriques ou nerveux, dans les cataractes des enfants, l'extraction devra être de préférence pratiquée avec iridectomie, soit que l'on veuille placer le lambeau cornéen de de Graefe sur la ligne périphérique, et pratiquer son opération, soit que l'on se contente de tailler mon lambeau semi-elliptique.

L'opération terminée, il est indispensable d'instiller dans l'œil opéré quelques gouttes du collyre d'ésérine pour contracter fortement la pupille. Cela empêche la projection de l'iris dans la plaie et sa hernie consécutive.

D. *Cicatrisation de la plaie cornéenne et cataractes secondaires.* Les résultats de mes opérations d'extraction de la cataracte sans iridectomie ont été on ne peut plus satisfaisants ; je n'ai presque jamais eu de prolapsus du corps vitré, accident qui se rencontre encore assez souvent dans le procédé de de Graefe, justement à cause de sa plaie trop périphérique.

Ce qu'il y a à redouter dans ce procédé, c'est la cataracte secondaire, l'iritis et les difficultés dans la réunion par première intention.

Pour éviter les cataractes secondaires, je recommande beaucoup le nettoyage aussi complet que possible de la chambre postérieure et de la pupille à l'aide d'une curette. Mais si, malgré ces précautions, la cataracte secondaire tend à se former et obstrue la pupille, il faut chercher à faciliter sa résorption par un traitement antiphlogistique et les préparations belladonées, mais ne pas intervenir trop tôt par une seconde opération. L'expérience, en effet, m'a démontré qu'il faut attendre six mois, un an et même plus avant qu'on intervienne dans l'œil opéré de la cataracte pour la seconde fois, par le procédé de discision ou d'extraction de la capsule.

La plaie cornéenne peut tarder longtemps à se cicatriser, et si, en général, nous voyons au bout de dix ou douze jours survenir une guérison presque complète, il y a des cas où, malgré une coaptation complète des bords de l'incision cornéenne, cette dernière laisse filtrer l'humeur aqueuse, et la cicatrisation ne se produit pas pendant quinze, vingt et vingt-cinq jours. Cela tient évidemment à une cause constitutionnelle ou à une imprudence du malade. Trois cas pareils se sont présentés parmi mes opérés :

Le premier d'entre eux était un syphilitique, qui portait des plaques muqueuses à la langue, pendant que je l'avais opéré et soigné de la cataracte. Il est resté dix-huit jours dans son lit avec le bandeau sur les yeux sans que la chambre antérieure se soit rétablie ; je l'ai soumis au traitement par les frictions mercurielles et l'œil guérit. Voici son histoire :

Observation I. — M. S..., âgé de 42 ans, est atteint d'une cataracte complète à l'œil droit depuis cinq mois, au point qu'il ne peut plus compter les doigts. Son œil gauche présente des opacités corticales très nombreuses, qui s'avancent vers le centre et permettent à peine d'apercevoir la papille optique avec l'ophtalmoscope. Il consent à se faire opérer de sa cataracte de l'œil droit ; je pratique cette opération le 7 juin 1891 par mon procédé d'extraction à lambeau semi-elliptique sans iridectomie. L'opération est exécutée sans la moindre difficulté, le cristallin sort tout d'une pièce, la pupille apparaît noire et le malade peut compter les doigts immédiatement après l'opération.

Les suites de l'opération sont, au premier abord, très simples, le malade ne souffre pas, il n'y a pas d'inflammation ni de gonflement des paupières, et pourtant la plaie, quoique se trouvant en coaptation, ne se cicatrise point. Le treizième jour, je constate que la chambre antérieure ne se trouve point rétablie.

N'ayant trouvé aucune cause pausible à cet accident, j'ai cherché s'il n'y avait pas chez le malade d'accidents syphilitiques. Quelle fut ma surprise quand je trouvai chez mon malade une plaque muqueuse sur la langue, qui datait, dit-il, depuis plus de six mois et qu'il attribuait à une dent carriée. C'était la syphilis. Je l'ai soumis au traitement par les frictions mercurielles générales à la dose de 2 grammes par jour, et sous l'influence de ce traitement j'ai obtenu une cicatrisation complète de la plaie vers le 9 août suivant. Le 10 novembre de la même année j'ai pu choisir les lunettes N + 15 D. sph. et + 3 cyl. horiz. avec lesquelles le malade a pu lire les caractères n° 0,50 de l'échelle.

Observation II. — La deuxième malade était une femme, âgée de 52 ans, qui ne voulait pas rester avec les yeux couverts d'un bandeau pendant les cinq premiers jours. Constamment elle levait son pansement prétendant que cela lui occasionnait des douleurs de tête intolérables. La guérison n'a eu lieu que le quinzième jour après une surveillance mi- tieuse et un bandage mieux et plus régulièrement appliqué.

Observation III. — Le troisième cas est une de mes opérées toute récente, soignée en ville dans une maison de santé, et chez laquelle la plaie ne pouvait pas se cicatriser pendant dix-neuf jours, et, si je ne me trompe, le retard de sa guérison était dû à un eczéma de la face, du front et des oreilles. La guérison néanmoins a eu lieu.

Des accidents plus sérieux que le précédent peuvent se produire dans le courant du traitement que nous faisons subir à nos opérés de la cataracte ; ce sont des symptômes d'une *iritis ou d'irido-kératite*.

Il faut toujours se méfier des symptômes inflammatoires,

qui surgissent dans les cinq ou six premiers jours après l'opération, car ils peuvent annoncer le début d'une iritis et peut-être même d'une nécrose partielle des bords de la plaie. Si de pareils phénomènes apparaissaient, il faudrait appliquer des sangsues coup sur coup, des compresses et des douches antiseptiques, l'occlusion de l'œil et le repos avec une immobilité la plus complète au lit. En agissant dès le début des accidents avec énergie, on pourra conjurer le mal et sauver la vue, surtout si on a recours à l'antisepsie la plus rigoureuse.

Les inflammations post-opératoires, qui se prolongent très longtemps après l'extraction de la cataracte, peuvent donner lieu à des nécroses cornéennes : des coups, des contusions prédisposent à ces accidents.

En présence de pareille altération purulente et nécrosique de la plaie cornéenne, aucun traitement ne peut réussir, si ce n'est une cautérisation de la plaie suppurante avec le galvano-cautère. Par ce moyen nous détruisons toute la portion rongée par les microbes et nous sauvons au moins une partie de l'œil. Dans d'autres cas, j'ai réussi à sauver l'œil opéré, dont la cornée était en suppuration, en suturant la plaie à l'aide d'un fil de catgut.

XIX

DES RAYONS RŒNTGEN EN OPHTALMOLOGIE

ET DE LEUR EMPLOI POUR LA DÉCOUVERTE DES CORPS ÉTRANGERS DANS L'ŒIL

Une des plus belles découvertes de notre époque est incontestablement celle de l'action des rayons X, par Rœntgen. Cette photographie à travers les corps opaques paraissait au premier abord une simple question de curiosité, mais bientôt on a cru à une simple mystification et à de la suggestion. Aujourd'hui, le doute n'est plus permis, depuis que l'application de ces rayons a été utilisée par MM. Bouchard, Fournier, Potain, etc., pour diagnostiquer les différentes lésions de la plèvre, des dépôts phosphatiques ou autres dans les articulations, dans les muscles, etc.

MM. Remy et Contremoulins ont déclaré à l'Académie que, grâce aux rayons Rœntgen, ils pouvaient étudier facilement les systèmes artériel et veineux d'un animal. Ils ont procédé de la manière suivante : d'abord ils injectent dans les artères et les veines de différents animaux des liquides qui contiennent des poudres métalliques en suspension, liquides connus sous le nom d'or ou de bronze liquide. Ce premier travail terminé, ils radiagraphient l'animal, et obtiennent ainsi des photographies des différents vaisseaux avec leur direction naturelle à travers le corps de l'animal.

En présence de pareils résultats, on doit se demander si

on ne pourrait pas utiliser la *radioscopie* pour découvrir des corps étrangers dans l'œil ; c'est ce que nous allons examiner.

M. de Rochas a eu l'heureuse idée d'étudier l'action des rayons X sur l'œil, mais, après des nombreuses recherches, il a fini par déclarer que ces rayons étaient complètement absorbés par les milieux de l'œil et qu'ils ne parvenaient point à la rétine et au fond de l'œil.

Depuis cette première époque d'application de cette méthode électrique d'examen, de nouvelles recherches viennent d'être faites dans différents pays, et, pour notre compte, nous avons fait quelques tentatives qui nous paraissent annoncer des résultats vraiment utiles et satisfaisants.

Jusqu'à présent l'avantage réel ne paraît être démontré que dans des cas où des corps métalliques, tels que plomb, cuivre, morceau de fer, etc., ont pénétré dans l'intérieur de l'œil, après avoir traversé la cornée et l'iris et s'être ensuite fixés soit dans le cristallin, soit dans des membranes plus profondes, corps vitré ou rétine. Certainement, si les milieux de l'œil restaient transparents, on pourrait pratiquer ce diagnostic au moyen de l'éclairage ophtalmoscopique et des signes fonctionnels, c'est ce que nous faisons habituellement.

Dans un travail spécial[1] nous avons présenté à la Société de chirurgie, en 1881, des résultats de nos tentatives d'extraction de corps étrangers en acier ou en fer, du fond de l'œil, à l'aide des instruments spéciaux aimantés. A cette même époque le Dr Berger a rapporté quelques faits semblables. Le Dr Hirschberg, de Berlin, avait recours, au contraire, à un fort appareil d'électro-aimant, pouvant rapprocher le corps métallique du fond de l'œil vers le bord de la plaie. Le galvanomètre de Thompson et le magnomètre de Gérard peuvent rendre service à cet égard.

Mais que doit-on faire, lorsqu'il s'agit d'un corps étranger sur lequel l'aimant n'a aucune action, tel que grain de plomb, un morceau de cuivre, un morceau de verre, etc. ? Dans ces diverses conditions, il faut savoir où se trouve le

1. Galezowski, *Recueil d'opht.*, 1885, et brochure in-8, chez Alcan, 1886.

corps étranger et aller avec une pince dans le fond de la plaie pour le chercher et le retirer. Pour cela, la position du corps étranger, le dessin photographique sera nécessaire.

Il n'est pas douteux que, lorsqu'il s'agit d'un éclat de fer, d'une paille d'acier, par exemple, nous avons des moyens très puissants pour les extraire. Ce sont notamment les machines à fort aimant, des pinces aimantées, des aiguilles aimantées avec des forces considérables et qui nous ont servi très souvent à retirer ces corps étrangers à travers la plaie faite dans la cornée, soit avec le cristallin immédiatement, soit d'abord le corps étranger seul, en laissant l'extraction du cristallin pour plus tard.

Deux conditions particulières peuvent se présenter pour la nécessité d'extraction des corps étrangers de l'intérieur de l'œil : ou bien ce corps étranger en fer ou acier se trouve localisé dans le fond de l'œil et entouré d'épanchement sanguin, pendant même que le cristallin et une partie du corps vitré restent transparents. Nous supposons alors que le morceau d'acier se trouve dans l'œil, mais nous ne savons pas où il se trouve situé, et si nous voulons l'enlever, il faut pénétrer avec des instruments aimantés à travers une incision scléroticale qui doit être faite au voisinage et le plus près possible de la place occupée par le corps étranger. Les rayons Rœntgen rendraient là de réels services, en reproduisant photographiquement la place occupée par le corps étranger.

Un autre cas non moins important peut se présenter pour l'application des rayons X, c'est lorsqu'il s'agit d'un corps étranger sur lequel l'aimant n'a aucune action, et plus particulièrement lorsqu'il s'agit des grains de plomb ou des morceaux de cuivre.

Pendant la période de la chasse nous sommes tous les ans appelés à donner nos soins à des personnes qui ont reçu un grain de plomb dans l'œil ; tantôt ce plomb se trouve localisé dans le cristallin, tantôt plus profondément. Dans le premier cas, les membranes internes de l'œil peuvent rester intactes, et il y aura lieu de procéder à l'extraction de la cataracte traumatique et du corps étranger, dont la position ne nous est pas connue. Nous pourrions le retirer facilement si nous connaissions d'avance sa position exacte, car dans ce cas nous aurions dirigé du premier coup la pince vers la place occupée par le plomb et l'aurions enlevé avant la cataracte. Ne connaissant pas au contraire sa situation, nous devons hésiter avant de procéder à cette opération, de crainte de déplacer seulement le plomb et entraîner à la suite des accidents inflammatoires graves aboutissant même au phlegmon, à l'atrophie du globe et à l'énucléation consécutive. Tout cela sera évité lorsque les rayons Rœntgen nous donneront l'image exacte de la place occupée par le corps étranger.

Si je parle de ces faits, c'est que je me trouve actuellement dans la situation analogue en présence d'un cas de blessure, par un grain de plomb, survenue en septembre dernier à la chasse. Voici ce fait :

Observation I

M. X..., demeurant à Paris, âgé de 62 ans, reçoit un grain de plomb dans son œil gauche, le 7 septembre 1896. Je suis appelé auprès de lui dès le troisième jour et je constate une blessure à l'angle inféro-interne de la cornée; l'iris est pincé très légèrement dans la plaie, de sorte qu'on ne peut même pas le saisir. Le cristallin est opaque; la perception lumineuse est conservée dans tous les sens, ce qui me permet d'affirmer que le grain de plomb se trouve fixé dans le cristallin. Le traitement antiphlogistique auquel j'ai soumis le malade amena la cicatrisation complète de la plaie au bout de la semaine. Le globe de l'œil est devenu blanc, insensible au toucher, et percevant la lumière dans tous les sens. De plus les phosphènes se trouvent partout conservés.

Que doit-on faire dans ce cas, doit-on oui ou non tenter l'extraction de la cataracte et du grain de plomb ?

La question est difficile, même dangereuse tant qu'on n'aura pas défini la position du grain de plomb, à l'aide des rayons X, ce que je cherche à obtenir. Cela est d'autant plus important que, pendant le séjour du malade à la campagne, pendant le mois de décembre, il est survenu une poussée inflammatoire assez sérieuse, ayant nécessité un traitement énergique; aujourd'hui l'œil est de nouveau guéri, mais pour combien de temps? Nous n'en savons rien.

La troisième condition dans laquelle l'utilité des rayons de Rœntgen devient de plus en plus évidente, c'est lorsque le corps étranger se trouve logé dans le fond de l'œil, ayant pénétré à travers la sclérotique. Que ce soit le grain de plomb, ou un morceau de cuivre, dans l'un comme dans l'autre cas, l'intervention chirurgicale se pose dès le début de l'accident, et il faut savoir ce qu'on peut obtenir par les tentatives d'extraction.

Rien ne peut égaler la gravité d'une pareille situation, lorsqu'on pense à quelles conséquences désastreuses peuvent amener des accidents de ce genre. Qu'il me suffise de rapporter les deux observations suivantes :

Observation II

M. S..., âgé de 37 ans, a perdu son œil droit à l'âge de 5 ou 6 ans par suite d'un leucome général adhérent et atrophie du globe qui n'a conservé aucune perception lumineuse; l'œil gauche était très bon; il a fait toutes ses études et est arrivé par ses études à une haute situation dans la magistrature.

Il s'en va à la chasse en septembre dernier et reçoit un grain de plomb dans son œil gauche, qui a pénétré à travers la sclérotique dans son segment inféro-interne. Il en résulte un épanchement dans le corps vitré qui cache tout le fond de l'œil. Le traitement antiphlogistique le plus énergique, le repos, tout a été appliqué par moi et par mon chef de clinique, M. Kopff. L'œil conserve aujourd'hui sa densité normale, la pupille est libre, le cristallin transparent. On voit dans l'œil du sang, et une partie du fond de l'œil un peu éclaircie, ce que nous avons pu constater en consultation avec M. le professeur Panas.

Mais on ne voit pas où se trouve le grain de plomb. Peut-être si on pouvait photographier la position exacte qu'il occupe au milieu du sang épanché et non encore résorbé, on pourrait aller le retirer. Mais, sans cette certitude de la position, nous sommes obligé de combattre les accidents inflammatoires et de laisser la nature agir.

La dernière condition est non moins importante, elle nous autoriserait à intervenir immédiatement après l'accident, si nous connaissions par la photographie des rayons Rœntgen la position de la capsule de cuivre, qui a pénétré dans l'œil d'un enfant et qui exigera forcément à pratiquer l'énucléation, si nous ne la retirons pas. Voici cette histoire, elle est toute récente.

Observation III

Garçon M..., âgé de 7 ans, demeurant à Paris, reçoit un éclat de capsule en cuivre, en frappant avec un marteau sur une capsule explosible. La capsule est entrée dans l'œil droit le 3 janvier dernier. Le cristallin et la cornée sont transparents. L'œil reprend peu à peu sa densité normale ; il perçoit les lumières. L'enfant ne souffre pas et l'œil devient de plus en plus blanc.

On se demande si on doit chercher à extraire le corps étranger sans savoir sa position. Les rayons X auraient rendu certainement là un très grand service, mais sans cette ressource nous sommes obligé d'attendre les événements, afin de conserver, si cela est possible, l'organe blessé.

On n'hésiterait pas sans nul doute à le faire, si on avait un dessin exact de la position du corps étranger dans l'œil. C'est pour ces cas surtout que la méthode d'application des rayons de Rœntgen aurait des avantages réels.

Nous nous occupons actuellement sérieusement de cette question et nous espérons pouvoir obtenir des résultats favorables si nous nous en rapportons à nos premières applications.

A Londres, ces mêmes tentatives ont été faites dans ces

derniers temps, si on en juge par le premier travail paru sur cette matière.

Et en effet, le Dr Lewkowitsch (de Londres) [1], vient de publier un travail très intéressant, sur une nouvelle méthode d'application des rayons Rœntgen pour la découverte des corps étrangers de l'œil. Mais il se sert pour cela des aiguilles spéciales qu'il introduit dans l'œil, et laisse provoquer une ombre ou image de cette aiguille ainsi que des corps étrangers. Mais c'est une méthode un peu complexe, et qui rend son application difficile et ses résultats moins certains.

Si, par leurs récentes recherches, MM. Remy et Contremoulins peuvent, comme ils le disent dans un travail présenté à l'Académie, à l'aide des rayons X, étudier facilement le système artériel et veineux d'un animal, en injectant à cet effet dans ces vaisseaux des liquides qui contiennent des poudres différentes en suspension, pourquoi n'en serait-il pas de même pour les membranes oculaires? Je pense que oui, et malgré l'opinion de M. Rochas qui déclare que les milieux de l'œil transparents, tels que le cristallin et le corps vitré, absorbent les rayons X et ne parviennent pas à la rétine, on parviendra, j'en ai la persuasion, un jour ou l'autre, à faire pénétrer jusqu'au fond de l'œil les rayons Rœntgen et former une image photographique des corps métalliques qui s'y trouvent implantés.

On sait aujourd'hui que par la radioscopie on peut reconnaître très facilement les corps étrangers intra-craniens et plus particulièrement des projectiles d'armes à feu ; cela a été démontré dernièrement par MM. Brissaud et Londe. Le fait mérite d'être reproduit, car il montre de quelle importance cet examen a été pour la localisation du projectile au milieu de la masse cérébrale.

Après un coup de revolver reçu presque à bout portant, le

1. Lewkowitsch, *Rœntgen Strahlen in der Augenheilkunde. Eine neue Methode zur Anwendung der Rœntgen Strahlen in der Augenheilkunde, um Fraemdekorper im Auge zu entduken und deren Position genau zu bestimmen* (London, 1897).

blessé ne répondait que par des monosyllables et resta les deux yeux fermés. Le Dr Reverdin (de Genève) constata une hémiplégie gauche et la plaie occupait l'os frontal gauche. Il s'agissait donc d'une irritation de la région *opto-ciliaire* gauche, au voisinage du genou de la capsule interne. Il n'y a pas eu de l'hémianopsie, ce qui permettait de supposer que le projectile a respecté les fibres des faisceaux optiques ainsi que les fibres capsulaires entre le corps strié et la couche optique.

Le diagnostic ainsi posé, d'après les signes fonctionnels, a été confirmé par les rayon Rœntgen. Et en effet, M. Londe a fait la photographie du cerveau et il a pu voir distinctement dans la silhouette du crâne le rocher, l'apophyse zygomatique et la cavité orbitaire ; au-dessus du cervelet et à la hauteur de la 2e circonvolution temporale, il a pu distinguer l'ombre du projectile, occupant la même place qu'on avait pu diagnostiquer d'après les symptômes fonctionnels.

Si on juge du résultat de ce diagnostic porté par la radiographie dans la localisation des affections traumatiques cérébrales, on ne peut pas douter que cette même radiographie permettra un jour de définir exactement la position qu'occupe un corps étranger, un grain de plomb, une plaque de cuivre dans l'œil, et faciliter ainsi son extraction au fur et à mesure que la fabrication des tubes de Crookes sera perfectionnée. Comme vient de le déclarer justement M. Benoist, l'opacité des différents corps va diminuer soit par perfectionnement des tubes soit par une sélection dans les rayons actuels[1].

Des recherches que nous avons faites à ce sujet nous permettent déjà dès aujourd'hui d'en augurer favorablement.

1. M. Benoist, *Sur la loi de transparence des corps pour les rayons X* (Société française de physique, 5 mars 1897).

XX

DE LA TUBERCULOSE OCULAIRE

ET DE SON TRAITEMENT

Les affections tuberculeuses de l'œil sont relativement rares, et, en ce qui me concerne, je ne puis signaler que trois variétés de cette affection :

1° *Des engorgements de la glande lacrymale.* — Un malade chétif, âgé de 19 ans, *présentait un engorgement tuberculeux de la glande lacrymale* droite pendant plus de sept ou huit ans. L'œil était larmoyant pendant certains moments, et dans d'autres cas, il était sec, irrité par l'absence apparente des larmes. Le malade toussait beaucoup et il était soigné depuis deux ans pour une bronchite tuberculeuse; cet état de l'œil s'était prolongé pendant plus de dix-huit mois. Je me suis préparé à enlever sa glande lacrymale, mais avant cette résolution j'ai proposé aux parents d'envoyer le jeune homme en Suisse pour passer toute une année dans les montagnes en employant à l'intérieur des préparations arsenicales de cacodylate de soude, recommandées par le prof. Gauthier. Ce traitement et ce régime ont produit un effet surprenant, au point que la glande lacrymale a repris aujourd'hui son état normal, et tous les troubles oculaires ont complètement guéri.

2° *Des productions tuberculeuses* s'observent aussi du côté de *l'iris;* on aperçoit chez certains individus des productions en apparence gommeuses, petites de volume, de la grandeur d'une tête d'épingle et qui provoquent par moments des congestions du globe de l'œil, des iritis à marche chronique, amenant à la longue des synéchies postérieures.

Trois faits de ce genre se trouvent recueillis dans mes livres d'observations, que je me propose de publier un jour.

Les *affections tuberculeuses de l'iris* peuvent souvent être confondues avec les gommes syphilitiques de l'iris, et quelquéfois même avec les tumeurs mélano-sarcomateuses. Mais tandis que les tubercules sont petits de volume et disséminés par moments dans plusieurs points de cette membrane, les gommes syphilitiques forment plutôt des grosseurs diffuses, bien circonscrites et se compliquant plutôt d'une atteinte de kératite ponctuée ou interstitielle, et même d'une sorte de choroïdite exsudative, syphilitique, avec des flocons dans le corps vitré.

Pour le diagnostic des tubercules de l'iris, il faut chercher surtout des signes concomitants dans d'autres parties de l'organisme, dans les poumons et le cerveau, des hémianopsies, des scotomes, etc.

3° On a décrit dans ces dernières années des *conjonctivites tuberculeuses.* Il me serait difficile d'admettre cette forme particulière de dégénérescence conjonctivale; du moins, si je passe en revue le nombre considérable des malades qui passent par ma clinique pendant tant d'années, je ne me rappelle jamais avoir vu cette variété d'affections.

Le Dr *Aurand* (de Lyon) a pourtant communiqué, dans le dernier Congrès, un cas de tuberculose conjonctivale avec une tuberculose lacrymo-nasale. Il décrit une tuberculose développée en même temps que dans les fosses nasales. Pourtant les poumons, chez son malade, étaient indemnes de tuberculose, et il y a à se demander si les ulcères de la conjonctive à forme granuleuse n'étaient pas dus plutôt à un catarrhe printanier et si ces granulations, si bien décrites par l'auteur, n'étaient pas dues à de fausses granulations provoquées par une irritation mécanique lacrymale, et nullement par des microbes tuberculeux. La méthode d'inoculation au lapin ou au cobaye n'est pas pour moi suffisamment démonstrative.

4° *Des choroïdites tuberculeuses* existent plus souvent qu'on ne le pense vulgairement. Guénaud de Mussy, déjà en 1837, l'avait démontré par une autopsie. Le Dr Anger, dans son remarquable travail *sur la tuberculose de l'œil*, 1879, en avait donné la description. Le prof. Hirschberg, dans un travail qu'il a publié sur ce sujet en 1877 (*Centralbl. f. Augenheilk.*), en a indiqué quelques symptômes.

De mon côté, j'avais décrit les symptômes principaux de la choroïdite tuberculeuse en développant les signes fonctionnels et les taches blanches disséminées dans la choroïde.

Poncet (de Lyon) donna l'analyse microscopique de la choroïdite tuberculeuse dont la planche se trouve reproduite dans mon *Traité des maladies des yeux* (1888).

On voit, par cette analyse, que les altérations choroïdiennes tuberculeuses ne sont pas excessivement rares; il faut en prendre connaissance pour ne pas les confondre avec des choroïdites d'autre nature.

Tous les ans, je dois dire, je rencontre un ou deux cas dans lesquels les signes ophtalmoscopiques me permettent d'admettre la nature tuberculeuse de la choroïdite disséminée. Mais tant que les faits ne sont pas confirmés par un séro-diagnostic tuberculeux, nous sommes obligés de les considérer comme des cas douteux.

5° *Les périnévrites optiques* peuvent être provoquées par des tubercules cérébraux et surtout par des méningites tuberculeuses. Nous avons rapporté plusieurs cas de ce genre, que nous avons étudiés sur de nombreux malades des hôpitaux de Paris, dans des services de Charcot, de Potain, de Lancereaux et dont nous avons pu vérifier l'existence par des autopsies.

Les signes de *névrites* optiques tuberculeuses ressemblent beaucoup aux signes d'autres méningites et d'autres tumeurs cérébrales. Je dirai pourtant, les signes ophtalmoscopiques accusent plutôt dans les tuberculoses une variété de périnévrite diffuse, incomplète, qui se développe lentement.

Telle est à peu près l'histoire sommaire de la tuberculose oculaire. Peut-être aurais-je pu y ajouter quelques autres affections tuberculeuses localisées dans les nerfs moteurs des yeux ou dans des glandes palpébrales, etc. Mais ces accidents sont tellement rares que je les laisse pour une étude spéciale que je me propose de publier un autre jour.

Traitement. — Les affections tuberculeuses des yeux demandent à être étudiées tout particulièrement au point de vue de leur traitement.

La première question qu'on doit se poser en présence d'une altération tuberculeuse quelconque de l'iris ou de la paupière, si on doit opérer ces affections et par quel procédé.

Depuis longtemps déjà j'ai adopté un principe auquel je me soumets ponctuellement dans ma pratique chirurgicale, c'est de ne pas opérer les yeux atteints d'affections tuberculeuses. Ne pas opérer, en effet, les foyers tuberculeux, c'est ne pas ouvrir la porte d'entrée aux microbes du dehors.

Que se passe-t-il, dans les membranes oculaires telles que l'iris ou la choroïde, lorsqu'on les ouvre et qu'on les met en contact avec l'air extérieur? Nous voyons le plus souvent que les bacilles de Koch, mis à découvert et en contact probablement avec d'autres micro-organismes, accentuent la gravité de la maladie. Il est donc de règle chez moi de reculer le plus longtemps possible l'époque opératoire, si elle doit avoir lieu, et de faire tout mon possible pour combattre la maladie constitutionnelle par le régime et le traitement général approprié.

XXI

BACTÉRIOLOGIE CONJONCTIVALE

Nous savons que les maladies infectieuses générales de l'organisme, de même que les affections locales, se divisent en deux catégories distinctes : les maladies *microbiennes septicémiques* et les *maladies microbiennes toxiques*. Dans les premières, les micro-organismes pénètrent dans le sang, et y végètent, pullulent. Dans les secondes, les symptômes morbides sont déterminés par un produit ou sécrétion morbide, spéciale, et donnent lieu à des maladies microbiennes septicémiques *sui generis*.

Au point de vue microbien la même division me paraît devoir être adoptée pour les affections microbiennes oculaires, et les maladies oculaires morbides sont tantôt occasionnées par les microbes eux-mêmes siégeant dans les membranes oculaires, ou bien les affections oculaires sont le résultat de la sécrétion microbienne inoculée dans le sang.

Rien n'est plus facile que de reconnaître la présence des micro-organismes dans le liquide de sécrétion ou dans le sang : on dépose une goutte du liquide qu'on veut explorer sur une lame, avec un fil de platine; on trace des ronds et des stries sur cette lame avec ce fil et on écrase deux lamelles ainsi dessinées l'une contre l'autre, et on obtient ainsi des dessins différents, visibles au microscope.

Le violet de gentiane, d'après M. Wurtz, le bleu de méthylène et le liquide de Ziehl dilué, colorent parfaitement les bactéries et les leucocytes; on peut aussi laver ces préparations avec une solution aqueuse de violet de méthyle à 1/2 p. 100.

I. Dans les recherches des streptocoques pyogènes qui se trouvent dans les septico-pyohémies on trouve des *organismes en chapelets*, que Pasteur avait découverts le premier en 1874 dans le sang des femmes atteintes de fièvre puerpérale, et où il avait trouvé aussi des *chaînettes de streptocoques*

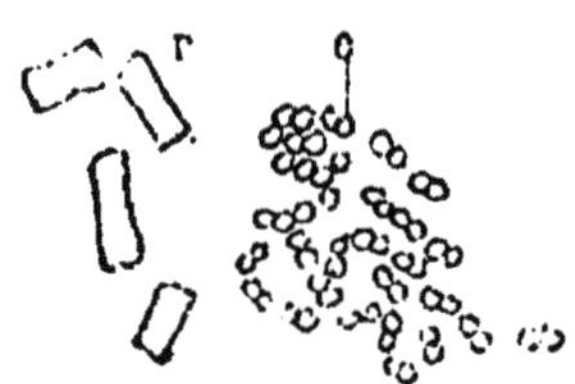

FIG. 1. — Organismes de la pleurésie purulente et de la pleurésie septique (grossissement de 1500 diamètres environ).

Les chaînettes *c*, qui sont à la droite du dessin, appartiennent aux streptocoques de la pleurésie purulente. Les bâtonnets *r*, qui sont à gauche, proviennent d'une pleurésie gangreneuse.

dans le sang. Okintezytz avait trouvé des streptocoques chirurgicaux, qui guérissent.

Si Jakowski a trouvé dans le sang de phtisie pulmonaire des streptocoques ou staphylocoques dorés alternativement, il prouve par cela que le sang est infecté par ces différents microbes.

II. Il y des *staphylocoques pyogènes*, *aureus* ou *albus*, se trouvant dans le sang chez les furonculeux ou abcès traumatiques; ces mêmes staphylocoques pyogènes, aureus ou tout autre, sont toujours contenus dans toutes ces collections purulentes. Ce sont ces staphylocoques qui, par leur présence, occasionnent la suppuration n'importe où ils vont se localiser, dans la conjonctive, le sac lacrymal ou les glandes. Et malgré l'assertion de M. Karlinski, qui dit avoir provoqué par l'inoculation de *staphylococcus pyogenes aureus* des suppurations aseptiques, nous pensons qu'habituellement les foyers purulents contiennent des microbes septiques donnant lieu à des toxines microbiennes spéciales, qui leur sont propres.

Pour réagir contre l'action nocive des différents microbes implantés dans le cul-de-sac conjonctival, il faut les éloigner

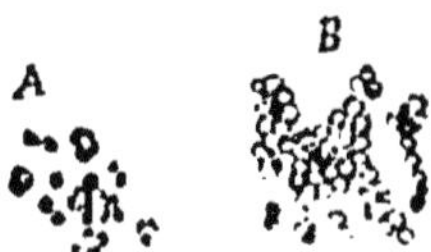

FIG. 2. — Formes des microbes dans une culture du staphylococcus aureus. A, cellules colorées; B, cellules incolores.

et bien détruire les sécrétions morbides que fournissent les paupières dans leur état inflammatoire.

La nature du microbe varie, comme on sait, selon la forme et le degré d'inflammation, la période de la maladie, sa cause et les complications qu'elle entraîne du côté de la cornée, de l'iris et du bord des paupières.

Est-ce seulement la nature de la sécrétion qui se modifie, ou bien y a-t-il là des associations des différents microbes ensemble dans la même sécrétion purulente? Pour moi, il

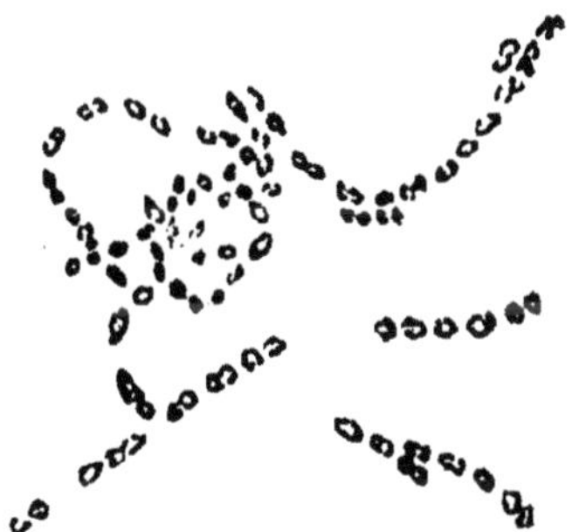

FIG. 3. — Streptococcus des abcès chroniques.

n'y a pas le moindre doute que dans un œil enflammé il existe différents éléments microbiens qu'engendre l'inflammation, et lorsqu'on analyse attentivement un œil atteint d'une conjonctivite lacrymale due à une dacryocystite suppurée, la maladie change souvent de caractère inflammatoire dans les différentes périodes de la même maladie; et si on examine les caractères du pus à différentes époques du mal, on y constate les variations les plus bizarres. Si au début du mal le pus ne contenait que des streptocoques pyogènes simples, l'infection, à un moment donné, serait devenue mixte en se compliquant de staphylocoques dorés, ce qui ne peut pas provenir de la transformation d'un staphylocoque pyogène blanc, comme le pensent à tort quelques auteurs; ce sont les *streptocoques pyogènes* qui sont des types principaux des abcès phlegmoneux, partout où ils se trouvent dans notre organisme.

Le streptocoque pyogène est caractérisé par des chaînettes

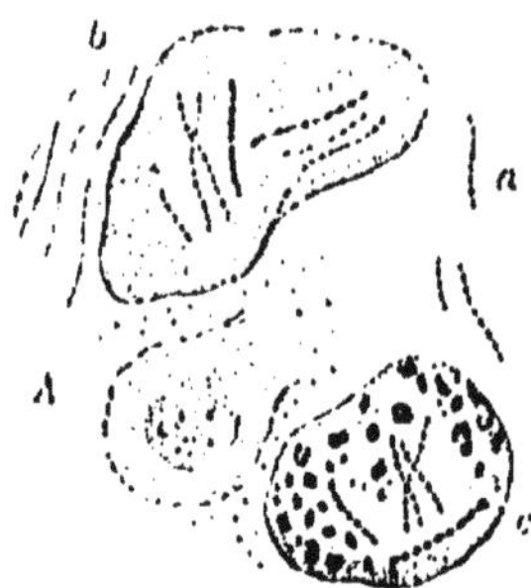

FIG. 1. — Bacilles de Koch de la tuberculose observés dans les crachats.

plus ou moins longues, formées par 20 jusqu'à 30 éléments égaux de longueur.

Le staphylocoque *tétragone*, celui notamment que Koch avait trouvé dans les crachats des tuberculeux, on le voit se développer quelquefois dans les abcès palpébraux.

N'y a-t-il pas là quelques indices de la tuberculose lorsqu'ils apparaissent dans les abcès oculaires palpébraux ou lacrymaux, quand en apparence les individus sont bien portants? C'est une question que l'avenir va résoudre; mais ce qui est certain pour moi, ce que la découverte des *bacilles de Koch* dans les abcès palpébraux ou de toute autre collection purulente oculaire, fera trouver probablement dans l'avenir un élément nouveau de diagnostic de la tuberculisation générale de l'individu.

Le fait suivant peut servir d'exemple.

OBSERVATION I

Mme T..., âgée de 52 ans, vint me consulter le 29 septembre 1896 pour une iritis de nature en apparence rhumatismale, qui la tenait constamment en éveil depuis plus de trois ans, époque où ses règles se sont supprimées. Des synéchies postérieures annulaires étaient développées dans l'œil gauche, et l'acuité visuelle était sensiblement diminuée ; elle comptait les doigts. Dans l'œil droit il n'y avait que quelques synéchies postérieures circonscrites ; son acuité visuelle était normale, et à l'aide des lunettes convexes sphériques +2,50 dioptries elle lisait très bien les caractères n° 0,50 de l'échelle.

J'ai pratiqué une iridectomie dans l'œil gauche le 17 novembre 1893, très régulièrement ; néanmoins, pendant plus de dix jours la plaie ne se cicatrisait pas, à cause d'une légère suppuration. L'analyse du pus a permis de constater la présence des bacilles de Koch ; du reste nous avons découvert dans les poumons de la malade des signes non douteux de la phtisie. La présence des bacilles de Koch dans la suppuration de l'œil ne nous était utile que pour expliquer la cause de la suppuration de la plaie cornéenne qui, dans les conditions ordinaires, se cicatrise sans complication.

Certainement, si on passe en revue tous les accidents tuberculeux de l'œil, on se convainc facilement que cette rareté n'est pas si grande qu'on l'avait cru jusqu'à présent. A la surface du globe de l'œil et surtout du côté de la cornée on la rencontre moins souvent que dans des membranes vasculaires de l'œil, telles que l'iris et la choroïde, mais on rencontre pourtant les bacilles de Koch par moments dans les voies lacrymales, comme on peut du reste s'en assurer par un travail tout récent de M. le prof. Rollet, communiqué au dernier Congrès français d'ophtalmologie de Paris[1]. « Rarement, dit-il, on enlève le sac lacrymal, on le cau-

1. Rollet, *De la tuberculose du sac lacrymal*, 1er mai 1899 (*Clinique ophtalmologique*, 10 juillet 1899).

térise plus souvent sans établir l'examen anatomo-pathologique. » Pour M. Rollet, quoique la tuberculose du sac lacrymal soit rare, elle n'est pas exceptionnelle.

Il existe aussi d'autres faits dans la science, non moins importants, où la tuberculose oculaire conjonctivo-cornéenne était due à une cause périphérique externe, comme cela avait déjà été démontré antérieurement par M. Augagneur.

Que conclure de tous ces faits, si ce n'est que la bacillose tuberculeuse peut être périphérique, localisée de préférence dans l'œil ou ses annexes, et peut ainsi compromettre jusqu'à un certain point des opérations en apparence très simples, telles que l'iridectomie ou l'extraction de la cataracte, si on ne s'assure pas d'avance et avant l'opération que les liquides oculaires contiennent des microbes septiques pyogènes contre lesquels on aura agi préalablement.

Si je cherche à comparer tous les travaux qui ont été faits jusqu'à présent sur la bactériologie pathologique de l'œil par les différents auteurs avec mes propres études à cet égard, j'arrive à formuler les propositions suivantes en ce qui concerne les microbes oculaires :

1° Dans les *conjonctivites lacrymales*, on rencontre deux variétés de micro-organismes : les staphylocoques blancs, ou les staphylocoques simples, et dans d'autres variétés il existe aussi des pneumocoques lorsqu'il y a des complications suppuratives du côté du sac lacrymal ;

2° Dans les *conjonctivites catarrhales aiguës*, catarrhales spéciales très contagieuses, le Dr Weeks a observé des petits bâtonnets, ressemblant beaucoup à des bacilles de Weeks, qu'il a rencontrés dans toutes les sécrétions catarrhales des muqueuses[1]. Le Dr Parinaud avait indiqué la présence de streptocoques dans quelques variétés spéciales de catarrhe de la conjonctive.

3° Les *conjonctivites catarrhales invétérées, chroniques.* — J'ai rencontré, dans trois cas sur six, des pneumocoques

1. Weeks, *The pathogenic microb of acute catarrhal conjonctivitis.* New-York, 1887.

et une fois un *staphylocoque pyogène*, contenu dans le pus concret du cul-de-sac conjonctival. Dans un de ces cas, il y a eu aussi une ulcération périphérique et invétérée dans la moitié supéro-externe de la cornée présentant tous les caractères de l'ulcère que j'appelle herpétique avec anesthésie de la partie ulcérée de cette membrane. Ces staphylocoques pyogènes reconnaissent quelquefois pour cause directe une suppuration d'une des glandes meibomiennes, et sont réellement dus au pus de la blépharite ciliaire. L'observation suivante en est un exemple des plus frappants.

Observation II

M. S..., âgé de 37 ans, demeurant à Paris, et faisant le service d'un employé de bureau, souffre des yeux depuis plus de quinze ans, dit-il, et malgré toutes les méthodes de traitement auxquelles il a été soumis par deux de nos confrères, à différentes reprises, n'a jamais pu arriver à la guérison. Je constate qu'il s'agit chez lui d'une conjonctivite chronique invétérée, compliquée d'une blépharite ciliaire glandulaire. Ces affections n'avaient jamais cédé ni à l'huile boriquée qu'on lui avait prescrite ni à la pommade d'iodoforme à forte dose.

Je constate à la date du 7 février 1899, au moment où il vint me consulter pour la première fois, qu'il s'agit d'une blépharo-conjonctivite catarrhale, invétérée, accompagnée d'abcès assez volumineux d'une des glandes meibomiennes. L'analyse bactériologique du pus tiré de cet abcès glandulaire a permis de constater la présence du *staphylocoque pyogène blanc*. Le même staphylocoque blanc se trouvait aussi en assez grande quantité dans des flocons muqueux blanchâtres qui se trouvaient amassés par places dans le cul-de-sac conjonctival supérieur du même œil.

Si on compare cet examen avec le résultat des recherches faites dans les suppurations et infiltrations pyogènes d'autres régions, on y retrouve une grande analogie en ce qui concerne les éléments bactéroïdes de la conjonctive et des membranes du globe oculaire lui-même. Les *streptocoques pyogènes* proviennent donc d'un abcès des glandes meibo-

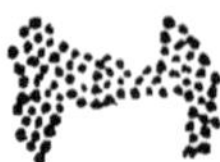

FIG. 5. — Staphylococcus pyogenes aureus (Rosenbach).

miennes et, en s'y multipliant, rendent tout liquide sécrété conjonctival purulent et par cela même irritant pour la conjonctive palpébrale. Par moments, il y a là des microbes chromatogènes.

Je propose de reconnaître la présence plus ou moins grande de cette sécrétion microbienne par l'alcalinité exagérée de la sécrétion intrapalpébrale, dont je m'assure en introduisant entre les paupières une petite feuille de *papier* de tournesol, qui devient bleu foncé ou bleu verdâtre (incontestablement cette couleur de la sécrétion est due à un microbe spécial); quand la conjonctivite contient une plus grande quantité du micro-organisme pyogène, et plus particulièrement des staphylocoques pyogènes ou chromatogènes, elle amène de préférence ces désordres. Le microbe chromatogène à pigments bleus, comme vient de le démontrer M. Gessard dans un travail publié récemment dans le *Bulletin médical*[1], est dû à la pyocyanine cristallisée sous forme de prismes ou d'aiguilles bleues. Il rougit par les acides et revient au bleu par les alcalis, comme le *tournesol*.

Le microbe qui produit la pyocyanine est, d'après M. le professeur Calmette, un petit bacille, très mobile, liquéfiant la gélatine. Il se cultive bien à 35°, long de 1 à 1,5 μ.

La fonction chromatogène de ce microbe est double, et elle produit du pigment bleu et du pigment vert fluorescent. Telle est l'opinion de M. Gessard, telle est aussi l'opinion de M. Edwin O. Jordan[2].

1. Gessard, *Microbes chromatogènes à pigments bleus*, 1899.
2. Jordan, *Botanical Gazette*, t. XXVII, 1899, Chicago.

4° *Conjonctivite blennorragique ou gonococcique.* — La conjonctivite ou ophtalmie blennorragique est une des variétés les plus graves des conjonctivites bactéroïdes, et dont les caractères sont des plus précis, aussi bien si on les envisage au point de vue symptomatologique que d'après les signes bactériologiques eux-mêmes. Cette affection a dès le début une évolution particulière de gravité, elle s'étend et envahit rapidement la conjonctive oculaire, non seulement en étendue, mais elle devient rapidement phlegmoneuse. Les microbes pyogènes de la blennorragie sont on ne peut

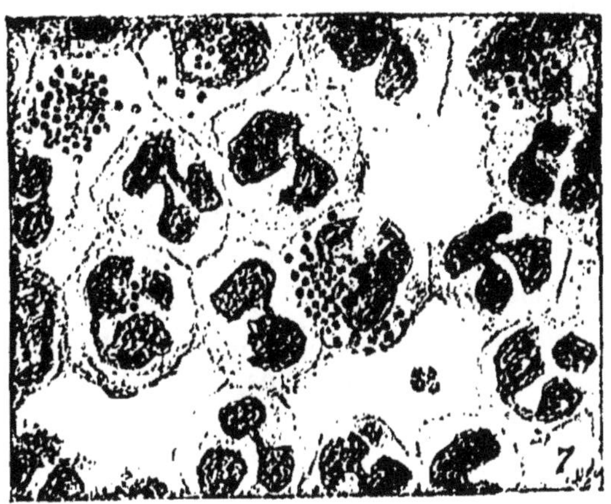

FIG. 6. — Gonocoques de la conjonctivite blennorragique.

plus caractéristiques de la blennorrée de l'urètre, ce sont des *gonocoques*. Ils naissent de préférence dans la muqueuse de l'urètre, et s'y maintiennent avec la plus grande ténacité, pour y constituer une urétrite. Les muqueuses vaginale et utérine reçoivent avec la plus grande facilité les gonocoques, et ils y pullulent franchement et abondamment pour constituer des inflammations *sui generis*.

La contagiosité de ces microbes est des plus marquées, le pus blennorragique se transmet à l'œil directement par l'intermédiaire des linges imbibés de la sécrétion purulente, par les doigts, les instruments, etc. De là il résulte une conjonctivite blennorragique, grave, purulente, qui envahit non seulement la surface épithéliale pour la détruire, mais elle pénètre dès le début de l'inoculation dans le tissu cellulaire sous-épithélial, pour y provoquer des infiltrations purulentes gonococciques, des étranglements du tissu sous-conjonctival, et des enveloppes des nerfs cornéens de sensibilité. Ces désordres marchent avec une extrême rapidité et amènent, au bout de quelques jours à peine, des altérations plus ou moins étendues de la cornée, des ulcères et des abcès secondaires dans la cornée elle-même pour aboutir à une nécrose ou sphacèle cornéen.

5° *Conjonctivite leucorrhéique* ou *pseudodiphtérique*. — Je classe l'une et l'autre de ces variétés dans la même catégorie; elles sont habituellement génitales et proviennent de l'inoculation des microbes de différentes variétés, parmi lesquels ceux qui dominent sont les *pneumocoques*. Rarement ils sont isolés, plus fréquemment, au contraire, on les trouve associés à des *gonocoques*, microbes qui ont été vus par Terson et Morax.

Mais il faut avouer que si l'intensité de l'inflammation dépend de la présence des gonocoques, la bénignité relative de l'ophtalmie ne pourrait s'expliquer que par leur trop petite quantité et la prédominance des pneumocoques qui sont moins virulents.

Les conjonctivites leucorrhéiques dans certaines de leurs variétés prennent à un moment donné de leur évolution une apparence dipthéroïde, elles gagnent en intensité et attaqueraient même facilement la cornée si on n'intervenait pas énergiquement à temps par des moyens appropriés.

L'étude de la bactériologie, dans ces cas, devient très significative, de petites fausses membranes s'amassent près du cul-de-sac conjonctival avec la présence des bacilles de Lœffler qui ont été vus par MM. Sourdille, Fraenkel et d'autres, et avaient déjà été signalés. Le premier de ces auteurs attribue la gravité de la conjonctivite pseudo-membraneuse, à la coexistence simultanée de deux microbes dans le cul-de-sac : du microbe de Lœffler avec le *streptocoque pyogène*.

Il n'est pas toujours facile de reconnaître la prédominance

de tel ou tel autre microbe dans la sécrétion conjonctivale, car le résultat de l'examen ne peut être basé que sur l'inoculation aux cobayes de ces bacilles, leur mort ou leur résistance. La présence ou l'absence de pneumocoques ou streptocoques n'est pas toujours un critérium réel de la virulence de la sécrétion. Pour moi, toute la gravité de l'ophtalmie leucorrhéique dépend d'une plus ou moins grande quantité de *gonocoques* dans la sécrétion. Ces micro-organismes, existant en petite quantité, donnent moins de sécrétion que les autres et attaquent moins les tissus voisins. La cornée se conserve intacte, même dans des suppurations très abondantes et prolongées.

6° *Ophtalmie des nouveau-nés.* — L'étude de cette forme de conjonctivite mérite notre plus grande attention, car elle est provoquée par une sécrétion des plus virulentes, qui contient, dans un très grand nombre de cas, des gonocoques, souvent bien abondants. Ces microbes sont rarement isolés; le plus souvent, au contraire, on les trouve mêlés aux autres bacilles, aux pneumocoques pyogènes. Dans une autre variété d'ophtalmie des nouveau-nés, je n'ai observé que de simples staphylocoques blancs et rien de plus.

La gravité de l'ophtalmie des nouveau-nés dépend donc sans nul doute de la qualité de ces bacilles, de la présence ou de l'absence des gonocoques. Depuis plus de cinq ans, j'étudie d'une manière toute spéciale l'ophtalmie des nouveau-nés, au point de vue bactériologique, surtout des formes graves, virulentes, dans lesquelles le traitement n'a pas été mené avec assez d'énergie au début, et où la cornée a subi des ulcérations plus ou moins larges. Or, en comparant les résultats bactériologiques d'ophtalmies bénignes et malignes, je suis arrivé à cette conclusion que, d'une part, l'ophtalmie des nouveau-nés est provoquée par les bacilles pyogènes très nombreux de pneumocoques; d'autre part, que, dans un certain nombre de ces ophtalmies, il y a prédominance de gonocoques. Le col utérin et le vagin peuvent être atteints d'une sécrétion blennorragique avant et pendant l'accouchement, et cette sécrétion s'introduira entre les paupières de l'enfant venant au monde et donnera lieu, habituellement le troisième jour après la naissance, à une conjonctivite purulente.

Laser [1], dans un travail qu'il a publié sur les micro-organismes de la vulvo-vaginite, tend à prouver que très souvent on trouve dans les sécrétions vaginales des gonocoques, qui proviennent de l'urétrite de même nature.

Rares ou abondants, les gonocoques contenus dans les lochies de la femme au moment de la naissance de l'enfant, s'inoculent à la conjonctive oculaire et provoquent une *ophtalmie des nouveau-nés*.

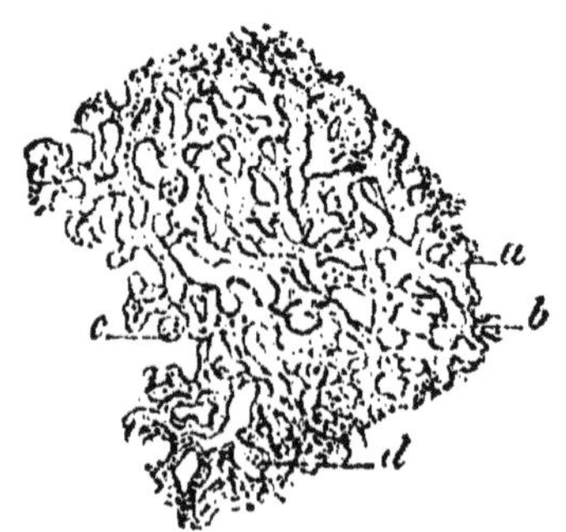

FIG. 7. — Section d'une fausse membrane diphtérique (grossissement de 200 diamètres).

a, fibrilles épaisses, hyalines, laissant entre elles de petits espaces *b*, dans lesquels se trouvent de rares cellules lymphatiques.

En général la curabilité de cette ophtalmie est pour moi certaine, et elle indique une petite quantité de gonocoques, quelquefois même leur complète absence, comme j'ai pu souvent m'en assurer. C'est le streptocoque pyogène que j'ai rencontré le plus habituellement dans le pus de l'ophtalmie des nouveau-nés, associé bien souvent au staphylocoque doré. Leur virulence devient d'autant plus grande qu'on les laisse pulluler davantage sans avoir recours aux antiseptiques énergiques.

7° *Conjonctivite diphtérique* ou *croupale*. — Se traduit, d'après les auteurs allemands, par la présence de différents

1. *Deutsche Medicinische Wochenschrift*, 1893, p. 802.

microbes plus virulents les uns que les autres. N'ayant jamais rencontré jusqu'à présent cette affection, je ne puis rien dire au sujet bactériologique de la conjonctivite dipthérique vraie.

Rôle de la bactériologie dans la pathogénie oculaire. — En analysant scrupuleusement toutes les découvertes faites jusqu'à présent dans la microbiologie oculaire, on arrive facilement à se persuader que cette science nous a rendu de réels services; elle nous a mis en état de juger de près et d'après des données précises d'où vient le mal, et comment il se généralise, comment il attaque les tissus sains de notre organisme.

Ces connaissances nous mettent aussi en état de mieux apprécier le rôle de la thérapeutique oculaire. Nous recherchons les moyens antiseptiques agissant spécialement sur les microbes, les détruisant plus ou moins rapidement, ce qui fait que des moyens moins douloureux, moins caustiques réussissent souvent plus facilement à enrayer le mal et sauver la conjonctive et la cornée des conséquences désastreuses qui, avant l'époque pastorienne, restaient même sans résultat.

XXII

DES THROMBOSES ARTÉRIELLES DU NERF OPTIQUE

DE NATURE ARTHRITIQUE

L'étude des thromboses artérielles rétiniennes n'est pas encore suffisamment développée pour que nous puissions nous prononcer d'une manière absolue sur ses causes, ses symptômes et ses signes fonctionnels. C'est cette étude complexe que j'ai cherché à élucider en comparant les différents faits de la pathologie oculaire, similaires les uns avec les autres, et recherchant leurs causes et leurs symptômes différentiels.

Depuis plusieurs années j'étais frappé bien souvent par un fait tout particulier, c'est que, chez certains malades, atteints d'une perte subite de la vision *dans un œil*, j'avais constaté des signes d'*une embolie* apparente de l'artère centrale, qu'on avait l'habitude d'attribuer à une altération du cœur, et où on ne trouvait pourtant aucune trace de l'affection de cet organe, ni péricardite, ni affections des valvules.

A quelle cause devait-on rapporter cette perte subite de la vision? Incontestablement, il s'agissait chez ces malades de phénomènes d'endartérite vers l'entrée du nerf optique, dans le trou sclérotical, donnant lieu à une oblitération rétinienne[1].

Dans d'autres cas, l'oblitération artérielle n'existait même

1. Galezowski, *La goutte et les affections oculaires*, 1885.

pas, mais des perturbations plus ou moins prononcées dans la circulation des vaisseaux rétiniens étaient dues à une sorte de périartérite avec des infiltrations interstitielles rétiniennes longeant les vaisseaux et que nous appelons périartérite rétinienne, provoquées aussi par une affection arthritique ou goutteuse.

L'examen ophtalmoscopique faisait apercevoir, en effet, sur la papille aussi bien que sur quelques parties de la rétine, des exsudats, longeant les vaisseaux, de préférence des vaisseaux artériels.

C'est à une altération des enveloppes périartérielles de la rétine que nous avons cru devoir rapporter le mal, et le trouble visuel devait dépendre du degré d'infiltration rétinienne.

Cette affection avait des caractères tout spéciaux, qu'on ne rencontrait ni dans la syphilis, ni dans d'autres affections constitutionnelles, telles que glycosurie ou albuminurie. Mes recherches, basées sur de nombreuses observations semblables, tendaient à démontrer que ces altérations étaient spécialement dues à la constitution goutteuse et arthritique.

N'ayant trouvé, en effet, chez ces malades ni les antécédents syphilitiques, et rien dans les urines, j'ai dû porter mon attention sur l'état du système vasculaire général, sur l'état du cœur, des gros vaisseaux et du système vasculaire capillaire.

Chez deux de mes malades, dont je rapporte ici les observations détaillées, il n'y a pas eu d'altération organique du cœur, ce dont je me suis assuré par l'examen de tous les organes internes du corps, en confiant cet examen à mon éminent maître, le professeur Potain. Chez l'un d'entre eux, il y a eu une altération du système vasculaire capillaire, des stases veineuses aux extrémités, les jambes cyanosées, les poumons congestionnés, quelques crises de bronchite; on craignait une phtisie, et c'était un rhumatisme musculaire. L'autre malade, au contraire, que je soigne actuellement à ma clinique, présente des signes d'*endartérite* avec des symptômes visuels tout différents du premier.

Observation I

L'homme qui est atteint de cette affection est âgé de 67 ans, jamais malade, sauf quelques accès de rhumatisme goutteux qui le prenaient une fois tous les deux ou trois ans, au genou et au pied droit. La vue était toujours bonne, emmétrope, lorsque, dix-huit ou vingt jours avant la perte de la vue, il a commencé à apercevoir quelques mouches devant son œil droit, auxquels il ne faisait pas grande attention. Tout d'un coup, après ce premier trouble, il s'est aperçu qu'il ne voyait pas bien. Il a lotionné l'œil malade avec des collyres insignifiants, jusqu'au moment où la vision s'y est complètement éteinte. Il n'en souffre point et à peine voit-il le jour. L'autre œil est bon et ne présente aucune altération ophtalmoscopique ni fonctionnelle.

Un fait des plus remarquables a attiré mon attention dans le nerf optique de ce malade, et qui a pu être confirmé par mes confrères, les docteurs Kopff, Segall et Serrière : c'est que la papille optique présentait, en outre de la thrombose, une excavation de la papille très caractéristique, glaucomateuse, sans aucune trace d'augmentation de la tension intraoculaire, ni aucun autre signe de glaucome.

Observation II

Le deuxième fait, non moins intéressant, est le suivant : c'est une altération de la veine centrale de la rétine par un accès de phlébite subit, survenant à son œil droit et présentant tous les signes d'une périnévrite optique avec une périartérite et des stases veineuses. Ce malade, âgé de 62 ans, est encore sous ma surveillance et suit actuellement mon traitement. Il est arthritique, goutteux, n'a rien au cœur ni dans d'autres organes, toujours bien portant, sauf quelques accès rares de rhumatisme ou d'arthrítisme du genou, de douleurs sciatiques, de migraine, etc. Pas d'antécédents syphilitiques, ni d'albuminurie ou de glycosurie.

Cette affection est survenue chez lui d'une manière subite, et elle n'était précédée que pendant trois jours de quelques éblouissements; aujourd'hui il ne voit rien, pendant que l'autre œil jouit d'une acuité visuelle normale. A l'extérieur l'œil ne présente aucune altération.

C'est une névrite optique des plus caractéristiques, sans douleur, sans congestion extérieure apparente, mais avec des stases veineuses sur toute la rétine; toutes les branches veineuses sur la rétine jusqu'à la périphérie du fond de l'œil sont tortueuses, avec apparence variqueuse, et une infiltration séreuse de la rétine.

En présence de pareils symptômes ophtalmoscopiques et un développement rapide, presque instantané, de la névrite étranglante, on devait se demander comment cette sorte d'étranglement du nerf optique s'est produit aussi rapidement, aussi promptement? Était-ce une embolie ou une oblitération artérielle avec phlébite rétinienne secondaire?

La première supposition n'était pas admissible, car les signes d'embolie de l'artère centrale, connus suffisamment aujourd'hui, n'existaient pas chez notre malade, de même qu'on n'a constaté aucune lésion au cœur, ce que, du reste les docteurs Kopff et Segall ont pu constater. Je pensais, au contraire, à une oblitération veineuse du nerf optique, *de nature arthritique, goutteuse*, et j'ai trouvé la confirmation de ce diagnostic dans plusieurs signes.

D'abord, l'élévation de la *température oculaire*. Pour la reconnaître, je me suis servi de mon *ophtalmo-thermomètre* que j'ai l'honneur de recommander à l'attention de mes confrères. A l'aide de cet instrument j'ai pu observer une élévation de la température de 3/4 de degré, comparativement à l'œil sain. D'autre part, on pouvait observer chez le malade des stases veineuses aux jambes et aux autres parties du corps; la face était cyanosée.

Telles sont donc les trois variétés d'altérations dans les parois des vaisseaux rétiniens et du nerf optique, développées sous l'influence de la goutte et du rhumatisme arthritique.

En présence de pareils phénomènes graves oculaires, avec crise subite et absolue, on doit se demander si la goutte et le rhumatisme peuvent à eux seuls provoquer des altérations aussi graves que celles que je viens de décrire dans les artères et dans les veines du nerf optique et de la rétine, et par quel mécanisme ?

Pour répondre à ces questions, j'ai dû m'adresser à des travaux des auteurs, qui se sont occupés plus spécialement des maladies du système circulatoire, en général, et notamment des travaux de M. le prof. de Maray, de de Garraud[1], et son traducteur Charcot; de Gauté (*Recueil*), de Zychon (*Recueil*, 1883), Lecorché, Balaman, de Huchard, de Potain, de Panas et autres.

Déjà à l'époque où Garrod avait publié son travail et Charcot, qui l'a confirmé par ses recherches, ont dit « que l'inflammation de diverses parties de l'œil avec stases veineuses se rencontre dans la goutte ».

Maray avait remarqué, en faisant des recherches avec son sphygmographe, qu'il y a une augmentation de la fréquence du pouls lorsqu'il y a abaissement de la tension artérielle. D'où il a formulé cette loi : « Tout ce qui force à pousser le sang vers la périphérie diminue proportionnellement la tension artérielle. Tout ce qui augmente la pulsation artérielle abaisse la température des organes à la périphérie. »

Dans les artério-scléroses, au contraire, comme dit Huchard, lorsque les vaso-dilatateurs prédominent, il y a dans les organes isolés des accidents congestifs passagers. Il y a arythmie au cœur et des hémorragies à la rétine (p. 50), et par moments des stases vasculaires dans les organes périphériques isolés.

Le danger vient, dit-il, des parois des vaisseaux si elles sont altérées par des dépôts morbides.

Il y a donc endartérites, péri-artérites et phlébites dans les vaisseaux rétiniens et qui amènent des symptômes plus ou moins graves, selon l'étendue et le siège de la lésion.

1. *The nature and treatment of goutt and rhumatic goutt* (1863).

La péri-artérite est lente à se développer, elle occupe une ou plusieurs branches rétiniennes et se termine habituellement par une diminution partielle de la vision pouvant même aboutir à une résolution.

Tout au contraire, l'endartérite amène, habituellement, la perte subite de la vision de l'œil affecté; il y a là oblitération complète de l'artère centrale comme dans une embolie.

Cette thrombose peut être partielle et n'occuper qu'une seule branche collatérale de l'artère centrale de la rétine, et elle sera suivie d'une diminution partielle du champ visuel.

L'oblitération d'une des branches minimes artérielles peut se produire dans tous les points de l'économie, où, du fait de lésions d'endartérite, des accidents, de la cécité complète pourraient en être la conséquence. Ces endartérites se développent lentement et progressivement sous l'influence d'une cause constitutionnelle, goutteuse ou autre, et aboutissent à un moment donné à une thrombose artérielle.

Dans une thrombose simple, on voit quelquefois la fibrine se déposer, comme dit Brault[1], « en couches plus ou moins serrées au niveau d'une partie rugueuse et dénudée de l'artère, puis le sang se coagule en masse et les caillots ainsi formés complètent l'occlusion ».

C'est donc sur la rapidité d'évolution des troubles visuels et les phénomènes qui l'accompagnent qu'on pourra se baser pour établir un diagnostic différentiel entre une thrombose et une embolie de l'artère centrale de la rétine.

L'impaludisme, les fièvres larvées, les malarias prédisposent plus que les autres affections constitutionnelles au développement des thromboses. Pour Lancereaux, ce sont des endartérites en plaques qui apparaissent le plus fréquemment, en amenant une sorte d'exfoliation de l'endartère avec une oblitération artérielle de petit ou de gros volume. Comme dit, avec raison, le Dr Kœnig[2], dans son remarquable travail sur ce sujet, « tantôt l'artério-sclérose est généra-

1. Brault, *Les artérites, leur rôle en pathologie*, Paris, 1888.
2. Kœnig, *Des artério-scléroses et des affections oculaires qui en dépendent*, p. 17, Paris, 1890.

lisée, tantôt elle ne se localise qu'aux petites artères périphériques, sans que l'aorte soit touchée ».

Il y a des auteurs qui ne veulent pas admettre l'existence des véritables thromboses provoquées par une altération des parois des vaisseaux jusqu'à ce qu'on établisse d'une façon précise la constatation d'un caillot obturant. Nous pensons, au contraire, avec M. Kœnig, que si, dans un grand nombre des thromboses rétiniennes, une cause réelle de la cécité.

La crise étant locale et circonscrite, on peut remédier au mal par le relèvement de la température de l'organe subitement anémié; c'est par le rétablissement de la circulation collatérale et capillaire que je suis arrivé quelquefois à sauver la vitalité des fibres nerveuses ainsi compromises et rétablir une partie de l'œil. Une thrombose étant localisée dans une seule branche isolée des artères du nerf optique pourra être suivie de la circulation capillaire périphérique complémentaire de ce même nerf et aider ainsi au rétablissement jusqu'à un certain point de la vision de l'organe.

Il importe donc beaucoup de ne pas commettre une erreur de diagnostic en confondant la thrombose avec une embolie de l'artère centrale. La lésion organique existant dans le cœur aura provoqué une embolie avec oblitération de l'artère centrale et définitive de la papille; si au contraire on ne trouve pas de lésion ni du côté du cœur ni de l'aorte, on ne peut pas expliquer une hémianopsie autrement que par une thrombose ou une endartérite, survenue dans le trajet de l'artère rétinienne malade elle-même, ce qui, du reste, a pu être constaté par moi avec l'ophtalmoscope dans des nombreuses observations et notamment dans la suivante :

Observation III

Thrombose artérielle de la rétine. Une branche artérielle de la rétine transformée en un cordon blanc. Rien au cœur. — M. S..., âgé de 40 ans, employé aux écritures, demeurant à Versailles, et jouissant toujours d'une bonne vue emmétrope. Pendant plus de trois ans, il éprouvait des attaques de rhumatisme musculaire disséminé dans les différentes parties du corps.

En juin de l'année 1898, il a commencé à éprouver quelques vertiges et des maux de tête passagers sans importance; de plus, le travail d'application des yeux lui devenait impossible et occasionnait par moment des éblouissements. Tout d'un coup le 23 juin, le soir, la vue de son œil gauche s'est perdue complètement et en l'examinant le lendemain à l'ophtalmoscope, j'ai pu constater une sorte de thrombose de l'artère centrale de la rétine avec des suffusions séreuses s'étendant sur la macula. Rien au cœur. La vue était presque complètement abolie.

J'ai fait appliquer trois sangsues à la tempe et des compresses chaudes et froides alternativement sur l'œil. A l'intérieur, j'ai fait prendre 0 gr. 50, deux fois par jour, de salicylate de quinine ou de salicylate de lithine alternativement.

Ce traitement amena une amélioration sensible. Déjà au bout de dix jours sa vue est revenue en partie, mais il est resté un vaisseau dans la partie supéro-interne de la rétine transformé en un cordon blanc et une hémianopsie dans le champ visuel correspondant au vaisseau oblitéré.

Comme nous l'avons déjà démontré par de nombreux faits anatomo-pathologiques et ophtalmoscopiques, les artères, même du plus petit calibre, peuvent subir des altérations des plus variées tout aussi bien dans l'intérieur de leur calibre qu'à la surface externe de leurs parois.

C'est ainsi que nous voyons apparaître des dépôts blancs dans les différents points du trajet des artères rétiniennes avec des troubles plus ou moins graves dans la vision. Tantôt ces lésions envahissent plusieurs branches rétiniennes à la fois d'un ou de deux yeux, comme cela se voit journellement dans la néphrite interstitielle. Il en résulte une dégénérescence graisseuse des parois vasculaires avec des hémorragies disséminées consécutives dans leur pourtour. Tantôt des thromboses partielles rétiniennes en seront la conséquence.

Müller a trouvé une dégénérescence graisseuse proéminente du côté de l'endothélium; Manz a rencontré des dégénérescences analogues dans les artères périphériques de la rétine.

Ce qui existe dans les vaisseaux rétiniens a été également observé dans les vaisseaux cérébraux. Charcot a décrit des endartérites oblitérantes, et Lancereaux a rencontré des périartérites et des artérites syphilitiques, bien circonscrites, occupant les artères cérébrales ou méningées.

Mais quels sont les phénomènes que présentera un œil atteint de ces sortes d'altérations, et à quelle forme ophtalmoscopique et fonctionnelle reconnaîtra-t-on la maladie?

Tels sont les problèmes anatomo-pathologiques que je me suis proposé de résoudre, et j'apporte ici le résultat des recherches que j'ai faites à ce sujet, et qui me paraissent présenter, à plus d'un titre, un intérêt pratique.

Les altérations artérielles que l'on rencontre dans les vaisseaux rétiniens sont de deux sortes : *les unes* amènent des troubles visuels lents, progressifs comme ceux, par exemple, que l'on observe dans la rétinite albuminurique; *les autres*, au contraire, donnent lieu à des phénomènes instantanés, foudroyants, à tel point que les malades perdent la vue d'une manière subite, comme dans l'embolie de l'artère centrale. L'analogie entre ces endartérites oblitérantes et l'embolie est tellement grande que, comme nous l'avons déjà démontré par les observations précédentes, il est difficile de les distinguer; jusqu'à présent, plusieurs auteurs ont confondu ces deux maladies. Ainsi, lorsque l'on voit un individu atteint d'une amaurose monoculaire subite, avec rétrécissement des artères rétiniennes, et infiltration ou infusion périvasculaire et de la macula, déclare-t-on qu'il s'agit d'une embolie provenant d'une affection cardiaque, lorsque cette dernière n'est révélée par aucun examen le plus minutieux.

Dans plusieurs des cas analogues, où j'avais trouvé aussi des signes ophtalmoscopiques ressemblant à ceux de l'embolie centrale artérielle, j'étais resté frappé pourtant de l'absence de tout signe d'altération cardiaque. Ne voulant pas me fier à mes propres investigations, je m'étais adressé à nos éminents maîtres en pathologie interne. L'examen du cœur fait chez quelques malades par le professeur Potain, chez d'autres par le professeur Dieulafoy et anciennement par Charcot et Peter confirmèrent complètement mes assertions.

Il est résulté des examens faits chez plusieurs malades contrôlés par les praticiens les plus éminents de Paris, que 59 cas *d'embolie rétinienne*, constatée à l'ophtalmoscope, il y avait dans 13 cas absence complète de toute altération du cœur ou de l'aorte. La maladie oculaire était donc locale, circonscrite et ne dépendait point de la circulation générale et centrale.

Chez quelques-uns de mes malades, des tracés sphygmographiques ont été faits à la clinique du professeur Potain, et sont encore venus confirmer l'état normal de la circulation artérielle.

Mais, en recherchant attentivement les causes probables de ces différents cas d'oblitération vasculaire, on découvre des indications fort intéressantes à cet égard.

C'est ainsi que j'ai observé, dans 3 cas, une relation entre les accès de fièvre intermittente et l'oblitération de l'artère rétinienne; *trois fois* la maladie était due à la syphilis; *une fois* elle avait suivi de très près une chute sur la tête; *deux fois* je l'ai vue survenir à la suite d'un fort accès de colère; enfin, dans deux cas, on ne pouvait rattacher l'oblitération des vaisseaux rétiniens à aucune autre cause qu'à la *migraine ophtalmique*.

Le tableau statistique ci-contre pourra, du reste, vous renseigner sur plus d'un fait étiologique important, concernant l'embolie et la thrombose rétiniennes.

Tableau statistique de 46 cas d'embolie et de 13 cas de thrombose rétinienne.

Age.....	10-20	20-30	30-40	40-50	50-60	60-70	70-80	80-90
Nombre de cas.	4	11	12	13	27	25	9	2

Sexe.. { Hommes....	15	Embolie ou thrombose partielle..	25
Sexe.. { Femmes.....	44		
Œil gauche.........	42	Embolie ou thrombose générale..	34
Œil droit...........	17		

Fièvre intermittente......................	3 cas.
Syphilis..................................	3 —
Chute sur la tête....	1 —
Émotions vives et colère..................	2 —
Aortite...................................	1 —
Migraine ophtalmique......................	2 —
Goutte et rhumatisme......................	27 —
Accidents cérébraux accompagnant l'embolie.	7 —

Il y a dans ce tableau 13 cas, dans lesquels on pouvait rapporter les accidents oculaires à toute autre cause qu'à une affection cardiaque. Mais sur les 46 autres cas, il est probable qu'il se trouve un certain nombre de malades dont les accidents emboliques devraient se rapporter à une thrombose périphérique. Mon attention n'ayant pas été attirée sur ce point, j'ai pu confondre les deux affections en ne me basant que sur un seul fait du symptôme ophtalmoscopique.

A l'avenir, je pense qu'il sera de notre devoir absolu de rechercher dans la symptomatologie de ces deux maladies des différences caractéristiques, permettant de faire une distinction entre elles.

C'est ainsi que la perte de la vue, quoique subite, est précédée le plus souvent de quelques symptômes prodromiques. Un de mes malades voyait, pendant quatre mois consécutifs, des bluettes devant l'œil malade; un autre, pendant les trois jours qui ont précédé l'attaque voyait de plus plus trouble. Chez un autre encore, des douleurs périorbitaires venaient par crises pendant un mois et ne cessèrent complètement qu'avec la perte de la vue.

Les thromboses donnent aussi lieu bien plus souvent que les embolies aux hémorragies concomitantes rétiniennes.

Il existe aussi d'autres cas dans lesquels l'inflammation envahit de préférence les veines de la rétine et donne lieu à une vraie phlébite, dont les caractères ophtalmoscopiques et les symptômes fonctionnels sont différents des cas d'embolie ou de thrombose artérielle, comme nous allons plus tard l'indiquer.

La thrombose artérielle de la rétine peut apparaître dans différentes branches de l'artère centrale. Lorsqu'elle occupe l'artère centrale à son entrée dans la papille optique, elle occasionnera des symptômes ressemblant presque sous tous les rapports à une embolie. C'est ainsi que la vue se perd complètement, la papille devient pâle, blanche, et la macula présentera, comme dans une embolie, une zone blanchâtre circulaire. Mais si on examine attentivement la marche et l'évolution de l'amblyopie ou de l'amaurose de l'œil atteint, on se convaincra bien vite que le mal n'était pas instantané, mais qu'il avait été précédé de troubles visuels passagers pendant un certain temps. Il y a même des cas où j'ai pu constater un retour complet à la vision, suivi au bout de quelque temps d'une nouvelle attaque de cécité plus ou moins complète.

Les mêmes thromboses peuvent attaquer une seule petite branche collatérale de l'artère centrale de la rétine, et alors le trouble visuel dès le début ne sera que partiel, tandis que, dans d'autres cas, la vue se perdra complètement pour revenir partiellement au bout de quelques jours, quelques semaines ou même beaucoup plus tard.

Le fait suivant peut servir d'exemple :

Observation IV

M. l'abbé S..., âgé de 23 ans, appartenant à la mission étrangère, vint me consulter le 12 juin 1886 pour une amblyopie partielle de l'œil droit survenue le 7 mai de la même année. Cet accident s'était déclaré à la suite d'un fort rhume avec angine qui avait duré plus de trois semaines avec beaucoup de fièvre.

Le malade, de plus, est très rhumatisant, goutteux ; il a souvent des attaques de migraine du côté droit de la tête.

A l'examen de son œil droit, je constate une hémianopsie supéro-interne. L'acuité visuelle est de 1/3, et à l'examen ophtalmoscopique je trouve une périartérite dans la branche artérielle inféro-externe. Le reste de la santé est normal et il n'y a rien au cœur.

Mode d'évolution de la thrombose rétinienne. — Les altérations des parois vasculaires ne se produisent pas toujours de façon identique, car elles dépendent exclusivement de la cause constitutionnelle de l'individu, ainsi que de la nature d'altération des tissus formant les parois des vaisseaux.

L'artério-sclérose n'attaque pas toutes les branches vasculaires au même degré ; lorsqu'elle est généralisée, elle envahit habituellement le tissu propre des artères et le désorganise plus profondément quoique bien plus lentement, et demande de longues années pour atteindre les branches de petit calibre.

Chez certains individus arthritiques et goutteux, les carotides ou même quelques artères méningées sont attaquées par des dépôts athéromateux, pendant que les artères capillaires conservent partout leur structure normale. Si, dans ces conditions, il se produit quelques troubles visuels, ils ne seront pas dus à une altération périphérique développée sur place, mais à la transmission d'un coagulum fibrineux, d'un dépôt calcaire ou d'une exsudation détachée d'un point ulcéré et enflammé de la paroi interne artérielle.

Des lésions de cette nature, en se localisant dans un vaisseau capillaire rétinien, seront suivies d'une oblitération de leur calibre, mais nous ne pourrons pas les envisager comme des thromboses rétiniennes, car la lésion n'est pas produite sur place ; tout au contraire, ce sera une des variétés d'embolie athéromateuse provenant de la périphérie. Le fait suivant peut servir d'exemple frappant :

Observation V

Thrombose rétinienne par embolie périphérique. — M. l'abbé X..., âgé de 54 ans, demeurant à Oran, vint me consulter le 31 mars 1880 pour une perte subite de la vue de l'œil droit, survenue dans des conditions toutes particulières qu'il est intéressant de noter.

Un homme fort, robuste, toujours bien portant, quoique sujet à des accidents rhumatismaux, qui lui amenaient bien souvent des crises névralgiques périorbitaires pour lesquelles il était obligé de demander des conseils à des médecins oculistes.

Dans une crise névralgique analogue, qui lui était survenue en avril 1879, il perdit subitement la vue de l'œil gauche consécutivement à une attaque de glaucome hémorragique. Sous l'influence d'un traitement approprié, et notamment d'une sclérotomie et d'instillations répétées de pilocarpine, en juin de la même année, j'ai pu arrêter la maladie en lui conservant le champ visuel inféro-externe ; mais le scotome central empêchait le malade de lire de cet œil et de voir en face.

Le 9 octobre 1892, le malade a été pris subitement d'une perte de la vue de son œil gauche, après avoir éprouvé pendant quelques jours dans cet œil des mouches volantes accompagnées de maux de tête persistants. A son examen j'ai constaté une thrombose rétinienne avec quelques taches hémorragiques longeant la branche supéro-interne de la rétine. On ne trouve rien d'anormal dans les urines, si ce n'est un excès d'acide urique. Le pouls radial est dur, mais le cœur est intact.

Incontestablement, il s'agissait là d'une thrombose rétinienne avec une perte de la vision presque complète qui avait duré huit jours. Peu à peu le mal céda au traitement et la vue de cet œil revint en grande partie; le malade commença à lire de cet œil, mais en conservant une hémianopsie, dans la partie supéro-interne du champ visuel, due à un vaisseau oblitéré et réduit à un cordon blanc.

Dans cette observation nous pouvons relever trois points pratiques de la plus haute importance : en premier lieu, que la lésion thrombosique a pu se produire chez un individu qui n'avait pas la moindre trace de lésion cardiaque et que l'oblitération vasculaire de la rétine était due à une altération périphérique; une endartérite ou périartérite survenue sur le point altéré. Il a pu se faire aussi que la lésion artérielle se soit produite dans un point un peu éloigné de la papille, par exemple dans le trajet de l'artère ophtalmique ou de l'artère optique, et que de là un coagulum fibrineux se soit porté dans la papille ou la rétine et y ait amené la thrombose, ce qui est difficile de préciser.

Un autre fait non moins grave se remarque dans cette observation, c'est une altération glaucomateuse ayant provoqué la perte de la vue dans l'autre œil. Incontestablement, sous l'influence de la même cause arthritique, il se sera développé une altération des vaisseaux choroïdiens avec des accidents glaucomateux consécutifs.

Deux sortes de lésions différentes se sont produites chez le même individu, quoique à des époques plus ou moins éloignées, mais dépendantes toutes deux de la même cause arthritique et intra-vasculaire, et d'une sorte d'endartérite. Un œil a été atteint d'une thrombose artérielle de la rétine et, quelques années plus tard, la même cause arthritique aura atteint les parois internes des artères ciliaires et amené ainsi un autre genre d'affection et, notamment, une choroïdite hémorragique glaucomateuse. C'est donc par une oblitération des vaisseaux choroïdiens, et peut-être même des choroïdiens et rétiniens, par des thromboses endartériennes que je crois pouvoir expliquer la pathogénie du glaucome hémorragique.

On voit par ce fait que les artério-scléroses, les endartérites peuvent frapper les différents organes du même organisme, quoique à des époques différentes de la vie. Selon les individus le processus sclérosique n'envahit que les petites artères capillaires et donne lieu, par conséquent, à des oblitérations circonscrites, localisées dans des organes tout à fait isolés, dans un seul œil, ou dans un nerf optique droit ou gauche séparé.

C'est ainsi que le Dr Huchard explique l'apparition des scléroses dans des vaisseaux périphériques d'une région isolée du cerveau, et souvent, comme il dit, ces accidents oblitérants atteignent de préférence tel organe chez les alcooliques, comme par exemple le foie, tandis que chez les goutteux et les arthritiques il gagnera plus particulièrement le cerveau.

Pour mon compte, j'ai vu beaucoup plus souvent les thromboses capillaires atteindre les capillaires de la rétine. Mais les capillaires peuvent subir des altérations dégénératives dans les différentes membranes du même organe et donner lieu à des thromboses rétiniennes avec leurs suites, ou bien, même à peu d'intervalle, des altérations sclérotiques des artères du cercle ciliaire, avec les conséquences glaucomateuses, etc.

Les désordres qui en résultent dans l'œil n'auront naturellement ni la même apparence, ni la même gravité, car, selon les différents tissus que traverse l'artère malade, la gêne de circulation sera tout autre; les tissus variés que ces artères traversent présentant des plans de résistance tout autres et amenant forcément des affections toutes spéciales. Nous verrons à l'ophtalmoscope des altérations consécutives à cette oblitération vasculaire dans les capillaires du nerf optique ou de sa rétine, mais nous ne verrons pas l'origine d'oblitération. C'est à nous que revient la responsabilité de retrouver la cause du mal.

Nous rencontrons un certain nombre de malades qui viennent nous consulter pour des hémorragies rétiniennes survenues subitement et sans aucune cause bien définie. Ces malades, en apparence, ne présentent aucune lésion particulière dans leur organisme, et pourtant le mal vient de ce que les parois vasculaires ont subi une désorganisation athéromateuse de longue date, et dans des différentes parties, et même dans des organes différents du même organisme.

Le rhumatisme blennorragique, l'arthritisme goutteux généralisé peuvent donner lieu à de pareilles désorganisations des parois internes vasculaires et à des scléroses artérielles rétiniennes plus ou moins accentuées.

Que la lésion se soit localisée dans différentes artères de la même rétine, rien n'est plus fréquent; nous en rencontrons souvent des exemples. Mais il arrive des cas plus extraordinaires, c'est lorsque, sous l'influence de la même altération sclérosique, les oblitérations thrombosiques atteignent les deux rétines à la fois et à des degrés très variés.

Le fait suivant est des plus remarquables et des plus instructifs.

Observation VI

Thrombose de la rétine et du nerf optique consécutive à une artério-sclérose généralisée. Amélioration sensible de la vue. — M. C..., âgé de 59 ans, habitant Montpellier, me fut adressé par M. le professeur Sarda, le 18 mars 1893, qui demandait mon avis sur la maladie de M. C..., atteint subitement d'un scotome hémiopique binoculaire. Le malade avoue pourtant que son œil droit a été atteint pour la première fois cinq ou six ans avant le gauche et resta toujours un peu plus faible.

En l'examinant attentivement, j'avais constaté chez ce malade les symptômes morbides suivants : il existe une hémianopsie dans le champ visuel inféro-externe, arrivant presque jusqu'au voisinage du point de fixation, comme on pouvait du reste en juger par le dessin du champ visuel qui avait été établi par M. le Dr Sarda.

L'acuité visuelle est sensiblement diminuée, de sorte que de l'œil droit le malade parvient à peine à lire avec les verres de 4 D. les caractères nº 3 de mon Échelle, tandis que de l'œil gauche, il lit plus facilement les caractères n° 2 de l'Échelle.

A l'ophtalmoscope, je constate des thromboses artérielles capillaires s'étendant jusqu'à la papille optique, qui de ce côté apparaît un peu diffuse dans ses contours et un peu anémiée.

Evidemment, il s'agissait chez ce malade d'une thrombose artérielle généralisée, et qui, selon moi, devait être rapportée à une artério-sclérose.

Pour avoir plus de certitude à ce sujet, j'ai cru nécessaire d'adresser le malade à mon éminent confrère et ami M. le Dr Huchard, à qui j'avais communiqué tous les détails ophtalmoscopiques. Son examen confirma sur tous les points mon diagnostic et il avait déclaré l'existence d'une artério-sclérose généralisée.

Le traitement avait été établi en rapport de ce diagnostic. Une application de quelques sangsues à la tempe droite amena une détente complète. De plus, comme il s'agissait d'une altération inflammatoire des parois des vaisseaux, j'ai cru nécessaire de prescrire un traitement local énergique auquel j'ai toujours recours dans ces cas avec succès.

Ce traitement consistait en instillations alternatives de collyres de pilocarpine et de digitaléine, et de sacs d'eau chaude et d'eau glacée alternativement, sangsues à la tempe ou derrière l'oreille à des époques définies; salicylate de soude et de lithine pris à l'intérieur.

L'amélioration n'a fait que gagner et déjà vers la fin de l'année dernière mon malade pouvait lire les caractères n° 1 de l'œil gauche et le n° 2 de l'Échelle de l'œil droit avec n° + 4 dioptries convexe-sphérique. Le champ visuel s'est élargi considérablement dans les deux yeux.

Siège de la thrombose. — Le siège de la thrombose n'est pas toujours le même, il peut varier de place à l'infini selon le point de la lésion artérielle. Tantôt la paroi artérielle sera altérée dans le trajet de l'artère centrale, à son passage à travers le bout orbitaire du nerf optique; une inflammation se déclarera dans la paroi et y provoquera une thrombose. La circulation dans toute l'étendue de la partie correspondante de la rétine sera supprimée, à l'ophtalmoscope on aura tous les signes d'une embolie. Tantôt, au contraire, c'est une branche capillaire de l'artère centrale qui aura subi une dégénérescence athéromateuse et amènera une thrombose sur place, visible à l'ophtalmoscope et caractérisée par un liséré blanc périartériel.

Nous avons démontré précédemment que les thromboses rétiniennes sont provoquées par des artérites. Cette artérite n'a pas toujours le même aspect, car elle dépend de la nature de la lésion et de l'étendue de son évolution primitive. Habituellement la vue de l'œil se perd instantanément et presque complètement, à tel point que c'est à peine s'il reste au premier moment un peu de la perception lumineuse; ce qui fait qu'on la confond le plus souvent avec une embolie.

La lésion thrombosique n'est pas toujours provoquée par le même ordre d'altération, tant au point de vue de la forme de la lésion qu'en ce qui concerne l'étendue de sa localisation. C'est généralement dans les différents tissus des parois artérielles que se localisent les altérations morbides, ce qui tient naturellement à la cause constitutionnelle elle-même ayant déterminé une endartérite ou une périartérite.

A l'examen ophtalmoscopique on verra des figures très variées, et elles seront en rapport avec la nature de l'altération anatomique des tissus artériels ainsi que du siège de la lésion artérielle elle-même.

C'est ainsi que nous voyons chez certains individus apparaître près de la papille une ligne blanche périartérielle, qui obstrue peu à peu le calibre de l'artère et la remplace à un moment complètement; elle apparaît alors sous forme d'une zone linéaire large ou étroite exsudative, blanche de couleur et constituant par plans des ramifications collatérales, avec des angles de bifurcation, semblables aux vaisseaux blancs bifurqués. Une dégénérescence graisseuse des parois artérielles avec une oblitération de son calibre sera le phénomène principal du processus morbide.

Comme conséquence directe de ces sortes d'altérations anatomo-pathologiques, ce sera une suppression de toute circulation dans la partie de la rétine qui recevait sa nutrition de la branche artérielle avant qu'elle ait été oblitérée.

A l'examen *ophtalmoscopique* nous apercevons alors sur la rétine des suffusions séreuses semblables à celles de l'embolie, mais habituellement bien plus accentuées que dans ces dernières. Le nerf optique présente une péri-névrite ou une névrite optique semblable sous beaucoup de rapports aux signes de la névrite optique cérébrale.

Une erreur de diagnostic deviendrait facile si l'on ne prenait pas en considération le mode d'évolution de la maladie, les symptômes circulatoires qui accompagnent la thrombose, la marche et l'évolution ultérieure de la maladie. Que voyons-nous, en effet, dans ces sortes de thromboses?

Lorsqu'on examine soigneusement et à l'image droite le fond de l'œil tout entier, on voit apparaître des gros vaisseaux artériels interrompus par places et au voisinage de la papille. Ce sont généralement des spasmes vasculaires amenant des interruptions par places, et qui se remplissent de nouveau à une certaine distance vers la périphérie pour disparaître ailleurs.

En examinant successivement dans des cas l'ensemble du dessin ophtalmoscopique que nous avons reproduit dans notre *Atlas*[1], on reconnaît facilement que la rétine est sillonnée dans tous les sens de bourrelets vasculaires allongés, comme variqueux, interrompus par places par des portions blanches plus ou moins longues qui alternent ainsi avec des colonnes sanguines épaisses.

Il y a donc là comme des ondulations circulatoires qui sont les résultats exclusifs d'un affaiblissement de l'élasticité des parois. Des efforts cardiaques, en augmentant d'intensité, font rompre par plans les parois vasculaires malades et dé-

1. Galezowski, *Atlas ophtalmoscopique*, p. 32.

sorganisées et amènent par places des ruptures et de vrais anévrysmes miliaires dans certains endroits et de petites hémorragies dans d'autres points.

Des taches hémorragiques, ainsi disséminées sur la rétine, sont parfois généralisées à toutes les artères de la rétine ; ou bien elles ne sont localisées que dans une seule branche artérielle, qui devient de cette façon transformée en un cordon blanc avec toutes ses ramifications collatérales depuis la papille optique jusqu'au voisinage de l'ora serrata. Car je dois ajouter que l'affection athéromateuse des capillaires ne s'étend pas jusqu'à l'extrémité périphérique de la rétine, mais elle s'arrête habituellement à une certaine distance, au moins autant que l'examen ophtalmoscopique nous permet de l'apprécier.

Ces altérations sont de nature très variée et elles peuvent amener des variétés différentes dans l'aspect ophtalmoscopique de la rétine. Sous l'influence, en effet, de causes constitutionnelles différentes, les vaisseaux artériels peuvent subir des modifications les plus diverses.

Dans une des branches artérielles plus désorganisées les cellules épithéliales intravasculaires, en se détachant de la surface de l'artère malade, laisseront à jour les couches sous-jacentes qui désormais, dans ces points, deviendront dénudées, et subiront peu à peu une désorganisation plus ou moins étendue, de l'épaisseur de sa paroi, pour amener à un moment donné un étranglement, une oblitération du calibre de ce vaisseau ; d'où la thrombose artérielle.

Il existe donc dans ces cas particuliers de vraies thromboses, que j'appellerais volontiers emboliques, des thromboses arrivant d'une manière subite, presque instantanée, et qui sont provoquées par des transformations fibrineuses des parois artérielles. Quelle est cette transformation, comment se développe-t-elle, lentement ou subitement, est-elle due à une dégénérescence progressive des tissus artériels? Telles sont les questions auxquelles il convient de répondre, avant qu'on puisse résoudre la question de diagnostic et du traitement lui-même.

Symptomatologie des thromboses artérielles. — Les signes fonctionnels des thromboses rétiniennes ne sont pas toujours de la même nature; si l'on ne fait pas une grande attention pour les moindres détails qui apparaissent dès le début de la maladie, on s'exposera facilement à faire des erreurs de diagnostic.

1. *Début brusque, subit de la cécité.* — Un des symptômes les plus caractéristiques d'une thrombose artérielle se trouve dans le début du mal. La vue se perd subitement, quelquefois à la suite d'un effort, d'une quinte de toux, d'une chute, d'un coup reçu sur la tête et sur le globe de l'œil lui-même. Mais un traumatisme de cette nature n'est nullement une cause réelle du mal, il ne peut être considéré que comme une cause provocante, accidendentelle, tandis que la cause réelle réside (p. 89) dans une altération lente et progressive des parois des vaisseaux capillaires, situées dans un point de bifurcation de deux branches, tantôt à l'entrée du nerf optique dans le trou scléroticai, tantôt dans une portion du trajet artériel sur la rétine elle-même.

Ces altérations ne marchent pas rapidement; elles gagnent peu à peu le calibre des artères, gênent par moments un peu la circulation, ce qui fait que, dans le cours de ce processus athéromateux, dégénératif, la rétine subit des gênes de nutrition; des stases veineuses apparaissent par places, d'où il s'ensuit des infiltrations périvasculaires plus ou moins étendues.

De pareilles altérations circulatoires ne peuvent pas rester longtemps sans amener des troubles visuels, souvent passagers, qui passent même inaperçus. Ce sont ces troubles légers de la vue qui doivent être étudiés avec soin, car ils indiquent la nature de la lésion oculaire à venir et que l'ophtalmoscope peut définir à l'avance. Voici ces signes :

2. *Scotome central passager.* — Le malade est pris d'un trouble visuel apparaissant habituellement d'une manière

subite à la suite d'une grande émotion ou d'un effort quelconque. Ce scotome dure un temps variable entre une heure, une journée ou même plus longtemps pour disparaître ensuite presque complètement.

Peu à peu la vue se rétablit mais en laissant une faiblesse avec des mouches devant l'œil, des éblouissements passagers et de la fatigue asthénopique visuelle.

L'examen ophtalmoscopique permettra de constater des petits liserés blanchâtres le long de quelques branches artérielles de la rétine, provoqués par une artério-sclérose. Si le mal n'est pas enrayé par un traitement approprié, il pourra aboutir à une thrombose dans un avenir plus ou moins rapproché.

3. *Hémianopsie persistante.* — Elle peut se développer dès le premier jour de l'accès thrombosique. La cécité sera d'abord complète et absolue, et elle ne persistera que pendant un ou deux jours, pour ne revenir ensuite qu'en partie. L'apparition brusque et subite de la cécité fera penser à une embolie centrale de la rétine, mais un retour rapide d'une grande partie de la vision permettra de diagnostiquer une simple thrombose, ce qui, du reste, sera confirmé par la marche ultérieure de la maladie et l'examen négatif du cœur et de la circulation centrale. L'hémianopsie donc partielle, persistante, ne sera due qu'à une thrombose artérielle périphérique, dont la cause constitutionnelle sera à rechercher.

4. *Dyschromatopsie.* — Il existe chez ces malades des signes dignes de remarque, c'est que le trouble de la vue est accompagné dès le début de son évolution d'un affaiblissement de la perception de certaines couleurs, et notamment du vert avec toutes ses nuances, du rouge et du violet. Ces signes sont analogues à ceux d'atrophie de la papille optique. Mais il y a un fait non moins important à signaler, c'est que, dès le début de la maladie, la perception des couleurs n'est pas également atteinte de loin ou de près : à des distances rapprochées l'œil reconnaît les couleurs, tandis que ces mêmes objets colorés

il ne les voit pas à quelques centimètres plus loin. L'acuité colorée est diminuée par suite de la périartérite et de l'infiltration rétinienne, qui diminuera au fur et à mesure que la circulation reprendra dans la rétine. Le fait suivant peut servir d'un exemple des plus concluants :

Observation VIII

Mme L..., artiste peintre, demeurant en Espagne, vint me consulter, le 7 novembre 1898, pour une perte subite et presque complète de la vue de son œil droit. La malade me raconte que déjà trois mois auparavant elle apercevait des mouches par moments devant cet œil.

Elle est arthritique et souffre par moments de rhumatisme; par places ses articulations sont un peu douloureuses. A part cette particularité, sa santé était toujours très bonne, son cœur et les gros vaisseaux ne présentaient pas de lésion.

Pendant plus de trois jours la vue de cet œil était perdue, quoiqu'elle continuait, dit-elle, à distinguer le jour, puis peu à peu la perception lumineuse est revenue. Elle peut lire les caractères n° 2 de l'échelle mais la dyschromatopsie persiste dans la partie supéro-interne et la papille reste atrophiée en partie, une artère blanche supéro-externe se distingue très nettement sur la rétine.

5. *Mouches volantes.* — Ce symptôme apparaît bien avant la production de thrombose; elle est le résultat d'une anesthésie partielle dans une partie de la rétine, qui ne reçoit pas toute sa nutrition à cause d'une gêne de circulation.

Nous savons combien la pression intra-vasculaire est variable même à l'état normal de l'organisme, la moindre perturbation du système cardio-vasculaire réagit sur la nutrition générale physiologique des organes isolés, comme disent MM. Raynaud et Oller[1]. Une variation de la pression artérielle constatée au moyen du sphygmographe peut aussi fournir

1. Raynaud et Oller, *Pression artérielle* (*Gazette des hôpit.*, 1900, p. 604).

des indications d'une certaine valeur pour le diagnostic et, par conséquent, pour le pronostic et le traitement; une diminution de la tension artérielle inférieure à 10 centimètres, peut être fatale, comme disent ces auteurs, en dehors de toute hémorragie, pour la vie de l'individu. Il y a alors plutôt la probabilité d'une embolie dans les organes isolés aussi bien que dans le centre nerveux dans la rétine ou le nerf optique.

6. *Infiltration péripapillaire et suffusion séreuse.* — Une oblitération d'une des branches principales de l'artère centrale de la rétine est suivie habituellement d'une suffusion séreuse péripapillaire, ressemblant tout à fait à celle d'une embolie. Chez certains malades, on trouve une suffusion blanche dans la macula. Chez d'autres, il existe, au contraire, une sorte d'exsudat blanc, linéaire ou fusiforme, résultat de stases veineuses et d'une interruption de circulation.

7. *Hémorragies et stases veineuses.* — A la suite d'une thrombose artérielle, on voit se développer des arrêts partiels de circulation et des stases veineuses.

Par moments, les stases veineuses sont tellement prononcées, que les vaisseaux capillaires ne pouvant pas résister à la pression intravasculaire se rompent par places et amènent des hémorragies plus ou moins larges dont le nombre varie à l'infini, selon la constitution et la structure des parois des vaisseaux.

8. *Névrite optique.* — De pareilles altérations de nutrition ne peuvent rester longtemps sans provoquer, dans toute la masse nerveuse de la papille, une vraie névrite optique. Le traitement énergique au début du mal peut sauver la nutrition des fibres optiques et rétablir la vision.

ÉTIOLOGIE DES THROMBOSES RÉTINIENNES, RHUMATISMALES, GOUTTEUSES. — Comme nous avons déjà dit précédemment, les thromboses rétiniennes sont provoquées, le plus habituellement, par une cause constitutionnelle qui, de près ou de loin, agit sur la tension artérielle.

C'est l'arthrite et la goutte qui agissent de préférence sur la circulation artérielle, en y déterminant une altération de leurs parois et une *artério-sclérose*. Cette dégénérescence sclérotique des artères, nous pouvons la définir longtemps avant qu'une thrombose éclate, par la présence de quelques lisérés blancs longeant telle ou telle autre branche de l'artère centrale rétinienne visible à l'ophtalmoscope.

Peut-être est-ce une simple hypertension artérielle, spasmodique artérielle, qui diminue la lumière des vaisseaux, ou bien cette diminution du calibre artériel est le résultat de la sclérose de ses parois, d'une sorte d'endartérite.

Malgré que les lésions athéromateuses des artères se développent lentement et à de longues périodes, sans aucune crise inflammatoire, il y a pourtant, de temps en temps, quelques symptômes précurseurs de la thrombose, des élancements, des éclairs dans l'œil, accompagnés de phénomènes de lassitude et de pesanteur, douloureux autour de l'orbite, qui pourront, plus tard, être d'une certaine importance dans le diagnostic différentiel entre la thrombose et l'embolie rétinienne, la première se développant lentement et de longue date par un travail inflammatoire local, et la seconde, au contraire, amenée par un embolus extra-oculaire survenant d'une manière subite sans aucun avertissement préalable.

Une altération rhumatismale peut encore accuser différentes variétés, selon la cause primitive et initiale du rhumatisme lui-même, car le rhumatisme lui-même n'est pas toujours provoqué par une seule et même cause et en me basant sur mes propres recherches, à cet égard, je suis arrivé à une conclusion très importante, c'est que les rhumatismes généraux de même que les altérations oculaires rhumatismales peuvent et doivent être rapprochés, dans certains cas, de la cause blennorragique, gonococcique. Dans le travail que j'avais lu à la Société d'ophtalmologie de Paris[1], j'ai cherché à démontrer qu'un certain nombre de thromboses rétiniennes

1. Galezowski, Société d'ophtalmologie, avril 1900.

plus ou moins graves peuvent être rapportées à l'intoxication gonoccoccique, ce qui, du reste, a été confirmé par mon éminent confrère, le Dr Kœnig, dont je rapporte ici quelques extraits.

M. Kœnig s'exprime ainsi : Les déterminations oculaires de la blennorragie sont encore peu connues, et, parmi les maladies infectieuses, elles sont de celles qui méritent de fixer l'attention. Jusqu'ici l'iritis blennorragique a été décrite comme une maladie rare, et elle est à peu près la seule qui ait été signalée comme complication de cette maladie infectieuse.

La part qui revient à cette dernière s'agrandira quand les recherches des cliniciens porteront sur ce chapitre spécial de la pathologie oculaire.

A ce point de vue, le travail de M. Galezowski prend une importance indéniable, la relation entre les lésions oculaires qu'il décrit et la blennorragie étant par lui démontrée.

Il serait puéril de discuter le rôle qu'elle joue dans la production d'accidents graves en dehors de toute inoculation directe. Il existe des cas où, au cours d'une blennorragie chronique, après suppression de l'écoulement, les deux yeux furent atteints successivement de fonte purulente.

En d'autres circonstances, j'ai pu suivre un cas de méningite qui s'était produite à la suite d'une blennorragie aiguë.

Enfin, chez un jeune homme, quelques jours après l'infection et au moment où se développait une pyélo-néphrite, les troubles vasculaires des yeux furent très manifestes.

La conjonctive était fortement injectée et, dans le fond de l'œil, les veines étaient congestionnées, dilatées en certains endroits. Autour des papilles, il existait un léger trouble qui dénotait un peu d'infiltration.

C'est probablement ce qui se passe quand les globes oculaires sont menacés. La propagation sait se faire par la voie veineuse. En tout cas, toutes les parties de l'œil sont susceptibles d'être intéressées sous des formes différentes. Il serait utile de rechercher quelles sont exactement les complications et quelle est leur proportion.

4° La *syphilis* peut amener une thrombose rétinienne, qui, combattue d'une manière très énergique dès le début du mal, peut guérir, au moins en partie, en amenant une amélioration très notable de la vision, surtout si on trouve les moyens efficaces, et dès le début, contre la cause syphilitique.

Les thromboses syphilitiques rétiniennes ne sont pas très fréquentes ; elles apparaissent d'une manière aussi subite et presque instantanée comme celles de la goutte, du rhumatisme, de l'alcoolisme, etc. On les reconnaîtra par des signes propres aux affections syphilitiques, douleurs nocturnes, etc. C'est ainsi que la première base de diagnostic de la thrombose syphilitique rétinienne est, selon moi, la coexistence simultanée avec la thrombose d'une altération choroïdienne, telle que choroïdite atrophique aréolaire disséminée, soit dans l'un, soit dans les deux yeux. La coexistence simultanée de ces affections ne se rencontre que dans la syphilis et permet alors d'agir dès le début et avec la plus grande énergie par les moyens mercuriels.

L'observation suivante peut servir d'exemple des plus frappants.

Observation

Madame A. N..., âgée de 34 ans, perd subitement la vue de l'œil droit, le 11 mai 1900, sans douleurs ni aucune trace d'inflammation. Depuis plus de cinq mois elle voyait devant les yeux des mouches et, de temps en temps, quelques éclairs dans l'un comme dans l'autre œil.

En l'examinant pour la première fois, le 20 mai 1900, je constate une thrombose du nerf optique avec une infiltration rétinienne, et une plaque blanche exsudative près d'une artère. La malade voit à peine le jour de cet œil ; l'autre œil est sain.

Les signes ophtalmoscopiques ressemblent beaucoup à ceux d'une embolie, mais la malade n'a rien au cœur. De plus, en explorant attentivement tout le fond de l'œil, je découvre quelques taches atrophiques aréolaires, disséminées, caractéristiques de la syphilis.

La malade avoue elle-même qu'elle avait été atteinte de la maladie vénérienne il y a six ans, et qu'elle n'a suivi le traitement spécifique que quelques semaines à peine.

Le diagnostic une fois posé, je soumets la malade au traitement par les frictions mercurielles par mon système de 2 grammes de pommade par jour. Sous l'influence de ce traitement l'infiltration rétinienne diminue rapidement, la vue revient dans les deux tiers du champ visuel, et la malade peut aujourd'hui lire les caractères n° 5 de l'Échelle.

5° *L'alcoolisme* peut provoquer des altérations artérielles thrombosiques semblables, sous tous les rapports, aux embolies artérielles. En général, c'est sur le système nerveux que l'alcoolisme exerce son influence désastreuse, en y provoquant une sorte de torpeur et de paralysie fonctionnelle. Mais à la longue, dans un alcoolisme chronique et invétéré, l'influence toxique se traduira par une modification des sécrétions nutritives de l'organisme, et provoquera ainsi des altérations des parois des vaisseaux, des scléroses de ses tissus, qui, à un moment donné, pourront se rompre et occasionner des thromboses dans les centres visuels ou dans la rétine et le nerf optique.

Snell[1] avait constaté une thrombose rétinienne de ce genre chez un alcoolique âgé de 60 ans, et qui n'avait point de lésion cardiaque.

L'artériosclérose peut être quelquefois généralisée et envahir différents organes à la fois; dans d'autres cas, elle ne se localise qu'aux petites artères périphériques, rétiniennes ou cérébrales et y occasionne des oblitérations partielles et bien circonscrites, comme cela justement a lieu dans les thromboses rétiniennes.

6° *Thrombose graisseuse et embolie dans le diabète sucré.* — Longtemps on a nié l'existence de thrombose graisseuse, soit isolée, soit diabétique, et on ne voulait pas même admettre que la dégénérescence graisseuse des parois arté-

1. Snell, *Embolie de l'artère centrale de la rétine* (*Lancet*, décembre 1893).

rielles puisse provoquer des oblitérations des vaisseaux subitement comme dans une embolie simple cardiaque. Aujourd'hui ce doute n'est plus permis, depuis surtout le fait observé par Ebstein, dont nous rapportons ici quelques détails.

Observation

Une femme âgée de 27 ans était atteinte d'une forme grave de diabète, et après une période d'amélioration, elle tomba dans un coma absolu dont elle a succombé. L'autopsie fit voir que les capillaires étaient bouchées par places par de véritables cylindres graisseux dans les différents organes, aussi bien dans les poumons que dans les reins, le cervelet et la rétine.

Kussmaul avait trouvé aussi dans le sang d'une femme morte de diabète, des gouttelettes de graisse dont les dimensions très variables atteignaient jusqu'à la grosseur d'un grain d'amidon, et qui s'attachaient par moments à la surface des parois artérielles[1].

A l'ophtalmoscope j'ai vu chez quelques malades des granulations blanchâtres, disséminées le long des artères, et qui présentaient de vraies thromboses rétiniennes.

7° *Endartérite proliférante.* — Cette affection est caractérisée par des épaississements des parois artérielles, soit dans une des branches principales de l'artère centrale de la rétine, soit dans une de ses branches périphériques et capillaires.

L'altération artérielle se développe lentement et progressivement, sous l'influence le plus souvent d'une cause arthritique goutteuse et puis, subitement, il survient une oblitération d'une artère sans aucune trace de maladie du cœur.

Les artérites proliférantes ne sont pas très rares, elles proviennent d'un état arthritique, goutteux, donnant lieu à une dégénérescence athéromateuse, à des dépôts calcaires ou phosphatiques dans les parois artérielles. Ces lésions peuvent

1. *Ann. f. pathol., anat. und physiol.*, 10 août 1899.

aussi se produire dans des points isolés de l'organisme, comme ils se trouvent quelquefois disséminés dans tout l'organisme, et entraînent à la suite des troubles fonctionnels consécutifs, généralisés.

Lorsque cette dégénérescence arthritique atteint des branches artérielles rétiniennes, elle peut entraîner des occlusions soit passagères, soit durables, de la lumière de l'artère centrale de la rétine ou d'une de ses branches périphériques.

A l'examen ophtalmoscopique j'ai eu l'occasion de voir sur les trajets des vaisseaux rétiniens des liserés blanchâtres longeant leurs parois ou apparaissant quelquefois sous forme des petites taches exsudatives doublées même par moments de petites plaques hémorragiques.

Le cœur étant sain, comme j'ai pu m'en assurer par l'examen de deux malades, fait avec le concours de mon éminent maître, le professeur Potain, j'ai dû forcément expliquer cette affection par une endartérite.

L'endartérite proliférante, avec une thrombose de la veine centrale et des accidents glaucomateux consécutifs, a été confirmée microscopiquement dans un œil énucléé par le Dr Reimar[1].

8° *Migraines ophtalmiques.* — Cette affection ne constitue pas, à proprement parler, une maladie isolée; mais elle est occasionnée par des causes très variées, qui, dans certaines conditions, et avec l'association de plusieurs symptômes amènent ce qu'on est convenu d'appeler *migraine ophtalmique.*

Néanmoins, si je passe en revue tous les phénomènes qui apparaissent chez les migraineux, je suis obligé de reconnaître qu'il y a là, dans l'ensemble de tous les symptômes, quelque chose de particulier qui permet de lui donner le nom de maladie à part.

Les troubles de la vue des migraineux sont connus aujourd'hui; je les ai décrits, il y a quelque temps, avec tous les signes qui la caractérisent et survenant chez des sujets ner-

1. Reimar, *Ueber retinitis hemorrhagie in folge endarterite proliferand* (*Arch. f. Augenheilkund*, 1889, p. 209).

veux; mais, comme dit justement Kœnig[1], l'élément nerveux et l'artério-sclérose sont les deux facteurs qui peuvent agir parallèlement.

Toutes les névroses portent, en elles-mêmes, le germe de lésions matérielles, comme dit justement Charcot, et une maladie migraineuse, nerveuse au début, peut se compliquer ou se transformer à un moment donné en une affection organique, et donner lieu à une thrombose artérielle de la rétine. Cela s'explique par un spasme prolongé des vaisseaux artériels déjà malades, qui, à un moment donné, s'oblitèrent, et amènent une interruption de la circulation artérielle dans une partie correspondante de la rétine.

Dans mon tableau statistique[2] de thromboses ou embolies par artério-sclérose, j'ai signalé 2 cas de migraine ophtalmique sur 46 cas, comme la vraie cause d'oblitération artérielle dans la rétine.

Traitement. — Dans les embolies et les thromboses périphériques, l'intervention médicale devra être basée sur la cause du mal, et si la guérison complète n'est pas toujours facile à obtenir, il n'en est pas moins vrai que, dans une endartérite rétinienne syphilitique, arthritique, migraineuse ou blennorragique on rétablit au moins en partie la vision.

C'est en agissant, en effet, contre la cause du mal, qu'on parviendra mieux que par tout autre moyen à arrêter le mal et rétablir, en partie au moins, la circulation interrompue de la rétine et restituer les fonctions visuelles.

Nous avons signalé, dans une des observations citées au commencement de ce travail, que l'endartérite rétinienne était provoquée par la syphilis, et que le traitement énergique a pu rétablir la vision.

Mais il y a des cas où l'endartérite est provoquée par une blennorragie. Les faits, aujourd'hui, ne sont pas rares, et ils ont été observés aussi bien du côté des vaisseaux rétiniens que dans les artères du gros calibre.

1. Kœnig, *De l'artério-sclérose*, 1890, p. 135.
2. Galezowski, *Thrombose artérielle*, p. 225.

Des aortites et des endocardites blennorragiques ont été décrites par M. le professeur Potain dans ses *Leçons cliniques* de l'hôpital de la Charité[1].

Des endartérites rétiniennes, j'en ai observé aussi chez des malades qui, au premier abord, n'accusaient que des accidents rhumatismaux, et qui pourtant portaient des stigmates de la blennorragie.

Le traitement, dans des cas analogues, devra donc être dirigé aussi bien contre la cause générale que sur le mal local.

Le professeur Potain emploie, dans des cas d'endartérite blennorragique, le salicylate de soude à la dose de 4 à 6 grammes. De mon côté, je prescris habituellement dans les accidents arthritiques simples ou blennorragiques de la rétine de 2 à 4 grammes de salicylate de lithine par jour.

Sous l'influence de ce traitement, j'ai vu la pression artérielle diminuer dans certains gros vaisseaux, pendant que la circulation rétinienne revenait en partie dans des vaisseaux contractés et exsangues.

Combattre la cause du mal par des moyens appropriés, tel est le plan principal qui doit guider le chirurgien dans le traitement de cette maladie.

C'est ainsi que je fais le traitement mercuriel énergique et prolongé dans les thromboses syphilitiques. Dans les accidents provoqués par la malaria, j'ai recours au sulfate et salicylate de quinine.

Traitement local. — Un des moyens les plus efficaces que je recommande dans ces cas, c'est l'application alternative des compresses chaudes et froides sur l'œil.

A cet effet, j'ai fait construire par M. Collin, fabricant d'instruments de chirurgie, des sacs en caoutchouc (fig. 1), attachés à une bande oculaire; un de ces sacs est rempli de glace pilée, et un autre d'eau chaude, et on les applique alternativement de quart d'heure en quart d'heure sur l'œil malade.

Ces sacs sont faits en caoutchouc, très fin et souple, sous

1. Potain, *Sur un cas d'endocardite et d'aortite blennorragique* (*Bulletin médical*, 1899, n. 98).

forme d'une poche ovalaire rivée à une bande caoutchoutée, qui s'adapte autour de la tête. L'un de ces sacs est en caoutchouc fin pour être rempli avec de la glace pilée ; un

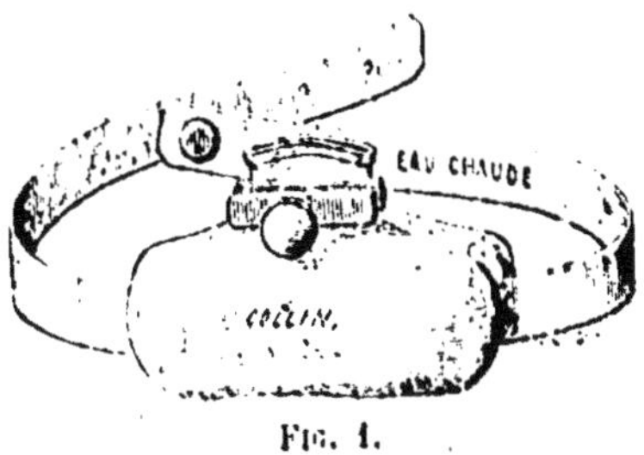

Fig. 1.

autre sac semblable est construit en caoutchouc gris plus épais, pour pouvoir supporter l'eau très chaude. L'un et l'autre sont munis d'une large ouverture en forme d'entonnoir, à travers laquelle on fait pénétrer la glace ou l'eau chaude. Une fois le sac rempli, on ferme l'entonnoir à l'aide d'un compresseur spécial, dont voici le dessin (fig. 2). Il se compose de deux lames métalliques plates, assemblées à l'aide de deux tiges verticales libres. Les deux lames horizontales peuvent être rapprochées l'une de l'autre au moyen d'une vis placée au milieu des plaquettes et permettant de les serrer autant que l'on désire. En plaçant ce compresseur sur l'entonnoir du sac en caoutchouc, et en le serrant plus ou moins fortement, on ferme l'ouverture complètement et on empêche ainsi l'écoulement du liquide contenu dans le sac.

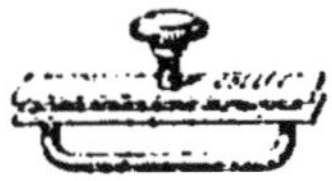

Fig. 2.

Cette application successive de chaud et de froid sur l'œil pendant une heure, matin et soir, fait activer la circulation dans un œil dont la circulation se fait mal, ramène le sang dans les artères contractées, et concourt d'une manière puissante au rétablissement de la circulation.

Pour combattre les complications qu'on voit apparaître dans les thromboses et les embolies, et notamment les hémorragies rétiniennes, je prescris en outre l'instillation alternative des collyres de scopolamine et d'ésérine.

XXIII

ÉTUDE
SUR
LES AFFECTIONS DES VOIES LACRYMALES
ET SUR
LES CONSÉQUENCES PATHOLOGIQUES QUI EN DÉCOULENT

La thérapeutique des voies lacrymales n'est pas encore complètement approfondie, car ni son étiologie ni sa marche d'évolution ne sont pas bien connues.

D'autre part, la symptomatologie des troubles visuels provoqués par la circulation défectueuse des larmes dans les voies lacrymales, crée une série de phénomènes morbides, qui varient à l'infini, selon la durée du mal, la constitution des membranes oculaires et le degré d'irritabilité de ces membranes. Le contact continu et permanent du liquide lacrymal lui-même, à la surface des paupières, des cornées, des conjonctives, des glandes meibomiennes, des cavités lacrymales, provoquera des altérations variées.

Connaître bien à fond la fonction physiologique des organes qui composent tout l'appareil lacrymal, approfondir la composition chimique du liquide lacrymal normal et pathologique, c'est trouver en partie la guérison. Si ce liquide, en effet, ne passe pas, par suite d'obstruction de ces canalicules, par les voies naturelles, il s'altère, devient irritant et constitue des abcès, des fistules et de véritables poches celluleuses, des tumeurs lacrymales, des poches lacrymales précystiques, etc.

Reconnaître ces différentes conditions anormales, tel est le but principal qu'un ophtalmologiste doit avant tout approfondir avant d'entreprendre son ample traitement.

C'est en approfondissant ces différentes questions que nous parviendrons, j'en ai la ferme conviction, à résoudre cette partie importante de la pathologie oculaire, et notamment *la pathologie oculo-lacrymale.*

La difficulté de cette étude est d'autant plus grande que l'extension des organes sécréteurs, de même que la fonction physiologique du liquide lacrymal varient selon les individus et la conformation anatomique elle-même.

L'organe sécrétoire, comme nous savons, c'est-à-dire la glande lacrymale, se compose de trois portions : *a*) orbitaire; *b*) palpébrale, et *c*) sous-conjonctivale. La première, qui a été déjà décrite par Galien, varie à l'infini par sa forme, son volume et sa disposition. La même variété s'observe dans la disposition anatomique de la portion palpébrale, qui présente deux dispositions différentes, dont les unes possèdent, selon Tillaux, des canaux excréteurs isolés, pendant que les autres canalicules s'embranchent dans des canaux excréteurs de la portion principale, orbitaire.

Ces seules variétés anatomiques suffisent pour imprimer des modalités très nombreuses dans la lubréfaction de l'œil.

Mais quel est le rôle des voies lymphatiques dans l'appareil lacrymal, quelles sont les glandes lymphatiques de cet appareil? Nous n'en savons rien, et tout est encore là à étudier et, par conséquent, à développer, pour comprendre bien le rôle physiologique des voies lymphatiques lacrymales, selon les individus, l'âge et la constitution. La connaissance exacte des fonctions physiologiques de ces organes nous permettra de bien envisager les symptômes pathologiques et morbides de tout l'appareil lacrymal.

Si la disposition anatomique des organes excréteurs des larmes varie d'une manière considérable, selon les individus, cette même modalité s'observe aussi, encore bien plus marquée, dans les voies excrétrices des larmes.

Les canalicules lacrymaux avec leurs embouchures changent de position et de volume; le sac lacrymal apparait tantôt plus volumineux, tantôt changé de position, ce qui fait que ses fonctions et l'aspiration du liquide lacrymal peuvent varier à l'infini, surtout si l'on prend en considération la disposition du canal naso-lacrymal, et la disposition osseuse et nasale elle-même.

Nous devons aussi prendre en considération cette seconde condition physiologique, non moins importante des fonctions lacrymales, c'est que le liquide lacrymal n'entre en fonction pour lubréfier toutes les surfaces externes de l'œil que par la loi de capillarité et d'aspiration.

Rosenmuller croit avoir trouvé des valvules à la réunion des canalicules supérieur et inférieur. Je pense, au contraire, que, dans des conditions physiologiques, normales, et embryonnaires, il n'y a point de valvules proprement dites dans aucun trajet des voies lacrymales, et que ces soi-disant valvules décrites par les auteurs ne sont que des étranglements, et une sorte de rétrécissements pathologiques des voies lacrymales, déjà provoquées par des altérations de la muqueuse lubréfiant les canalicules lacrymaux.

Les inflammations répétées des muqueuses oculaires, catarrhales ou de toute autre nature, en se renouvelant fréquemment, amènent des boursouflures de la muqueuse elle-même qui tapisse ces canalicules lacrymaux, et y constituent par places et à la longue de vrais bourrelets valvuliformes. De là la difficulté pour l'aspiration du liquide lacrymal, et son stationnement anormal, inaccoutumé et persistant qui devient à la longue une cause d'irritation et d'inflammation elle-même.

Des conjonctivites et des blépharites ainsi développées prennent des caractères tout spéciaux, qui m'ont permis de leur donner les dénominations toutes spéciales de *conjonctivites et de blépharites lacrymales.*

Au premier abord, on ne comprend pas bien pourquoi cette aspiration difficile des larmes provoque des conjonctivites et des blépharites elles-mêmes.

Le contact du liquide lacrymal avec toutes les membranes

externes de l'œil est certainement de la plus haute importance. Mais sa constitution neutre et aseptique fait qu'elle doit être complètement inoffensive, et rester à la surface du globe sans aucune irritation. Tout au contraire, nous voyons le même liquide devenir une cause d'irritation.

La cause en est multiple. D'une part, le liquide le plus inoffensif et même complètement neutre, en restant amassé constamment au bord des paupières, exercera une pression sur ces dernières, et provoquera un écartement de la paupière de la surface du globe, d'où il s'ensuivra un ectropion avec toutes ses conséquences. D'autre part, le liquide lacrymal, en restant amassé constamment entre les paupières, changera à la longue de composition, et de neutre qu'il était, il deviendra *alcalin*.

L'alcalinité des larmes est pour moi une des causes principales de l'inflammation des paupières. Les *blépharites ciliaires glandulaires*, les *eczémas*, les *conjonctivites* n'auraient pu être bien comprises, si on ne se rendait pas compte de ce phénomène, que les larmes, devenant alcalines par telle cause ou telle autre, deviennent irritantes et difficilement supportées par les muqueuses de l'œil en y provoquant la desquamation de l'épithélium conjonctival, aussi bien sur la surface palpébrale qu'au pourtour de la cornée elle-même.

Le liquide lacrymal présente une composition chimique très légèrement alcaline, comme j'ai pu m'en assurer par des recherches chimiques répétées à plusieurs reprises sur les yeux sains.

Composition du liquide lacrymal :

Eau	94
Chlorure de soude	1,05
Carbonate de soude	1,25
Carbonate de potasse	0,75
Matières albumineuses	traces.

Comme on le voit par cette analyse, la réaction n'est pas neutre, mais légèrement alcaline, ce qui du reste se rapproche beaucoup de l'analyse faite par M. le professeur Panas[1]. Nous

1. Panas, *Traité des maladies des yeux*.

avons cherché à démontrer chez un grand nombre de nos malades, en nous servant pour cet examen de *feuilles de papier de tournesol*, préparées spécialement à cet effet par M. Petit, de la pharmacie Mialhe. Ces papiers sont tellement sensibles, que la plus faible différence d'alcalinité en est reconnue, en l'introduisant entre les paupières, toutes les fois qu'on examine les yeux du malade.

Averti par ces différentes teintes du papier de tournesol, j'ai recueilli le liquide lacrymal chez différents individus et à différentes périodes de la vie physiologique et pathologique. L'analyse chimique ainsi multipliée m'a permis de conclure que la composition des larmes varie chez les mêmes individus, avec l'âge, la constitution de l'individu, et même selon différentes heures de la journée.

Bien plus, en soumettant ce liquide à une analyse chimique proportionnelle bien précise, je suis parvenu à démontrer que sa composition varie avant ou après la digestion, pendant la période de fièvre, etc. On peut s'en rendre un compte exact par une analyse détaillée du tableau suivant.

Le tableau statistique comparatif des analyses chimiques lacrymales nous expliquera le développement de certaines irritations des yeux, provoquées rien que par le contact prolongé des larmes fortement alcalines avec la surface des bords des paupières et des conjonctives.

Tableau statistique de la composition différente du liquide lacrymal.

	Jeunes gens.	Vieillesse 70 ans.	Matin après sommeil.	Soir au moment de digestion.	Pendant accès de fièvre.	Hiver. Froid.	Été. Chaleur.
Eau...........	99	93	99	97	89,05	98	99
Chlorure de soude et de potasse.	0,05	3,07	0,07	2,05	7,05	0,03	0,02
Phosphate.....	0,1	1,09	0,05	0,03	1,09	1,05	0,05
Matières albumineuses....	Traces.	Traces.	Traces.	»	De 3 à 5 parties.	»	»

On voit par une analyse comparative des larmes normales prises dans différentes conditions de la vie physiologique, que leur composition chimique varie surtout selon l'âge et la constitution de l'individu. Cette modification se traduit surtout par une exagération de l'alcalinité ; elles contiennent une plus ou moins grande proportion de sels de soude ou de potasse et deviennent par cela même plus irritantes pour la conjonctive et la muqueuse lacrymale.

L'action irritante des larmes sera d'autant plus accentuée, que leur composition chimique deviendra plus alcaline, et plus chargée de sels de soude et de potasse.

L'action irritante des larmes se traduit d'une manière différente selon que l'on examine son effet sur chaque membrane de l'œil avec laquelle elle se trouve en contact.

Le fait aujourd'hui bien démontré que les membranes externes de l'œil, telles que la cornée, la conjonctive et les bords palpébraux, sont garanties d'une manière très efficace contre toute action destructive et caustique des gaz et des liquides ambiants par l'épithélium qui les recouvre.

Chaque membrane oculaire peut ainsi supporter un certain degré d'irritation que pourrait amener le contact constant des liquides anormaux qui baignent l'œil, et notamment les larmes alcalines ; les membranes, et notamment la cornée et les bords des paupières supportent jusqu'à un certain degré le liquide même caustique. Mais à un moment donné l'épithélium protecteur subit une exfoliation par places, et il en résulte des ulcérations conjonctivales ou cornéennes avec toutes leurs conséquences.

Le rôle donc normal, protecteur des cellules épithéliales nous montre, d'une part la force puissante de la nature pour se défendre contre l'action destructive des liquides caustiques, et, d'autre part, la nécessité de réagir contre la composition défectueuse, caustique de ce même liquide.

Notre éminent confrère, M. le professeur Cornil[1], dans sa

1. Cornil, *Définition de l'anatomie pathologique, son rôle* (*Progrès médical*, 24 novembre 1900).

Leçon d'ouverture, sur l'anatomie pathologique, a dit une chose très juste que nous relevons ici en entier :

« L'étude histologique des tissus nous montre bien le rôle initial des cellules. Si, par exemple, vous touchez avec un poison caustique, avec une solution à 1 p. 100 de nitrate d'argent, la surface de la cornée et de la conjonctive d'un lapin, les cellules épithéliales superficielles imprégnées du liquide sont attirées immédiatement; un dépôt d'argent trouble leur surface et accuse leurs limites; de suite aussi se manifeste une réaction vitale, la congestion de la conjonctive due à la distension neuro-paralytique de ses vaisseaux, la sécrétion abondante des larmes, etc. L'altération cellulaire du début se traduira ultérieurement par des phénomènes physiologiques et les symptômes d'une légère inflammation. »

L'alcalinité des larmes normales, comme on voit par mes analyses, n'est pas contestable, et elle est bien supportée par la surface conjonctivale et la cornée. Néanmoins, cette tolérance pour les liquides alcalins est limitée au degré d'alcalinité; il y a des larmes dont la constitution chimique devient une cause d'irritation, et, au lieu de protéger le globe oculaire en le lubréfiant, constitue au contraire un foyer d'inoculation microbique pouvant amener des inflammations palpébrales plus ou moins intenses.

Nous ne cessons pas de répéter dans nos travaux qu'un très grand nombre d'affections oculaires externes est provoqué et entretenu par une altération des voies lacrymales, et que les larmes amassées dans les culs-de-sac conjonctivaux et à la surface des globes oculaires sont une des causes les plus fréquentes d'irritation des membranes qui recouvrent et protègent les globes oculaires. Les larmes conservant leur composition normale pourraient rester même en grande quantité à la surface du globe et conserver leur innocuité complète. Tout au contraire, chez certains individus, en restant trop longtemps et en grande quantité en contact avec la conjonctive et le bord palpébral des deux paupières, elles deviennent trop alcalines et irritantes par leur séjour prolongé.

C'est cette composition vicieuse du liquide lacrymal qui devient une cause permanente d'irritation oculaire, comme nous l'avons démontré dans nos précédents articles.

Quelles sont ces affections lacrymales, quelle est leur fréquence et quelle est leur signification pathologique ?

Dans la troisième édition de mon *Traité des maladies des yeux*, j'avais déjà affirmé d'une manière positive qu'un grand nombre des blépharites ciliaires étaient provoquées et entretenues par un rétrécissement ou une oblitération des voies lacrymales ; aujourd'hui, plus que jamais, je tiens à démontrer que les blépharites ciliaires sont dues exclusivement aux lésions des voies excrétoires des larmes. Bien plus, je dirai, non seulement les bords des paupières deviennent boursouflés et œdématiés par la distribution irrégulière des larmes, mais lorsque cet état se prolonge un certain temps, il entraîne à sa suite des inflammations des conjonctives (*conjonctivites lacrymales*) avec un développement très abondant des microbes morbides, des staphylocoques, des streptocoques, pneumocoques, etc. ; mais il en résulte aussi à la longue des altérations des plus graves dans les muqueuses des yeux et des voies lacrymales par les diplobacilles.

Les belles recherches de Morax[1] ont démontré qu'il suffit de déposer une goutte de culture de diplobacille dans le cul-de-sac conjonctival ou sur la caroncule lacrymale pour voir le bacille s'y développer et provoquer, après quelques jours, une inflammation semblable, sous tous les points, à une conjonctivite catarrhale. Les expériences faites sur les yeux du docteur Clément (de Fribourg) l'ont amplement prouvé. Les yeux de ce confrère n'avaient jamais eu d'affection oculaire avant l'inoculation. M. Morax instille dans le cul-de-sac conjonctival de l'œil gauche une goutte d'une cinquième culture de vingt-quatre heures de *diplobacille* ; trois jours après une conjonctivite semblable à une conjonctivite catarrhale s'était déclarée, et cinq jours après, les paupières du côté gauche sont agglutinées au réveil. « Dans la

1. Morax, *Sur un diplobacille pathogène pour la conjonctive humaine* (*Ann. de l'Institut Pasteur*, 1896).

sécrétion lacrymale et dans le mucus de l'angle interne on constate, en assez grande abondance, le *diplobacille* caractéristique. La conjonctive est un peu injectée et le bord palpébral présente une légère teinte érythémateuse. »

Il y a donc là, comme on voit, tous les signes d'une conjonctivite catarrhale. Ce qui est plus important à noter, c'est que la conjonctivite s'est communiquée à l'autre œil, comme cela habituellement a lieu dans les conjonctivites catarrhales. Voici, en effet, ce que déclare M. Morax, que les jours suivants la sécrétion et l'agglutinement matinal s'accusent davantage, localisés à l'œil gauche seul jusqu'au 11 avril. A cette date l'œil droit est atteint à son tour, et les troubles subjectifs sont analogues à ceux de la conjonctivite spontanée; mais, après une instillation de collyre au sulfate de zinc au 1/40, la guérison est complète.

Il y a donc là des preuves non douteuses que les diplobacilles, une fois inoculés dans le cul-de-sac conjonctival et dans l'angle interne lacrymal, y provoqueront, en y séjournant, une conjonctivite.

Une irritation des conjonctives, provoquée par les larmes irritantes, lorsqu'elle se prolonge, prédispose forcément à l'inoculation de tous ces microbes qui s'y développent et s'y multiplient par myriades, en y constituant des conjonctivites plus ou moins graves et des blépharites.

C'est ainsi que je m'explique la fréquence très grande des blépharites et des conjonctivites qui se développent après les fièvres éruptives, grippales, typhoïdes ou autres, à l'issue desquelles les yeux restent enflammés et irrités longtemps après la guérison de la maladie générale. L'examen des larmes m'a permis de constater dans ces cas la composition vicieuse, caustique des larmes, qui, jointe à une oblitération ou rétrécissement des voies lacrymales provoquait une ophtalmie plus ou moins intense.

L'observation suivante pourra servir d'exemple frappant.

Observation

Mlle T..., âgée de 17 ans, demeurant à Sèvres, est atteinte au commencement du mois de mars 1897 d'une forte scarlatine, qui l'a tenue au lit pendant plus de six semaines. Ses yeux, qui étaient toujours un peu larmoyants, sont devenus rouges et collés le matin, c'est pourquoi elle est venue me consulter avec sa mère, le 19 octobre de la même année. Elle avait été soignée par moi en 1896, comme l'indique mon ancienne ordonnance, et d'après la notice que j'ai retrouvée dans mon livre d'observations, j'avais constaté à cette époque la composition normale de ses larmes. Tout au contraire, dans l'examen fait à cette visite, j'avais remarqué un très grand larmoiement avec blépharite ciliaire et un eczéma du bord des paupières.

J'ai pu recueillir par aspiration avec une petite seringue des larmes, et en les analysant, j'ai pu constater que pour 10 grammes de liquide il y avait 85 centigrammes des sels de potasse et soude, ce qui fait presque 6 grammes p. 100, proportion considérable d'alcalinité donnant lieu à une irritation du globe oculaire.

Ces larmes, lorsqu'elles deviennent si fortement alcalines, elles se décomposent facilement, surtout lorsqu'elles contiennent une grande proportion d'éléments organiques, et donnent lieu à un développement de microbes; la desquamation de l'épithélium conjonctival et cornéen entretient la propagation et l'évolution des microbes. De là, les conjonctivites et kératites microbiennes et lacrymales, les blépharites lacrymales et les dacryocystites.

L'alcalinité des larmes une fois démontrée comme une cause d'*inflammation microbienne* des paupières, il restait à trouver le moyen de les rendre neutres le plus rapidement possible, sans employer bien entendu pour cela des médications caustiques.

L'*acide cacodylique* m'a paru le plus approprié pour cette action neutralisante, et je l'ai expérimenté avec le plus grand avantage. Je fais laver les yeux trois ou quatre fois par jour avec la solution cacodylique, et depuis je fais instiller dans l'œil, après chaque lotion, quelques gouttes de cette même solution.

La dose à laquelle ce collyre peut être employé sans aucun inconvénient et sans provoquer d'irritation, est la suivante :

Acide cacodylique	1 gr.
Eau distillée de laurier-cerise	25 gr.
Eau distillée simple	275 gr.

En employant ce collyre pendant quatre à six semaines consécutives pour les lavages répétés des paupières, de même qu'en faisant simultanément des injections du canal lacrymal avec de l'eau stérilisée, je suis arrivé déjà plusieurs fois à guérir des blépharites et des conjonctivites invétérées et qui ont résisté préalablement pendant plusieurs mois à tout traitement.

L'observation suivante peut servir de meilleur exemple, d'abord de la tolérance de la conjonctive enflammée et de la cornée pour l'acide cacodylique employé en lotions et en instillations; et, d'autre part, il nous démontre que par ce moyen on parvient à enrayer des blépharites invétérées et des conjonctivites, qui n'ont pas pu être guéries par aucun autre moyen.

Observation

Mme H..., âgée de 52 ans, demeurant aux environs de Paris, est atteinte depuis de longues années d'une inflammation chronique des yeux. Les bords des paupières sont légèrement déviés en dehors (ectropion). Des cils sont tombés en grande partie et il y a par places de petites ulcérations à la racine des cils. La lumière vive, le vent, la fumée lui provoquent constamment des inflammations intolérables des conjonctives, que rien ne peut calmer. Le globe de l'œil à l'œil gauche est rouge, il y a au pourtour de la cornée des boursouflures et des vascularisations, avec des stases veineuses. Des maux de tête avec des vertiges sont provoqués par cet état des yeux.

La malade a consulté plusieurs confrères et a suivi depuis plus de cinq ans les traitements les plus variés, mais sans grands résultats.

En l'examinant pour la première fois, le 7 mars 1900, j'avais constaté une sorte d'eczéma au bas des paupières, les yeux larmoyants, et il y avait de la blépharo-conjonctivite intense, qui, dit-elle, augmente toujours au printemps et en automne depuis nombre d'années.

L'examen de ses larmes me permet de constater une alcalinité excessive, plus prononcée à l'œil gauche qu'à droite.

Par une injection des points lacrymaux j'ai pu me convaincre qu'il n'y a point d'oblitération, mais un simple rétrécissement.

En présence de pareils phénomènes, je déclare qu'il s'agit, chez Mme H..., d'une blépharo-conjonctivite lacrymale. La malade est arthritique rhumatisante depuis nombre d'années. C'est en faisant des injections lacrymales avec de l'eau stérilisée simple et des lotions plusieurs fois répétées par jour avec la solution à l'acide cacodylique dans la proportion indiquée ci-dessous, que j'obtins facilement la guérison :

Eau distillée de laurier-cerise	25 gr.
Eau distillée simple	275 gr.
Chlorhydrate neutre de cocaïne	0 gr. 15
Acide cacodylique	0 gr. 50

L'inflammation de la conjonctive par les larmes est très fréquente, mais sa gravité dépend beaucoup de la quantité et de la nature des microbes qui s'y développent. Car il y a, comme je l'ai déjà prouvé précédemment, des *conjonctivites lacrymales à forme catarrhale*, et d'autres, au contraire, prennent un aspect purulent ou granuleux, que j'ai appelées du nom de *conjonctivites à granulations fausses*. Ces dernières apparaissent dans la conjonctive palpébrale supérieure de préférence, où on voit apparaître des glandes folliculaires engorgées et qui ressemblent à s'y méprendre complètement aux conjonctivites trachomateuses.

Dans cette forme d'affection, il est indispensable de rechercher avec soin l'état de perméabilité des canalicules et du sac lacrymal, car, tant qu'on ne rétablira pas le passage complet des larmes par ces voies, aucun traitement, caustique ou astringent, n'amènera pas de guérison.

Les observations journalières démontrent plus que toutes déductions théoriques combien il importe de rechercher cette similitude entre les conjonctivites trachomateuses et celles qui sont provoquées par les altérations des voies lacrymales et où tous les traitements, même les plus violents, restent pendant des mois et des années même sans aucun effet; tout au contraire, le cathétérisme des voies lacrymales amène d'une manière surprenante la guérison, pourvu qu'on parvienne à rétablir l'aspiration et le passage des larmes.

Observation

M. D..., âgé de 47 ans, demeurant à Paris, est soigné pendant plus de deux ans à l'étranger, pour des inflammations catarrhales, par des méthodes différentes sans résultat. On soupçonne chez lui une constitution lymphatique et on lui prescrit des traitements propres à combattre cet état, mais toujours sans succès.

Le malade vient me consulter pour la première fois le 10 novembre 1899, et je constate que les conjonctives sont enflammées, surtout dans la paupière inférieure, avec une légère blépharite pithyriasique. L'examen des voies lacrymales me démontre un léger rétrécissement, surtout à l'œil droit. Je lui ai pratiqué une incision des points lacrymaux avec un cathétérisme pendant six semaines et le malade a été guéri, comme j'ai pu m'en assurer depuis.

Il arrive pourtant dans certains cas que l'irritation lacrymale se continue avec une ténacité désespérante malgré le rétablissement des voies lacrymales, ce qui tient peut-être à une irritation persistante des muqueuses des voies lacrymales. On est alors obligé de soumettre ces malades aux cathétérismes prolongés durant des années. Dans des cas de ce genre je montre aux malades la manière dont ils doivent se sonder eux-mêmes et c'est de cette façon seulement qu'ils parviennent à guérir de leur conjonctivite.

L'observation suivante pourra montrer l'utilité dans certains cas d'un cathétérisme fait par les malades eux-mêmes, bien entendu avec cette condition expresse de leur apprendre le maniement des sondes orbitaires.

Observation

Conjonctivite à fausses granulations; cathétérisme fait pendant des années par la malade.

Mme G..., âgée de 39 ans, demeurant à Oran, est atteinte d'une conjonctivite, en apparence granuleuse, et qui est soignée pendant plusieurs années, pour des granulations, par des cautérisations sans résultat. Elle vint me consulter en juillet 1894 et je constate que les granulations ne sont que des hypertrophies papillaires provoquées par des larmes irritantes, alcalines, et oblitérations lacrymales.

Ayant constaté que la cause de la conjonctivite était due à une oblitération complète des voies lacrymales, je lui ai fait l'incision des points lacrymaux et le cathétérisme pendant plusieurs semaines, ce qui amena une amélioration sensible.

La malade n'ayant pas pu se soigner plus longtemps à Paris, je lui ai donné le conseil de se faire passer les sondes dans les voies lacrymales par des confrères d'Oran, ce qui a été fait, tantôt par les médecins, tantôt par elle-même.

Le 6 septembre 1895, après un nouvel examen, je constate la guérison complète de ses granulations, rien que par du cathétérisme qu'elle continue à se faire de temps en temps par elle-même.

Si je passe en revue un certain nombre de conjonctivites chroniques invétérées, que je rapporte à un état morbide et vicieux des voies lacrymales, je trouve qu'il est très rare de leur voir prendre une gravité considérable, et c'est plutôt vers les deux angles des yeux que la conjonctivite se localise, et c'est pourquoi je donne à la conjonctivite lacrymale le nom de conjonctivite angulaire.

C'est à cette même variété qu'on doit aussi rapporter la variété de conjonctivite angulaire de Lannelongue et Gosselin[1].

1. Lannelongue et Gosselin, *Dictionnaire*.

TABLE DES MATIÈRES

5918. — L.-Imprimeries réunies, B, rue Saint-Benoît, 7. — Motteroz, directeur.

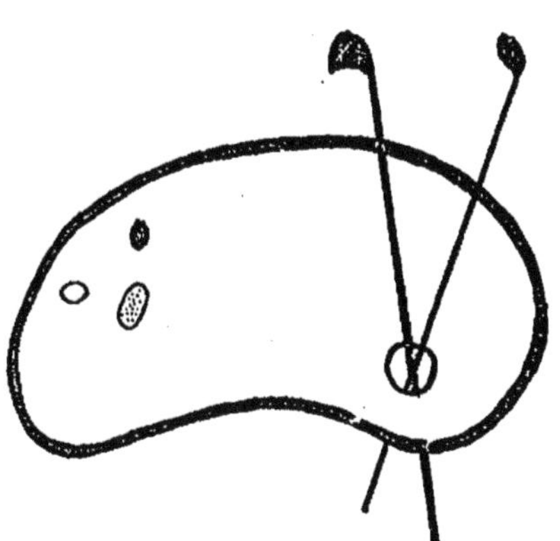

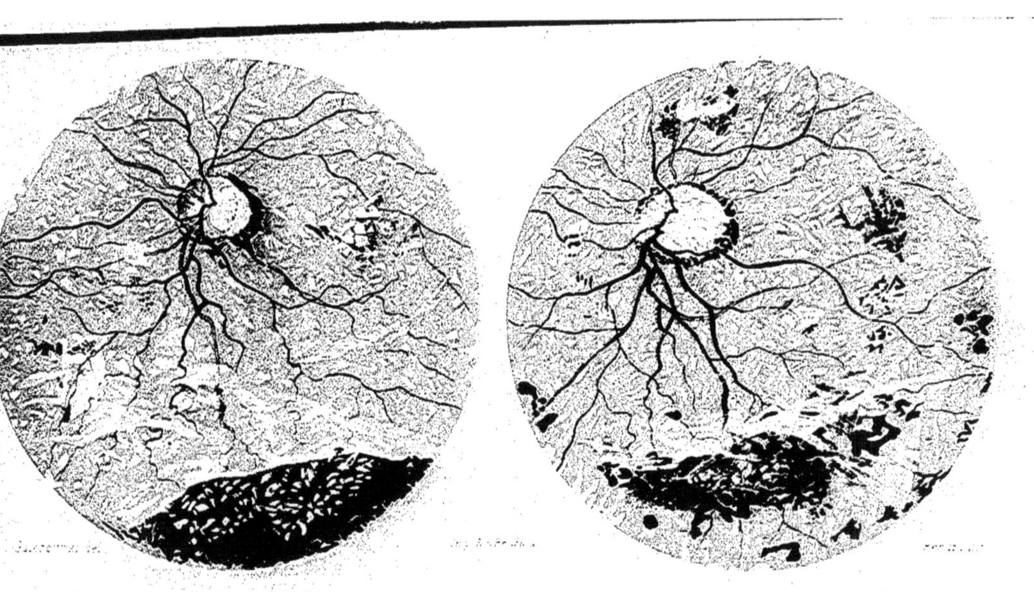

Décollement récent de la rétine dans la région du cercle ciliaire

Félix Alcan, éditeur Paris

FÉLIX ALCAN, Éditeur

ANCIENNE LIBRAIRIE GERMER BAILLIÈRE ET Cie

MÉDECINE — SCIENCES

CATALOGUE

DES

Livres de Fonds

TABLE DES MATIÈRES

On peut se procurer tous les ouvrages qui se trouvent dans ce Catalogue par l'intermédiaire des libraires de France et de l'Étranger.

On peut également les recevoir franco *par la poste, sans augmentation des prix désignés, en joignant à la demande des* TIMBRES-POSTE FRANÇAIS *ou un* MANDAT *sur Paris.*

108, BOULEVARD SAINT-GERMAIN, 108

Au coin de la rue Hautefeuille

PARIS, 6e

JUIN 1901

COLLECTION MÉDICALE

Volumes in-12, cartonnés à l'anglaise, à **4** francs et à **3** francs.

DERNIERS VOLUMES PARUS :

L'hystérie et son traitement, par le Dr SOLLIER .... 4 fr.

La profession médicale, *ses devoirs, ses droits*, par le Dr MORACHE, professeur de médecine légale à l'Université de Bordeaux, associé de l'Académie de médecine.......... 4 fr.

L'instinct sexuel. *Évolution, dissolution*, par le Dr CH. FÉRÉ, médecin de Bicêtre; 2e édition.... 4 fr.

Les maladies de l'urèthre et de la vessie chez la femme, par le Dr KOLISCHER, traduit de l'allemand par le Dr BEUTTNER, de Genève, avec gravures .... 4 fr.

L'éducation rationnelle de la volonté; *son emploi thérapeutique*, par le Dr P.-E. LÉVY, préface de M. le professeur BERNHEIM. 2e édition .... 4 fr.

Chirurgie de la plèvre et du poumon, par les Drs FÉLIX TERRIER, membre de l'Académie de médecine, professeur à la Faculté de médecine de Paris, et E. REYMOND, ancien interne des hôpitaux de Paris, avec 67 gravures.......... 4 fr.

Chirurgie de la face, par les Drs FÉLIX TERRIER, GUILLEMAIN et MALHERBE, avec 214 gravures. 4 fr.

Chirurgie du cou, par *les mêmes*, avec 101 gravures.......... 4 fr.

Chirurgie du cœur et du péricarde, par les Drs FÉLIX TERRIER et E. REYMOND, avec 79 grav. 3 fr.

Petit manuel d'antisepsie et d'asepsie chirurgicales, par les Drs FÉLIX TERRIER et M. PÉRAIRE, ancien interne des hôpitaux de Paris, avec gravures .... 3 fr.

Petit manuel d'anesthésie chirurgicale, par *les mêmes*, avec 37 gravures.......... 3 fr.

L'opération du trépan, par *les mêmes*, avec 222 gravures.......... 4 fr.

Manuel théorique et pratique d'accouchements, par le Dr A. POZZI, professeur à l'École de médecine de Reims, avec 138 gravures; 3e édition.......... 4 fr.

La mort réelle et la mort apparente, nouveaux procédés de diagnostic et traitement de la mort apparente, par le Dr S. ICARD, avec gravures. (*Ouvrage récompensé par l'Institut*).......... 4 fr.

La fatigue et l'entrainement physique, par le Dr PH. TISSIÉ, préface de M. le professeur BOUCHARD, avec gravures. (*Ouvrage couronné par l'Académie de médecine*).......... 4 fr.

Morphinomanie et morphinisme, par le Dr P. RODET. (*Ouvrage couronné par l'Académie de médecine*).......... 4 fr.

Le Phtisique et son traitement hygiénique, par le Dr E.-P. LÉON-PETIT, médecin de l'hôpital d'Ormesson, avec 20 gravures; 2e édition. (*Ouvrage couronné par l'Académie de médecine*)........ 4 fr.

Hygiène de l'alimentation dans l'état de santé et de maladie, par le Dr J. LAUMONIER, avec gravures; 2e édition.......... 4 fr.

L'alimentation des nouveau-nés. *Hygiène de l'allaitement artificiel*, par le Dr S. ICARD, avec 60 gravures. (*Ouvrage couronné par l'Académie de médecine*).......... 4 fr.

L'hygiène sexuelle et ses conséquences morales, par le Dr S. RIBBING, professeur à l'Université de Lund (Suède).......... 4 fr.

Hygiène de l'exercice chez les enfants et les jeunes gens, par le Dr F. LAGRANGE, lauréat de l'Institut; 7e édition.......... 4 fr.

De l'exercice chez les adultes, par *le même*; 4e édition.......... 4 fr.

Hygiène des gens nerveux, par le Dr LEVILLAIN; 3e édition.......... 4 fr.

L'idiotie. *Psychologie et éducation de l'idiot*, par le Dr J. VOISIN, médecin de la Salpêtrière, avec gravures.......... 4 fr.

La famille névropathique. *Hérédité, prédisposition morbide, dégénérescence*, par le Dr CH. FÉRÉ, médecin de Bicêtre, avec gravures; 2e édition.......... 4 fr.

L'éducation physique de la jeunesse, par A. MOSSO, professeur à l'Université de Turin. Préface de M. le commandant LEGROS.......... 4 fr.

Manuel de percussion et d'auscultation, par le Dr P. SIMON, professeur à la Faculté de médecine de Nancy, avec gravures.......... 4 fr.

Éléments d'anatomie et de physiologie génitales et obstétricales, par le Dr A. POZZI, professeur à l'École de médecine de Reims, avec 219 gravures.......... 4 fr.

Le traitement des aliénés dans les familles, par le Dr FÉRÉ; 2e édition.......... 3 fr.

Manuel d'hydrothérapie, par le Dr MACARIO.......... 3 fr.

Derniers Volumes publiés de la

BIBLIOTHÈQUE SCIENTIFIQUE INTERNATIONALE

Volumes in-8, cartonnés à l'anglaise, à **6** francs.

94. GRASSET, professeur à la Faculté de médecine de Montpellier. — **Les maladies de l'orientation et de l'équilibre.** 1 vol. in-8 avec gravures.......... 6 fr.

95. GROSSE. — **Les débuts de l'art**, traduit de l'allemand par A. DIRR. 1 vol. in-8 avec gravures. 6 fr.

Sous presse :

L'unité dans l'être vivant, *essai d'une biologie chimique*, par F. LE DANTEC. 1 vol. in-8.

L'hygiène du foyer, par les Drs DUMESNIL et THOINOT. 1 vol. in-8 avec gravures.

BIBLIOTHÈQUE SCIENTIFIQUE INTERNATIONALE

Publiée sous la direction de M. Émile ALGLAVE

La *Bibliothèque scientifique internationale* est une œuvre dirigée par les auteurs mêmes, en vue des intérêts de la science, pour la populariser sous toutes ses formes, et faire connaître immédiatement dans le monde entier les idées originales, les directions nouvelles, les découvertes importantes qui se font chaque jour dans tous les pays. Chaque savant expose les idées qu'il a introduites dans la science et condense pour ainsi dire ses doctrines les plus originales.

La *Bibliothèque scientifique internationale* ne comprend pas seulement des ouvrages consacrés aux sciences physiques et naturelles; elle aborde aussi les sciences morales, comme la philosophie, l'histoire, la politique et l'économie sociale, la haute législation, etc.; mais les livres traitant des sujets de ce genre se rattachent encore aux sciences naturelles, en leur empruntant les méthodes d'observation et d'expérience qui les ont rendues si fécondes depuis deux siècles.

Cette collection paraît à la fois en français et en anglais : à Paris, chez Félix Alcan; à Londres, chez C. Kegan, Paul et Cie; à New-York, chez Appleton.

Les titres marqués d'un astérisque* sont adoptés par le *Ministère de l'Instruction publique de France* pour les bibliothèques des lycées et des collèges.

LISTE DES OUVRAGES PAR ORDRE D'APPARITION

93 VOLUMES IN-8, CARTONNÉS A L'ANGLAISE. CHAQUE VOLUME : 6 FRANCS.

1. J. TYNDALL. * **Les Glaciers et les Transformations de l'eau**, avec figures. 1 vol. in-8. 6e édition. 6 fr.
2. BAGEHOT. * **Lois scientifiques du développement des nations** dans leurs rapports avec les principes de la sélection naturelle et de l'hérédité. 1 vol. in-8 6e édition. 6 fr.
3. MAREY. * **La Machine animale**, locomotion terrestre et aérienne, avec de nombreuses fig. 1 vol. in-8. 6e édit. augmentée. 6 fr.
4. BAIN. * **L'Esprit et le Corps.** 1 vol. in 8. 6e édition. 6 fr.
5. PETTIGREW. * **La Locomotion chez les animaux**, marche, natation. 1 vol. in-8, avec figures. 2e édit. 6 fr.
6. HERBERT SPENCER. * **La Science sociale.** 1 v. in-8. 12e édit. 6 fr.
7. SCHMIDT (O.). * **La Descendance de l'homme et le Darwinisme.** 1 vol. in-8, avec fig. 6e édition. 6 fr.
8. MAUDSLEY. * **Le Crime et la Folie.** 1 vol. in-8. 6e édit. 6 fr.
9. VAN BENEDEN. * **Les Commensaux et les Parasites dans le règne animal.** 1 vol. in-8, avec figures. 3e édit. 6 fr.
10. BALFOUR STEWART. * **La Conservation de l'énergie**, suivi d'une Étude sur la *nature de la force*, par M. P. de SAINT-ROBERT, avec figures. 1 vol. in-8. 5e édition. 6 fr.
11. DRAPER. **Les Conflits de la science et de la religion.** 1 vol. in-8. 9e édition. 6 fr.
12. L. DUMONT. * **Théorie scientifique de la sensibilité.** 1 vol. in-8. 4e édition. 6 fr.
13. SCHUTZENBERGER. * **Les Fermentations.** 1 vol. in-8, avec fig. 6e édit. 6 fr.
14. WHITNEY. * **La Vie du langage.** 1 vol. in-8. 4e édit. 6 fr.
15. COOKE et BERKELEY. * **Les Champignons.** 1 vol. in-8, avec figures. 4e édition. 6 fr.
16. BERNSTEIN. * **Les Sens.** 1 vol. in-8, avec 91 fig. 5e édit. 6 fr.
17. BERTHELOT. * **La Synthèse chimique.** 1 vol. in-8. 8e édit. 6 fr

18. NIEWENGLOWSKI (H.). * **La photographie et la photochimie.** 1 vol. in-8, avec gravures et une planche hors texte. 6 fr.

19. LUYS. * **Le Cerveau et ses fonctions**, avec figures. 1 vol. in-8. 7e édition. 6 fr.

20. STANLEY JEVONS.* **La Monnaie et le Mécanisme de l'échange.** 1 vol. in-8. 5e édition. 6 fr.

21. FUCHS. * **Les Volcans et les Tremblements de terre.** 1 vol. in-8, avec figures et une carte en couleur. 5e édition. 6 fr.

22. GÉNÉRAL BRIALMONT. * **Les Camps retranchés et leur rôle dans la défense des États**, avec fig. dans le texte et 2 planches hors texte. 3e édit. *Épuisé.*

23. DE QUATREFAGES.* **L'Espèce humaine.** 1 v. in-8. 12e édit. 6 fr.

24. BLASERNA et HELMHOLTZ. * **Le Son et la Musique.** 1 vol. in-8, avec figures. 5e édition. 6 fr.

25. ROSENTHAL. * **Les Nerfs et les Muscles.** 1 vol. in-8, avec 75 figures. 3e édition. *Epuisé.*

26. BRUCKE et HELMHOLTZ. * **Principes scientifiques des beaux-arts.** 1 vol. in-8, avec 39 figures. 4e édition. 6 fr.

27. WURTZ. * **La Théorie atomique.** 1 vol. in-8. 8e édition. 6 fr.

28-29. SECCHI (le père). * **Les Étoiles.** 2 vol. in-8, avec 63 figures dans le texte et 17 pl. en noir et en couleur hors texte. 3e édit. 12 fr.

30. JOLY. * **L'Homme avant les métaux.** 1 v. in-8, avec fig. 4e éd. *Épuisé.*

31. A. BAIN. * **La Science de l'éducation.** 1 vol. in-8. 9e édit. 6 fr.

32-33. THURSTON (R.). * **Histoire de la machine à vapeur**, précédée d'une Introduction par M. HIRSCH. 2 vol. in-8, avec 140 figures dans le texte et 16 planches hors texte. 3e édition. 12 fr.

34. HARTMANN (R.). * **Les Peuples de l'Afrique.** 1 vol. in-8, avec figures. 2e édition. *Épuisé.*

35. HERBERT SPENCER. * **Les Bases de la morale évolutionniste.** 1 vol. in-8. 5e édition. 6 fr.

36. HUXLEY. * **L'Écrevisse**, introduction à l'étude de la zoologie. 1 vol. in-8, avec figures. 2e édition. 6 fr.

37. DE ROBERTY. * **De la Sociologie.** 1 vol. in-8. 3e édition. 6 fr.

38. ROOD. * **Théorie scientifique des couleurs.** 1 vol. in-8, avec figures et une planche en couleur hors texte. 2e édition. 6 fr.

39. DE SAPORTA et MARION. * **L'Évolution du règne végétal** (les Cryptogames). 1 vol. in-8, avec figures. 6 fr.

40-41. CHARLTON BASTIAN. * **Le Cerveau, organe de la pensée chez l'homme et chez les animaux.** 2 vol. in-8, avec figures. 2e éd. 12 fr.

42. JAMES SULLY. * **Les Illusions des sens et de l'esprit.** 1 vol. in-8, avec figures. 2e édit. 6 fr.

43. YOUNG. * **Le Soleil.** 1 vol. in-8, avec figures. 6 fr.

44. DE CANDOLLE. * **L'Origine des plantes cultivées.** 4e édition. 1 vol. in-8. 6 fr.

45-46. SIR JOHN LUBBOCK. * **Fourmis, abeilles et guêpes.** Études expérimentales sur l'organisation et les mœurs des sociétés d'insectes hyménoptères. 2 vol. in-8, avec 65 figures dans le texte et 13 planches hors texte, dont 5 coloriées. 12 fr.

47. PERRIER (Edm.). **La Philosophie zoologique avant Darwin.** 1 vol. in-8. 3e édition. 6 fr.

48. STALLO. * **La Matière et la Physique moderne.** 1 vol. in-8. 3e éd., précédé d'une Introduction par CH. FRIEDEL. 6 fr.

49. MANTEGAZZA. **La Physionomie et l'Expression des sentiments.** 1 vol. in-8. 3e édit., avec huit planches hors texte. 6 fr.

50. DE MEYER. * **Les Organes de la parole et leur emploi pour la formation des sons du langage.** 1 vol. in-8, avec 51 figures, précédé d'une Introd. par M. O. CLAVEAU. 6 fr.

51. DE LANESSAN. * **Introduction à l'Étude de la botanique** (le Sapin.) 1 vol. in-8. 2e édit., avec 143 figures dans le texte. 6 fr.

52-53. DE SAPORTA et MARION. ***L'Évolution du règne végétal** (les **Phanérogames**). 2 vol. in-8, avec 136 figures. 12 fr.
54. TROUESSART. ***Les Microbes, les Ferments et les Moisissures.** 1 vol. in-8. 2ᵉ édit., avec 107 figures dans le texte. 6 fr.
55. HARTMANN (R.). ***Les Singes anthropoïdes, et leur organisation comparée à celle de l'homme.** 1 vol. in-8, avec figures. 6 fr.
56. SCHMIDT (O.). ***Les Mammifères dans leurs rapports avec leurs ancêtres géologiques.** 1 vol. in-8, avec 51 figures. 6 fr.
57. BINET et FÉRÉ. **Le Magnétisme animal.** 1 vol. in-8. 4ᵉ édit. 6 fr.
58-59. ROMANES.* **L'Intelligence des animaux.** 2 v. in-8. 3ᵉ édit. 12 fr.
60. F. LAGRANGE. **Physiologie des exercices du corps.** 1 vol. in-8. 7ᵉ édition. 6 fr.
61. DREYFUS.* **Évolution des mondes et des sociétés.** 1 vol. in-8. 3ᵉ édit. 6 fr.
62. DAUBRÉE. ***Les Régions invisibles du globe et des espaces célestes.** 1 vol. in-8, avec 85 fig. dans le texte. 2ᵉ édit. 6 fr.
63-64. SIR JOHN LUBBOCK. ***L'Homme préhistorique.** 2 vol. in-8, avec 228 figures dans le texte. 4ᵉ édit. 12 fr.
65. RICHET (Ch.). **La Chaleur animale.** 1 vol. in-8, avec figures. 6 fr.
66. FALSAN (A.). ***La Période glaciaire principalement en France et en Suisse.** 1 vol. in-8, avec 105 figures et 2 cartes. *Épuisé.*
67. BEAUNIS (H.). **Les Sensations internes.** 1 vol. in-8. 6 fr.
68. CARTAILHAC (E.). **La France préhistorique,** d'après les sépultures et les monuments. 1 vol. in-8, avec 162 figures. 2ᵉ édit. 6 fr.
69. BERTHELOT.* **La Révolution chimique, Lavoisier.** 1 vol. in-8. 6 fr.
70. SIR JOHN LUBBOCK. ***Les Sens et l'instinct chez les animaux,** principalement chez les insectes. 1 vol. in-8, avec 150 figures. 6 fr.
71. STARCKE. ***La Famille primitive.** 1 vol. in-8. 6 fr.
72. ARLOING. ***Les Virus.** 1 vol. in-8, avec figures. 6 fr.
73. TOPINARD. ***L'Homme dans la Nature.** 1 vol. in-8, avec fig. 6 fr.
74. BINET (Alf.).***Les Altérations de la personnalité.** 1 vol. in-8, avec figures. 6 fr.
75. DE QUATREFAGES (A.).***Darwin et ses précurseurs français.** 1 vol. in-8. 2ᵉ édition refondue. 6 fr.
76. LEFÈVRE (A.). ***Les Races et les langues.** 1 vol. in-8. 6 fr.
77-78. DE QUATREFAGES. ***Les Émules de Darwin.** 2 vol. in-8, avec préfaces de MM. E. PERRIER et HAMY. 12 fr.
79. BRUNACHE (P.).***Le Centre de l'Afrique. Autour du Tchad.** 1 vol. in-8, avec figures. 6 fr.
80. ANGOT (A.). ***Les Aurores polaires.** 1 vol. in-8, avec figures. 6 fr.
81. JACCARD. **Le pétrole, le bitume et l'asphalte** au point de vue géologique. 1 vol. in-8, avec figures. 6 fr.
82. MEUNIER (Stan.). **La Géologie comparée.** 1 vol. in-8, avec fig. 6 fr.
83. LE DANTEC. **Théorie nouvelle de la vie.** 1 vol. in-8, avec fig. 6 fr.
84. DE LANESSAN. **Principes de colonisation.** 1 vol. in-8. 6 fr.
85. DEMOOR, MASSART et VANDERVELDE. **L'évolution régressive en biologie et en sociologie.** 1 vol. in-8, avec gravures. 6 fr.
86. MORTILLET (G. de). **Formation de la Nation française.** 1 vol. in-8, avec 150 gravures et 18 cartes. 6 fr.
87. ROCHÉ (G.). **La Culture des Mers** (piscifacture, pisciculture, ostréiculture). 1 vol. in-8, avec 81 gravures. 6 fr.
88. COSTANTIN (J.). **Les Végétaux et les Milieux cosmiques** (adaptation, évolution). 1 vol. in-8, avec 171 gravures. 6 fr.
89. LE DANTEC. **L'évolution individuelle et l'hérédité.** 1 vol. in-8. 6 fr.
90. GUIGNET et GARNIER. **La Céramique ancienne et moderne.** 1 vol. avec grav. 6 fr.
91. GELLÉ (E.-M.). **L'audition et ses organes.** 1 v. in-8, avec grav. 6 fr.
92. MEUNIER (St.) **La Géologie expérimentale.** 1 v. in-8, avec grav. 6 fr.
93. COSTANTIN (J.). **La Nature tropicale.** 1 vol. in-8, avec grav. 6 fr.

LISTE PAR ORDRE DE MATIÈRES DES VOLUMES

COMPOSANT LA

BIBLIOTHÈQUE SCIENTIFIQUE INTERNATIONALE

(93 volumes parus)

PHYSIOLOGIE

LE DANTEC. Théorie nouvelle de la vie.
GELLÉ (E.-M.). L'audition et ses organes, *ill.*
BINET et FÉRÉ. Le Magnetisme animal, *illustré.*
BINET. Les Altérations de la personnalité, *illustré.*
BERNSTEIN. Les Sens, *illustré.*
MAREY. La Machine animale, *illustré.*
PETTIGREW. La Locomotion chez les animaux, *ill.*
JAMES SULLY. Les Illusions des sens et de l'esprit, *illustré.*
DE MEYER. Les Organes de la parole, *illustré.*
LAGRANGE. Physiologie des exercices du corps.
RICHET (Ch.). La Chaleur animale, *illustré.*
BEAUNIS. Les Sensations internes.
ARLOING. Les Virus, *illustré.*

PHILOSOPHIE SCIENTIFIQUE

ROMANES. L'Intelligence des animaux. 2 vol. *illust.*
LUYS. Le Cerveau et ses fonctions, *illustré.*
CHARLTON BASTIAN. Le Cerveau et la Pensée chez l'homme et les animaux. 2 vol. *illustrés.*
BAIN. L'Esprit et le Corps.
MAUDSLEY. Le Crime et la Folie.
LÉON DUMONT. Théorie scientifique de la sensibilité.
PERRIER. La Philosophie zoologique avant Darwin.
STALLO. La Matière et la Physique moderne.
MANTEGAZZA. La Physionomie et l'Expression des sentiments, *illustré.*
DREYFUS. L'Évolution des mondes et des sociétés.
LUBBOCK. Les Sens et l'Instinct chez les animaux, *illustré.*
LE DANTEC. L'évolution individuelle et l'hérédité.

ANTHROPOLOGIE

MORTILLET (G. DE). Formation de la nation française, *illustré.*
DE QUATREFAGES. L'Espèce humaine.
LUBBOCK. L'Homme préhistorique. 2 vol. *illustrés.*
CARTAILHAC. La France préhistorique, *illustré.*
TOPINARD. L'Homme dans la nature, *illustré.*
LEFÈVRE. Les Races et les langues.
BRUNACHE. Le Centre de l'Afrique. Autour du Tchad, *illustré.*

ZOOLOGIE

ROCHÉ (G.). La Culture des mers, *illustré.*
SCHMIDT. Les Mammifères dans leurs rapports avec leurs ancêtres géologiques, *illustré.*
SCHMIDT. Descendance et Darwinisme, *illustré.*
HUXLEY. L'Écrevisse (Introduction à la zoologie), *illustré.*
VAN BENEDEN. Les Commensaux et les Parasites du règne animal, *illustré.*
LUBBOCK. Fourmis, Abeilles et Guêpes. 2 vol. *illustrés.*
TROUESSART. Les Microbes, les Ferments et les Moisissures, *illustré.*
HARTMANN. Les Singes anthropoïdes et leur organisation comparée à celle de l'homme, *illustré.*
DE QUATREFAGES. Darwin et ses précurseurs français.
DE QUATREFAGES. Les Émules de Darwin. 2 vol.

BOTANIQUE — GÉOLOGIE

DE SAPORTA et MARION. L'Évolution du règne végétal (les Cryptogames), *illustré.*
DE SAPORTA et MARION. L'Évolution du règne végétal (les Phanérogames). 2 vol. *illustrés.*
COOKE et BERKELEY. Les Champignons, *illustré.*
DE CANDOLLE. Origine des plantes cultivées.
DE LANESSAN. Le Sapin (Introduction à la botanique), *illustré.*
FUCHS. Volcans et Tremblements de terre, *illustré.*
DAUBRÉE. Les Régions invisibles du globe et des espaces célestes, *illustré.*
JACCARD. Le Pétrole, l'Asphalte et le Bitume, *ill.*
MEUNIER (ST.). La Géologie comparée, *illustré.*
MEUNIER (ST.). La Géologie expérimentale, *ill.*
COSTANTIN (J.). Les Végétaux et les milieux cosmiques, *illustré.*
COSTANTIN (J.). La Nature tropicale, *illustré.*

CHIMIE

WURTZ. La Théorie atomique.
BERTHELOT. La Synthèse chimique.
BERTHELOT. La Révolution chimique : Lavoisier.
SCHUTZENBERGER. Les Fermentations, *illustré.*

ASTRONOMIE — MÉCANIQUE

SECCHI (le Père). Les Étoiles. 2 vol. *illustrés.*
YOUNG. Le Soleil, *illustré.*
ANGOT. Les Aurores polaires, *illustré.*
THURSTON. Histoire de la machine à vapeur. 2 v. *ill.*

PHYSIQUE

BALFOUR STEWART. La Conservation de l'énergie, *illustré.*
TYNDALL. Les Glaciers et les Transformations de l'eau, *illustré.*

THÉORIE DES BEAUX-ARTS

GUIGNET et GARNIER. La Céramique ancienne et moderne, *illustré.*
BRUCKE et HELMHOLTZ. Principes scientifiques des beaux-arts, *illustré.*
ROOD. Théorie scientifique des couleurs, *illustré.*
P. BLASERNA et HELMHOLTZ. Le Son et la Musique, *illustré.*

SCIENCES SOCIALES

HERBERT SPENCER. Introduction à la science sociale.
HERBERT SPENCER. Les Bases de la morale évolutionniste.
A. BAIN. La Science de l'éducation.
DE LANESSAN. Principes de colonisation.
DEMOOR, MASSART et VANDERVELDE. L'Évolution régressive en biologie et en sociologie, *illustré.*
BAGEHOT. Lois scientifiques du développement des nations.
DE ROBERTY. La Sociologie.
DRAPER. Les Conflits de la science et de la religion.
STANLEY JEVONS. La Monnaie et le Mécanisme de l'échange.
WHITNEY. La Vie du langage.
STARCKE. La Famille primitive, ses origines, son développement.

Prix de chaque volume, cartonné à l'anglaise..... 6 francs.

RÉCENTES PUBLICATIONS

MÉDICALES ET SCIENTIFIQUES

Pathologie et thérapeutique médicales.

ARTHAUD (G.). **Études sur la tuberculose.** 1 vol. in-8, 1898. 4 fr.

AVIRAGNET. **De la tuberculose chez les enfants.** 1 vol. in-8, 1892. 4 fr.

BOUCHUT ET DESPRÉS. **Dictionnaire de médecine et de thérapeutique médicale et chirurgicale,** comprenant le résumé de la médecine et de la chirurgie, les indications thérapeutiques de chaque maladie, la médecine opératoire, les accouchements, l'oculistique, l'odontotechnie, les maladies d'oreille, l'électrisation, la matière médicale, les eaux minérales et un formulaire spécial pour chaque maladie. 6e édit. 1895, très augmentée. 1 vol. in-4, avec 1001 figures dans le texte et 3 cartes : broché. 25 fr. — Relié. 30 fr.

CHARCOT (J.-M.). **Leçons sur les conditions pathogéniques de l'albuminurie,** recueillies par E. BRISSAUD. 1881. 1 vol. in-8. 3 fr.

CHARCOT (J.-M.). **Œuvres complètes** (Voy. p. 18).

CORNIL et BABES. **Les bactéries,** et leur rôle dans l'histologie pathologique des maladies infectieuses. 2 vol. gr. in-8, contenant la description des méthodes de bactériologie. 3e édit. 1890, avec 385 figures en noir et en couleurs dans le texte et 12 planches hors texte. 40 fr.

DAVID. **Les microbes de la bouche.** 1 vol. in-8, avec 113 gravures en noir et couleurs, lettre-préface de M. PASTEUR. 10 fr.

DUCKWORTH (Sir Dyce). **La goutte,** hygiène et traitement, traduit de l'anglais par M. le Dr RODET, et précédé d'une préface de M. le Dr LÉCORCHÉ. 1 vol. gr. in-8, avec grav. dans le texte. 1894. 10 fr.

FINGER (Ernest). **La syphilis et les maladies vénériennes,** traduit de l'allemand, avec notes, par les docteurs DOYON et SPILLMAN. 1 vol. in-8, avec 5 planches en chromolithographie hors texte. 1895. 12 fr.

FINGER (E.). **La blennorrhagie et ses complications,** traduit de l'allemand sur la 3e édition par le Dr HOGGE. 1 vol. in-8, avec gravures et 7 pl. lith. hors texte, 1895. 12 fr.

GILBERT (V.). **Pourquoi et comment on devient phtisique.** 1 vol. in-12. 1896. 5 fr.

GLATZ (P.). **Dyspepsie nerveuse et neurasthénie.** 1 vol. in-12. 1897. 4 fr.

HÉRARD, CORNIL et HANOT. **De la phthisie pulmonaire,** étude anatomo-pathologique et clinique. 1 vol. in-8, avec 65 fig. en noir et en 7 couleurs et 2 planches. 2e édit. 20 fr.

ICARD (S.). **La femme pendant la période menstruelle,** étude de psychologie morbide et de médecine légale. 1 vol. in-8. 6 fr.

LABADIE-LAGRAVE et LEGUEU. **Traité médico-chirurgical de gynécologie.** 1 vol. gr. in-8., avec 270 gr. dans le texte. 1898. cartonné à l'angl. 25 fr.

LABORDE (J.-V.). **Les tractions rythmées de la langue** (traitement physiologique de la mort). 2e éd. 1897. 1 vol. in-12, avec gravures. 5 fr.

LAGRANGE (Fernand). **La médication par l'exercice.** 1894. 1 beau vol. gr. in-8, avec 68 gravures dans le texte et une carte coloriée hors texte. 12 fr.

LEFEBVRE. **Des déformations ostéo-articulaires**, consécutives à des maladies de l'appareil pleuro-pulmonaire (ostéo-arthropathie hypertrophiante de Marie). 1 vol. in-8, avec gravures. 1891. 4 fr. 50

LEGUEU (Voir plus haut). LABADIE-LAGRAVE.

LELOIR. **Traité théorique et pratique de la lèpre.** 1 vol. in-4, avec fig., tableaux et un atlas de 22 pl. 30 fr.

LELOIR (H.). **Traité pratique, théorique et thérapeutique de la scrofulo-tuberculose de la peau et des muqueuses adjacentes** (*Lupus et tuberculose qui s'y rattachent*). 1892. 1 vol. in-4, avec fig. et atlas de 15 pl. 30 fr.

MARVAUD (A.). **Les maladies du soldat**, étude étiologique, épidémiologique, clinique et prophylactique. 1 vol. in-8. 1894. *Ouvrage couronné par l'Académie des sciences.* 20 fr.

MERKLEN (P.). **La tuberculose et son traitement hygiénique.** 1 vol. in-32. br. 0 fr. 60 cent. cart. à l'angl. 1 fr.

NICATI et RIETSCH. **Recherches sur le choléra.** 1 vol. in-8. 2e éd. 5 fr.

ONIMUS et LEGROS. **Traité d'électricité médicale.** 1 fort vol. in-8, avec 275 fig. dans le texte, 2e éd. par le Dr Onimus. 17 fr.

PARISOT. **Pathogénie des atrophies musculaires.** 1 vol. in-8. 3 fr.

PETIT (E.-P.-Léon). **Le phtisique et son traitement hygiénique** (Sanatoria — hôpitaux spéciaux — cure d'air). Préface du Dr HÉRARD. 1 vol. in-12. Cart. à l'angl. 1895. 4 fr.

PETIT (Raymond). **De la tuberculose des ganglions du cou.** 1 vol. in-8. 1897. 4 fr.

RAYMOND (F.). **Conférences de clinique médicale** faites à l'Hôtel-Dieu. In-18. 4 fr.

REGNIER (L.-R.). **Traitement des maladies des femmes par l'électricité.** 1 vol. in-8. avec grav., 1896. 6 fr.

RILLIET et BARTHEZ. **Traité clinique et pratique des maladies des enfants.** 3e édition, refondue et augmentée par BARTHEZ et SANNÉ. — TOME Ier. *Maladies du système nerveux, maladies de l'appareil respiratoire.* 1 fort vol. gr. in-8. 16 fr.

TOME II. *Maladies de l'appareil circulatoire, de l'appareil digestif et de ses annexes, de l'appareil génito-urinaire, de l'appareil de l'ouïe, maladies de la peau.* 1 fort vol. gr. in-8. 14 fr.

TOME III, terminant l'ouvrage. *Maladies spécifiques, maladies générales constitutionnelles.* 1 fort vol. gr. in-8. 25 fr.

SÉE (Marcel). **Le gonocoque.** 1 vol. in-8. 1896. (*Couronné par l'Académie de Médecine*). 10 fr.

SERSIRON (G.). **Les phtisiques adultes en France, en Suisse et en Allemagne.** 1 vol. gr. in-8, avec pl. hors texte. 1898. 5 fr.

SIMON (P.). **Conférences cliniques sur la tuberculose des enfants.** 1894. 1 vol. in-8. 3 fr.

SIMON (P.). **Manuel de percussion et d'auscultation.** 1895. 1 vol. in-12, avec gravures, cartonné. 4 fr.

WIDE (A.). **Traité de gymnastique médicale suédoise**, traduit annoté et augmenté par le Dr BOURCARD, préface du Dr F. LAGRANGE. 1 vol. gr. in-8, avec 128 grav. dans le texte. 1898. 12 fr. 50

Revue de Médecine. Directeurs, MM. BOUCHARD, CHAUVEAU; Rédacteurs en chef, MM. LANDOUZY et LÉPINE (v. p. 31).

Annales d'électrobiologie, d'électrothérapie et d'électrodiagnostic. Réd. en chef: Dr DOUMER. Directeurs: MM. D'ARSONVAL, TRIPIER, APOSTOLI, DOUMER, OUDIN. (V. p. 32).

Maladies nerveuses et Mentales

BERNARD. **De l'aphasie et de ses diverses formes.** 1 vol. in-8. 2e édit. 5 fr.

BERNARD-LEROY. **L'illusion de fausse reconnaissance.** 1 vol. in-8. 1898. 4 fr.

BINET. **Les altérations de la personnalité.** 1 vol. in-8, cart. 6 fr.

BOREL (V.). **Nervosisme et neurasthénie.** 1894. 1 vol. in-8. 3 fr.

BOURNEVILLE. **Assistance, traitement et éducation des enfants idiots et dégénérés.** 1 vol. in-8. 1894. 3 fr. 50

BOURNEVILLE. **Recherches cliniques et thérapeutiques sur l'épilepsie, l'hystérie et l'idiotie.** 1 vol. in-8. Compte rendu du service des épileptiques et des enfants idiots et arriérés de Bicêtre, avec le concours des internes et élèves de service :

Tome 1 (1880), 3 fr.; Tome II (1881), 6 fr.; Tome III (1882), 4 fr.; Tome IV (1883), 5 fr.; Tome V (1884), 6 fr.; Tome VI (1885), 3 fr. 50; Tome VII (1886), 6 fr.; Tome VIII (1887), 5 fr.; Tome IX (1888), 3 fr. 50; Tome X (1889), 5 fr.; Tome XI (1890), 6 fr.; Tome XII (1891), 5 fr.; Tome XIII (1892), 7 fr.; Tome XIV (1893), texte, 7 fr.; Tome XV (1894), 5 fr.; Tome XVI (1895), 6 fr.; Tome XVII (1896), 6 fr.; Tome XVIII (1897), 6 fr.

BRISSAUD (E.). **Recherches anatomiques, pathologiques et physiologiques sur la contracture permanente des hémiplégiques.** In-8, avec figures. 5 fr.

BRUHL (J.). **Contribution à l'étude de la syringomélie.** In-8, avec figures. 5 fr.

CHARCOT (J.-M.). **Œuvres complètes**, recueillies et publiées par ses élèves ; 9 volumes in-8° :

Tome I. **Leçons sur les maladies du système nerveux.** *Troubles trophiques. Paralysie agitante. Sclérose en plaques. Hystéro-épilepsie.* 1892. In-8, avec figures et planches. 15 fr.

Tome II. **Leçons sur les maladies du système nerveux.** *Des anomalies de l'ataxie locomotrice. De la compression lente de la moelle épinière. Des amyotrophies. Tabes dorsal spasmodique.* 1894. *Hémichorée post-hémiplégique. Paraplégies urinaires. Vertige de Ménière. Épilepsie partielle d'origine syphilitique. Athétose. Appendice*, etc. In-8, avec figures et planches. 15 fr.

Tome III. **Leçons sur les maladies du système nerveux.** *De l'atrophie musculaire. De l'hystérie chez les jeunes garçons. Contracture hystérique. De l'aphasie. De la cécité verbale. Chorée rythmée. Spiritisme et hystérie. Six cas d'hystérie chez l'homme. Du mutisme hystérique*, etc., 1890. In-8, avec figures. 12 fr.

Tome IV. **Leçons sur les localisations dans les maladies du cerveau et de la moelle épinière.** 1893. In-8, avec figures. 12 fr.

Tome V. **Maladies des poumons et du système vasculaire.** 1888. 1 vol. in-8, avec figures et planches en chromolith. 15 fr.

Tome VI. **Leçons sur les maladies du foie, des voies biliaires et des reins.** 1891. 1 vol. in-8, figures et planches en chromolith. 12 fr.

Tome VII. **Leçons sur les maladies des vieillards. Goutte et rhumatisme.** 1890. 1 vol. in-8, avec figures et planches. 12 fr.

Tome VIII. **Maladies infectieuses, affections de la peau, kystes hydatiques, thérapeutique**, etc. 1889. 1 vol. in-8. 10 fr.

Tome IX. **Hémorrhagie cérébrale, hypnotisme, somnambulisme.** 1890. 1 vol. in-8, avec planches en phototypie. 15 fr.

CHARCOT (J.-M.). **La foi qui guérit.** 1 br. in-8. 1897. 2 fr.

CHARCOT (J.-M.). **Clinique des maladies du système nerveux** (années 1889-90 et 1890-91), recueillie par GUINON (G.) :
Tome I. 1892. In-8, avec figures et planches hors texte. 12 fr.
Tome II. 1893. In-8, avec figures. 12 fr.

CHARCOT (J.-M.). **Leçons du mardi à la Salpêtrière.** Policlinique (1887-88), tome I, 2e édit., et tome II (1888-89), recueillies par MM. BLIN, CHARCOT, H. COLIN, 2 vol. in-8, chacun. 20 fr.

CHARCOT (J.-B.). **Contribution à l'étude de l'atrophie musculaire progressive.** in-8. 1895. 5 fr.

CROCQ (fils). **Congrès international de neurologie, de psychiâtrie, d'électricité médicale.** (1re session, Bruxelles, 1897). 3 fasc. gr. in-8. 5 fr.

DALLEMAGNE (J.). **Dégénérés et déséquilibrés.** 1894. 1 fort volume grand in-8. 12 fr.

DEGA (Mlle G.). **Essai sur la cure préventive de l'hystérie féminine par l'éducation.** 1 vol. in-8. 1898. 3 fr.

DÉJERINE. **Sur l'atrophie musculaire des ataxiques** (névrite périphérique des ataxiques), étude clinique et anatomo-pathologique. 1 vol. in-8. 3 fr.

DÉJERINE-KLUMPKE (Mme). **Des polynévrites et des paralysies et atrophies saturnines,** étude clinique et anatomo-pathologique. 1 vol. gr. in-8, avec gravures. 6 fr.

DUMAS (G.). **Les états intellectuels dans la mélancolie.** 1 vol. in-12. 1894. 2 fr. 50

FÉRÉ (Ch.). **Du traitement des aliénés dans les familles.** 1 vol. in-18. 2e éd. Cart. 3 fr.

FÉRÉ (Ch.). **Des épilepsies et des épileptiques.** 1 vol. gr. in-8, avec 67 gravures et 12 planches hors texte. 20 fr.

FÉRÉ (Ch.). **Pathologie des émotions, études cliniques et physiologiques.** 1 vol. grand in-8, avec fig. 12 fr.

FÉRÉ (Ch.). **La Famille névropathique.** Théorie tératologique de l'hérédité et de la prédisposition morbides et de la dégénérescence. 1 vol. in-12, 2e éd. 1898, avec 25 grav. dans le texte, cart. à l'angl. 4 fr.

FÉRÉ (Ch.). **Traité élémentaire de l'anatomie du système nerveux.** 2e éd. revue et augmentée. In-8, avec 242 fig. 10 fr.

FÉRÉ (Ch.) **Dégénérescence et criminalité.** 1 vol. in-12. 2e édit. 1895. 2 fr. 50

FLEURY (M. de). **Introduction à la médecine de l'esprit.** 1 vol. in-8, avec fig. 5e éd. 1898. (*Couronné par l'Académie française*). 7 fr. 50

GUINON (G.). **Les agents provocateurs de l'hystérie.** 1 vol. in-8. 1889. 8 fr.

HAMON DU FOUGERAY et L. COUETOUX. **Manuel pratique des méthodes d'enseignement spécial aux enfants anormaux.** (Sourds-muets, aveugles, idiots, bègues). Préface de BOURNEVILLE. 1 vol. in-8. 1896. 5 fr.

ICARD (S.). **La femme pendant la période menstruelle,** étude de psychologie morbide et de médecine légale. 1 vol. in-8. 6 fr.

JANET (Pierre) et PROF. RAYMOND (F.). **Névroses et idées fixes.** I. — *Études expérimentales sur les troubles de la volonté, de l'attention, de la mémoire, sur les émotions, les idées obsédantes et leur traitement,* par P. JANET. 1 vol. gr. in-8, avec 92 fig. 1898. 12 fr.
II. — *Fragments des leçons cliniques du mardi sur les névroses, les maladies produites par les émotions, les idées obsédantes et leur traitement,* par F. RAYMOND et Pierre JANET. 1 vol. gr. in-8, avec 97 grav. 1898. 14 fr.

LANGE. **Les émotions.** Étude psychophysiologique, trad. de l'allemand par le Dr G. DUMAS. 1 vol. in-12. 1895. 2 fr. 50

LANDOUZY et DÉJERINE. **De la myopathie atrophique progressive** (Myopathie héréditaire sans névropathie, débutant d'ordinaire dans l'enfance par la face). 1 vol. in-8. 3 fr. 50

LÉVY (P.-E.) **L'Éducation rationnelle de la volonté, son emploi thérapeutique.** 1 vol. in-8. 1898. 4 fr.

MAGNAN (V.). **Leçons cliniques sur les maladies mentales.** 1re série. 1 vol. in-8. 1891. 8 fr.
2e série. 1 vol. in-8. 1897. 4 fr.

MANNHEIMER (M.). **Le gâtisme au cours des états psychopathiques.** 1 vol. in-8. 1897. 3 fr. 50

MARREL (Paul). **Les phobies**, essai sur la psychologie pathologique de la peur. 1 vol. in-8. 1895. 1 fr. 50

MAUDSLEY. **Le crime et la folie.** 1 vol. in-8. 6e édit. 6 fr.

NOIR (Julien). **Étude sur les tics chez les dégénérés, les imbéciles et les idiots.** 1 vol. in-8. 4 fr.

RAYMOND (Le prof. F.) voyez JANET (Pierre) et RAYMOND, ci-dessus.

RODET (P.) **Morphinisme et morphinomanie.** 1 vol. in-12 cart. à l'angl. (*Couronné par l'Académie de médecine.*) 4 fr.

SEGUIN (E.). **Rapport et mémoire sur l'éducation des enfants normaux et anormaux.** 1 vol. in-8. 1895. 5 fr.

SOLLIER (P.). **Genèse et nature de l'hystérie.** 2 forts vol. in-8. 1897. 20 fr.

TISSIÉ (Ph.). **Les rêves**, pathologie, physiologie, avec préface de M. le professeur AZAM. 1 vol. in-18. 2 fr. 50

VOISIN (J.). **L'Épilepsie.** 1 vol. in-8. 1897 (*Couronné par l'Académie de médecine*). 6 fr.

VOISIN (Jules). **L'idiotie**, *hérédité et dégénérescence mentale, psychologie et éducation de l'idiot.* 1893. 1 v. in-12, avec 17 gr., cart. à l'angl. 4 fr.

L'Intermédiaire des neurologistes et des aliénistes, dirigé par le Dr PAUL SOLLIER (Voir p. 31).

Psychologie pathologique.

GURNEY, MYERS et PODMORE. **Les hallucinations télépathiques**, adaptation de l'anglais par L. MARILLIER, avec préface de M. Ch. RICHET. 3e édit. 1899. 1 vol. in-8. 7 fr. 50

NORDAU (Max). **Dégénérescence.** 1894. 2 vol. in-8, 3e édit. 17 fr. 50

RIBOT (Th.). **Les maladies de la mémoire.** 12e édit. 1898. 1 vol. in-18. 2 fr. 50

RIBOT (Th.). **Les maladies de la volonté.** 11e édit., 1896. 1 vol. in-18. 2 fr. 50

RIBOT (Th.). **Les maladies de la personnalité.** 7e édit., 1898. 1 vol. in-18. 2 fr. 50

DUPRAT. **L'instabilité mentale**, essai sur les données de la psycho-pathologie. 1 vol. in-8. 1899. 5 fr.

DURKHEIM (Em.). **Le suicide.** 1 vol. in-8. 1897. 7 fr. 50

Hygiène. — Thérapeutique. — Pharmacie.

ANTHEAUME (A.). **De la toxicité des alcools**, prophylaxie de l'alcoolisme. 1 vol. in-8. 1897. 3 fr. 50

BOSSU. **Petit compendium médical.** Quintessence de pathologie, thérapeutique et médecine usuelle. 5e éd. 1898. 1 vol. in-32, cart. à l'angl. 1 fr. 25

BOUCHARDAT (A. et G.). **Nouveau Formulaire magistral**, 1897, 31e édition, revue et augmentée de formules nouvelles, d'une *Note sur l'alimentation dans le diabète sucré* et de la *Liste complète des mets permis aux glycosuriques*. 1 vol. in-18, 3 fr. 50. — Cartonné à l'anglaise, 4 fr. — Relié. 4 fr. 50

BOUCHARDAT et DESOUBRY. **Nouveau formulaire vétérinaire**, 6e édit. conforme au nouveau Codex, revue et augmentée. 1895. 1 vol. in-18. Broché, 3 fr. 50. — Cartonné à l'anglaise, 4 fr. — Relié. 4 fr. 50

BOUCHARDAT. **De la glycosurie ou diabète sucré**, son traitement hygiénique. 2e édition. 1 vol. grand in-8, suivi de Notes et documents sur la nature et le traitement de la goutte, la gravelle urique, sur l'oligurie, le diabète insipide avec excès d'urée, l'hippurie, la pimélorrhée, etc. 15 fr.

BOUCHARDAT. **Traité d'hygiène publique et privée** basée sur l'étiologie. 1 fort vol. gr. in-8. 3e édition. 18 fr.

DEMENY (G.). **Plan d'un enseignement supérieur de l'éducation physique**. 1 br. in-8. 1898. 1 fr.

DUFOUR. **Manuel de pharmacie pratique**. 1 vol. in-8. 1893. 5 fr.

ICARD (S.). **L'alimentation des nouveau-nés**. Hygiène de l'allaitement artificiel. 1894. 1 vol. in-12, cart. à l'angl., avec 60 grav. 4 fr.

LAGRANGE (F.). **L'hygiène de l'exercice chez les enfants et les jeunes gens**. 1 vol. in-12. 4e éd., 1893, cartonné à l'angl. 4 fr.

LAGRANGE (F.). **De l'exercice chez les adultes**. 1 volume in-12. Cart. à l'angl. 4 fr.

LAUMONIER (J.). **Hygiène de l'alimentation dans l'état de santé et de maladie**. 1897. 1 vol. in-12, 2e éd. cart. à l'angl. avec grav. 4 fr.

LAUMONIER (J.). **L'hygiène de la cuisine** suivi d'un appendice sur *l'Alimentation du soldat*. 1 vol. in-32 broch. 60 c., cart. à l'angl. 1 fr.

LAYET. **Traité pratique de la vaccination animale**, préface du prof. BROUARDEL. 1 vol. gr. in-8, avec 22 pl. hors texte. 12 fr.

LEVILLAIN. **Hygiène des gens nerveux**, précédé de notions élémentaires sur la structure, les fonctions et les maladies du système nerveux. 1 vol. in-12. 3e éd. 1895, cart. à l'angl. 4 fr.

MACARIO. **Manuel d'hydrothérapie**, suivi d'une instruction sur les bains de mer. 1 vol. in-12, 4e édit. cart. à l'angl. 3 fr.

MACÉ. **Traité pratique et raisonné de pharmacie galénique**. 1 vol. in-8. 6 fr.

Manuel d'hygiène athlétique, à l'usage des lycéens et des jeunes gens des associations athlétiques. 1 broch. in-32. 1895. 50 c.

Manuel pratique de la garde-malade et de l'infirmière. 4e édition, 1893, publiée avec la collaboration de MM. BLONDEAU, de BOYER, BRISSAUD, BUDIN, KERAVAL, MAUNOURY, MONOD, POIRIER, PETIT-VENDOL, PINON, REGNARD, SEVESTRE, SOLLIER et YVON. 3 vol. in-18.

Tome I, *Anatomie et physiologie*, 2 fr.; Tome II, *Administration et comptabilité hospitalières*, 2 fr.; Tome III, *Pansement*, 2 fr.; Tome IV, *Femmes en couches. Soins à donner aux aliénés. Médicaments. Petit Dictionnaire*, 2 fr.; Tome V, *Hygiène*, 2 fr.

Les cinq volumes réunis. 7 fr. 50

MOSSO. **L'éducation physique de la jeunesse**. 1 vol. in-12 cart. à l'angl. 1895. 4 fr.

POSKIN (A.). **L'Afrique équatoriale**, climatologie, nosologie, hygiène. 1 vol. in-8, avec fig. 1898. 12 fr.

RIBBING. **L'hygiène sexuelle et ses conséquences morales**. 1895. 1 vol. in-12, cart. à l'angl. 4 fr.

SERIEUX et MATHIEU. **L'alcool**, composition et effets des boissons alcooliques; hygiène de la boisson; la lutte contre l'alcoolisme. 1 vol. in-32. br. 60 c. Cart. à l'angl. 1 fr.

TISSIÉ (Ph.). **La fatigue et l'entraînement physique.** 1 vol. in-12. cart. à l'angl. 1897. 4 fr.

WEBER. **Climatothérapie**, traduit de l'allemand par MM. les docteurs DOYON et SPIELMANN. 1 vol. in-8. 6 fr.

Pathologie et thérapeutique chirurgicales.

ANGER (Benjamin). **Traité iconographique des fractures et luxations.** 1 fort vol. in-4, avec 100 pl. hors texte color., contenant 254 fig. et 127 bois interc. dans le texte. 2e tirage. 1886. Relié 150 fr.

BŒCKEL (Jules). **Cure radicale de la hernie ombilicale**, in-8. 1895. 3 fr. 50

BUDIN (P.). **De la tête du fœtus au point de vue de l'obstétrique.** Grand in-8, 36 planches noires et 1 pl. en chromolith. 10 fr.

CHAUVEL. **Études ophtalmologiques.** 1 vol, in-8. 1896. 5 fr.

DAURIAC (J.-S.) **Traitement chirurgical des hernies de l'ombilic et de la ligne blanche.** 1 vol. in-8. 1896. 6 fr.

DELBET. **Du traitement des anévrysmes.** 1 vol. in-8. 5 fr.

DELORME. **Traité de chirurgie de guerre.** — Tome I. *Histoire de la chirurgie militaire française, plaies par armes à feu des parties molles.* 1 fort vol. gr. in-8, avec 95 figures dans le texte et une planche en chromolithographie. 16 fr.

Tome II. *Lésions des os par les armes de guerre. — Blessures des régions. — Service de santé en campagne.* 1 fort vol. grand in-8, avec 397 gravures dans le texte. 26 fr.

(*Ouvrage couronné par l'Académie des sciences.*)

EHRMANN. **Des opérations plastiques sur le palais chez l'enfant.** 1 vol. in-8, avec 12 planches hors texte. 5 fr.

FRITSCH. **Traité clinique des opérations obstétricales.** Traduit de l'allemand sur la 4e édition, par le Dr J. STAS. 1 vol. grand in-8, avec 90 gravures. 10 fr.

GALEZOWSKI. **Des cataractes** et de leur traitement. 1er fascicule, 1 vol. in-8. 3 fr. 50

GAYME (L.). **Essai sur la maladie de Basedow.** 1 vol. gr. in-8. 1898. 6 fr.

LABADIE-LAGRAVE et LEGUEU. **Traité médico-chirurgical de gynécologie.** 1 vol. gr. in-8, avec 270 grav. dans le texte. 1898. Cart. à l'anglaise. 25 fr.

LE FORT (Léon). **Œuvres complètes**, publiées par le Dr LEJARS (1895-1896). Tome I : *Hygiène hospitalière, démographie, hygiène publique.* 1 vol in-8, 20 fr. Tome II : *Chirurgie militaire, enseignement.* 1 vol. in-8, 20 fr. Tome III : *Chirurgie.* 1 vol. in-8. 20 fr.

LEGUEU, voir, même page, LABADIE-LAGRAVE.

MALGAIGNE et LE FORT. **Manuel de médecine opératoire.** 9e édit. 2 vol. gr. in-18, avec 787. fig. dans le texte. 16 fr. Cart. à l'anglaise. 17 fr. 50

NIMIER et DESPAGNET. **Traité élémentaire d'ophtalmologie.** 1 vol. gr. in-8, avec 432 gravures, cart. à l'angl. 1894. 20 fr.

PÉAN. **Leçons de clinique chirurgicale :**

TOME I. Leçons professées à l'hôpital Saint-Louis pendant l'année 1874 et le premier semestre de 1875. 1 fort vol. in-8. *Épuisé.*

TOME II. Deuxième semestre de l'année 1875 et année 1876. 1 fort vol. in-8, avec figures dans le texte. 20 fr.

TOME III. Années 1877 et 1878. 1 fort vol. av. fig. dans le texte. 20 fr.

Tome IV. Années 1879 et 1880. 1 fort vol. in-8, avec 40 figures dans le texte et 7 planches coloriées hors texte. 1886. 20 fr.

Tome V. Années 1881 et 1882. 1 vol. in-8, avec fig. dans le texte. 1887. 25 fr.

Tome VI. Années 1883 et 1884. 1 vol. in-8, avec fig. 1889. 25 fr.

Tome VII. Années 1885 et 1886. 1 fort vol. avec fig. 1890. 25 fr.

Tome VIII. Années 1887 et 1888. 1 fort vol. avec fig. 1892. 25 fr.

Tome IX. Années 1889 et 1890. 1 fort vol. avec fig. 1895. 25 fr.

PETIT (L.-H.) **Des tumeurs gazeuses du cou.** 1 vol. in-8. 3 fr.

POZZI (A.). **Manuel théorique et pratique d'accouchements.** 1 vol. in-12, avec 136 grav., cart. à l'angl. 1896. 4 fr.

REBLAUB (Th.). **Des cystites non tuberculeuses chez la femme** (étiologie et pathogénie). 1 vol. in-8. 1892. 4 fr.

RELLAY (P.). **Essai sur le traitement chirurgical de l'épilepsie.** 1 vol. in-8. 1898. 3 fr.

REVERDIN (Aug.). **De l'énucléation dans le traitement du goitre.** 1 vol. in-8, avec fig. dans le texte et 8 pl. en phototypie. 1892. 4 fr.

TERRIER (F.) et BAUDOUIN. **De l'hydronéphrose intermittente.** 1 vol. in-8. 1892. 5 fr.

TERRIER (F.) et PÉRAIRE. **Manuel de petite chirurgie de Jamain.** 7e éd., refondue. 1 vol. gr. in-18, avec 420 fig., cart. à l'angl. 8 fr.

TERRIER (F.) et PÉRAIRE. **Petit Manuel d'antisepsie et d'asepsie chirurgicales.** 1 vol. in-18 avec 70 grav., cart. à l'angl. 1893. 3 fr.

TERRIER (F.) et PÉRAIRE. **Petit manuel d'anesthésie chirurgicale.** 1 vol. in-18, avec grav., cart. à l'angl. 1893. 3 fr.

TERRIER (F.) et PÉRAIRE. **L'opération du trépan.** 1 vol. in-12 avec 222 grav., cart. à l'angl. 1895. 4 fr.

TERRIER (F.) et E. REYMOND. **Chirurgie du cœur et du péricarde.** 1 vol. in-12, avec 79 grav., cart. à l'anglaise. 1898. 4 fr.

TERRIER (F.), GUILLEMAIN et MALHERBE. **Chirurgie du cou.** 1 vol. in-12 avec 101 grav., cart. à l'angl. 1898. 4 fr.

TERRIER, GUILLEMAIN et MALHERBE. **Chirurgie de la face.** 1 vol. in-32, avec 214 grav., cart. à l'angl. 1896. 4 fr.

TERRIER (F.). **Chirurgie de la plèvre et du poumon.** 1 vol. in-8. 1897. 2 fr.

VALOIS. **Blessures par grains de plomb de l'organe de la vision.** 1 vol. in-8. 1896. 3 fr.

VIALET. **Les centres cérébraux de la vision et l'appareil nerveux visuel extra-cérébral.** Ouvrage orné de 90 figures, préface du Dr Déjerine. 1 volume grand in-8. 15 fr.

Congrès français de Chirurgie. *Procès-verbaux, mémoires et discussions*, publiés sous la direction de MM. S. Pozzi et Picqué, secrétaires généraux.

1re session. Paris, avril 1885. 1 vol. in-8, avec figures. 14 fr.
2e session. Paris, octobre 1886. 1 vol. in-8, avec figures. 14 fr.
3e session. Paris, avril 1888. 1 vol. in-8, avec figures. 14 fr.
4e session. Paris, octobre 1889. 1 vol. in-8, avec figures. 16 fr.
5e session. Paris, avril 1891. 1 vol. in-8, avec figures. 14 fr.
6e session. Paris, mars 1892. 1 vol. in-8, avec figures. 16 fr.
7e session. Paris, avril 1893. 1 vol. in-8, avec figures. 18 fr.
8e session. Lyon, octobre 1894. 1 vol. in-8, avec figures. 20 fr.
9e session. Paris, octobre 1895. 1 vol. in-8, avec figures. 20 fr.
10e session. Paris, octobre 1896. 1 vol. in-8, avec figures. 20 fr.
11e session. Paris, octobre 1897. 1 vol. in-8, avec figures. 20 fr.
12e session. Paris, octobre 1898. 1 vol. in-8, avec figures. 20 fr.

Revue de Chirurgie. Directeurs, MM. Ollier et Verneuil; Rédacteurs en chef, MM. Nicaise et Terrier. (Voir p. 31.)

Anatomie. — Physiologie.

BALLET (Gilbert). **La parole intérieure et les diverses formes de l'aphasie.** 1 vol. in-18. 2ᵉ édit. 2 fr. 50

BEAUNIS (H.). **Les sensations internes.** 1 vol. in-8, cart. 6 fr.

BÉRAUD (B.-J.). **Atlas complet d'anatomie chirurgicale topographique,** composé de 109 planches gravées sur acier, représentant plus de 200 gravures, avec texte. 1 vol. in-4. 1886. Prix : fig. noires, relié. 60 fr. — Fig. color. relié. 120 fr.

BERTAUX (A.). **L'humérus et le fémur,** considérés dans les espèces, dans les races humaines, selon le sexe et selon l'âge. 1 vol. in-8, avec 89 figures en noir et en couleurs dans le texte. 1891. 8 fr.

BOURDEAU (J.). **Le problème de la mort.** Ses solutions imaginaires et la science positive. 1 vol. in-8. 1896. 5 fr.

CAMINADE (L.). **Du développement thoracique par la gymnastique respiratoire.** 1 vol. in-8. 1897. 3 fr.

CONSTENTEIN (E.). **Optométrie objective pratique.** 1894. 1 vol. in-8. 2 fr. 50

CORNIL, RANVIER, BRAULT et LETULLE. **Manuel d'histologie pathologique.** 3ᵉ édition. 3 vol. gr. in-8, avec 577 figures dans le texte. *Sous presse.*

CORNIL et BABES. **Les bactéries** et leur rôle dans l'histologie pathologique des maladies infectieuses. 2 vol. gr. in-8, contenant la description des méthodes de bactériologie. 3ᵉ édit., 1890, avec 385 figures en noir et en coul. dans le texte, et 10 pl. hors texte. 40 fr.

CORNIL. **Découvertes de Pasteur et leurs applications à l'anatomie et à l'histologie pathologique.** 1 br. in-8. 1896. 1 fr.

DEBIERRE (Ch.). **Traité élémentaire d'anatomie de l'homme** (anatomie descriptive et dissection, avec notions d'organogénie et d'embryologie générale). 2 vol. grand in-8, avec 965 grav. en noir et en couleurs dans le texte. 1890-91. 40 fr.

Ouvrage couronné par l'Académie des Sciences.

On vend séparément :

TOME I. Manuel de l'amphithéâtre : *Système locomoteur, système vasculaire, nerfs périphériques.* 1 vol. in-8 de 950 p., avec 450 fig. en noir et en couleurs dans le texte. 1890. 20 fr.

TOME II. *Système nerveux central, organes des sens, splanchnologie, système vasculaire, système nerveux périphérique.* 1 vol. in-8, avec 515 gravures en noir et en plusieurs couleurs dans le texte. 1891. 20 fr.

Les mêmes, en cart. anglais, 1 fr. 50 de plus par volume.

DEBIERRE (Ch.). **Les Centres nerveux** (moelle épinière et encéphale), avec applications physiologiques et médico-chirurgicales. 1 vol. in-8, avec grav. en noir et en couleurs. 1894. 12 fr.

DEBIERRE. **Atlas d'ostéologie,** comprenant les articulations des os et les insertions musculaires. 1 vol. in-4, avec 253 grav. en noir et en couleurs, cart., toile dorée. 1895. 12 fr.

DUVAL (Mathias). **Le placenta des rongeurs.** 1 beau vol. in-4, avec 106 fig. dans le texte et un atlas de 22 pl. en taille-douce hors texte. 1893. 40 fr.

DUVAL (Mathias). **Le placenta des carnassiers.** 1 beau vol. in-4, avec 46 grav. dans le texte et un atlas de 13 planches en taille-douce. 1895. 25 fr.

DUVAL (Mathias). **Études sur l'embryologie des cheiroptères.** Première partie : *L'ovule, la gastrula, le blastoderme et l'origine des annexes chez le murin.* 1 fort vol. de 243 p. avec 29 fig. dans le texte et 5 pl. en taille douce, hors texte. 1899. 15 fr.

FAU. **Anatomie des formes du corps humain**, à l'usage des peintres et des sculpteurs. 1 atlas in-folio de 25 planches, avec texte explicatif. Prix : fig. noires. 15 fr. — Figures coloriées. 30 fr.

GELLÉ (E.-M.). **L'audition et ses organes**. 1 vol. in-8, avec grav. cart. à l'angl. 1899. [illegible] fr.

HARRACA (J.-M.). **Contribution à l'étude de l'hérédité et [illegible] principes de la formation des races**. 1 vol. in-12. 1898. 2 fr.

HERRERA (A.-L.). **Recueil des lois de la biologie générale**. 1 br. in-8. 1898. 2 fr.

HIRTH (G.). **Les localisations cérébrales en psychologie**, *pourquoi sommes-nous distraits?* 1 vol. in-18. 1895. 2 fr.

ICARD (S.). **La mort réelle et la mort apparente**. 1 vol. in-12, avec grav., cart. à l'angl. 1896. (*Couronné par l'Institut.*) 4 fr.

KŒNIG (C.-J.). **Contribution à l'étude expérimentale des canaux semi-circulaires**. 1 vol. in-8. 1897. 3 fr. 50

LAGRANGE (F.). **Physiologie des exercices du corps**. 1 vol. in-8. 6e édition. Cart. à l'angl. 6 fr.

LANGLOIS (P.). **Les capsules surrénales**. 1 vol. in-8. 1897. 4 fr.

LE DANTEC. **Évolution individuelle et hérédité**. 1 vol. in-8. cart. à l'angl. 1898. 6 fr.

LIEBREICH (R.). **Atlas d'ophthalmoscopie**, représentant l'état normal et les modifications pathologiques du fond de l'œil, visibles à l'ophthalmoscope. 1 atlas in-4, avec 12 planches en chromolithographie, avec texte explicatif. 3e édition. 40 fr.

LUYS. **Le cerveau, ses fonctions**. 1 vol. in-8. 7e édit., avec figures. Cart. 6 fr.

MAREY. **La machine animale**. 6e édit. 1 vol. in-8, cart. 6 fr.

MOSSO. **La peur**, étude psycho-physiologique, traduit de l'italien par M. F. HÉMENT. 1 vol. in-12, avec fig. dans le texte. 2 fr. 50

MOSSO. **La fatigue**, étude psycho-physiologique, traduit de l'italien par le docteur Langlois. 1 vol. in-12, avec figures. 2 fr. 50

POZZI (A.). **Éléments d'anatomie et de physiologie génitales et obstétricales**, à l'usage des sages-femmes. 1 vol. in-12, avec 219 grav. 1894. 4 fr.

PRÉAUBERT (E.). **La vie, mode de mouvement** (Théorie physique des phénomènes vitaux). 1 vol. in-8. 1897. 5 fr.

RICHET (Ch.). **La chaleur animale**. 1 vol. in-8, avec fig. 6 fr.

RICHET (Ch.). **Bibliographie physiologique**, 1895. Classification décimale. 1 vol. in-12. 3 fr. 50

RICHET (Ch.). **Bibliographia physiologica** 1896. 1 vol. in-12. 3 fr. 50

RICHET (Ch.). **Physiologie**, travaux du laboratoire du prof. CH. RICHET.

Tome I. *Système nerveux*, *Chaleur animale*. 1 vol. grand in-8, avec grav. dans le texte. 1893. (Épuisé.)

Tome II. *Chimie physiologique*, *Toxicologie*. 1 fort vol. gr. in-8, avec 129 grav. dans le texte. 1893. 12 fr.

Tome III. *Chloralose*, *Sérothérapie*, etc. 1 vol. in-8, avec gravures. 1894. 12 fr.

Tome IV. *Appareils glandulaires*, *nerfs et muscles*, *sérothérapie*, *chloroforme*. 1 vol. in-8, avec gravures. 1898. 12 fr.

RICHET (Ch.). **Dictionnaire de physiologie**, publié avec le concours de savants français et étrangers. Formera 8 à 10 volumes gr. in-8, se composant chacun de 3 fascicules; chaque volume, 25 fr.; chaque fascicule, 8 fr. 50. 3 vol. parus.

SABOURIN (Ch.). **Recherches sur l'anatomie normale et pathologique de la glande biliaire de l'homme**. 1 vol. in-8, avec 233 figures dans le texte. 8 fr.

SERGI (G.). **La psychologie physiologique**. 1 vol. in-8, avec 40 fig. dans le texte. 7 fr. 50

SNELLEN. **Échelle typographique** pour mesurer l'acuité de la vision, 14ᵉ éd. 1898. 4 fr.
SOURY (J.). **Les fonctions du cerveau**, doctrines de l'École de Strasbourg et de l'École italienne. 1892. In-8, avec figures. 8 fr.
WUNDT. **Éléments de psychologie physiologique**. 2 forts vol. in-8, avec figures dans le texte. 20 fr.
Journal de l'anatomie et de la physiologie normales et pathologiques de l'homme et des animaux, dirigé par MATHIAS DUVAL. (Voir p. 31.)

Physique. — Chimie

BERTHELOT. **La synthèse chimique**. 1 vol. in-8, cart. 6 fr.
BERTHELOT. **La Révolution chimique, Lavoisier**. 1 vol. in-8, avec figures, cart. 6 fr.
BLASERNA. **Le son et la musique**, 4ᵉ édit. 1 vol. in-8, avec fig., cart. 6 fr.
GRIMAUX. **Chimie organique élémentaire**. 1 vol. in-12. 7ᵉ édit., 1894, avec figures, cart. 5 fr. 50
GRIMAUX. **Chimie inorganique élémentaire**. 7ᵉ édit. 1894. 1 vol. in-12, avec figures, cart. 5 fr. 50
PISANI et DIRVELL. **La chimie du laboratoire**. 1 v. in-12, avec fig. dans le texte. 2ᵉ édit. revue. 1893. 4 fr.
ROOD. **Théorie scientifique des couleurs**. 1 vol. in-8, avec figures et une planche en couleurs hors texte. Cart. 6 fr.
SAIGEY. **La physique moderne**. 1 vol. in-18. 2ᵉ édit. 2 fr. 50
SCHUTZENBERGER. **Les fermentations**, avec figures dans le texte. 1 vol. in-8. 6ᵉ édit. 1895. Cart. 6 fr.
STALLO. **La matière et la physique moderne**. 1 vol. in-8. 3ᵉ éd. Cartonné. 6 fr.
WURTZ. **La théorie atomique**. 1 vol. in-8. 5ᵉ édit. Cart. 6 fr.

Histoire naturelle

BEAUREGARD (H.). **Les insectes vésicants**. 1 vol. gr. in-8, avec 34 planches en lithographie et 44 gravures dans le texte. 1890. 25 fr.
BELZUNG. **Anatomie et physiologie animales**. 1 vol. in-8, avec 540 figures. 7ᵉ édit. 1897. 6 fr.
BLANCHARD. **Mœurs, instincts et métamorphoses des insectes**. 1 vol. gr. in-8, avec 200 figures et 40 planches. 2ᵉ éd. 1877. 25 fr.
CANDOLLE (de). **L'origine des plantes cultivées**. 1 vol. in-8. 3ᵉ édition. Cart. 6 fr.
COOKE et BERKELEY. **Les champignons**, avec 110 figures dans le texte. 1 vol. in-8. 4ᵉ édit. Cart. 6 fr.
COSTANTIN (J.). **Les végétaux et les milieux cosmiques**. (Adaptation, évolution). 1 vol. in-8, avec 171 grav., cart. à l'angl. 1898. 6 fr.
COSTANTIN (J.). **La nature tropicale**. 1 vol. in-8, avec grav. Cart. à l'angl. 1899. 6 fr.
DAUBRÉE. **Les régions invisibles du globe et des espaces célestes**. 1 vol. in-8, avec 89 fig. 2ᵉ édit. revue. 1892. Cart. 6 fr.
HERBERT SPENCER. **Principes de biologie**. 2 vol. in-8. 20 fr.
HUXLEY (Th.). **L'écrevisse**, introduction à l'étude de la zoologie. 1 vol. in-8, avec 89 figures dans le texte. Cart. 6 fr.
HUXLEY. **La physiographie**, introduction à l'étude de la nature. 1 vol. in-8, avec 128 grav. et 2 planches. 2ᵉ éd. 1892. 8 fr.
KUMS. **Les choses naturelles dans Homère**. 1 vol. in-8. 1897. 5 fr.
APPENDICE à cet ouvrage. 1 fr. 25

DE LANESSAN. **Introduction à la botanique** (*le Sapin*). 1 vol. in-8, avec fig. 3e édit. Cart 6 fr.

LE NOIR. **Histoire naturelle élémentaire.** 1 vol. in-12, 3e édit., avec 251 fig. dans le texte. 5 fr.

LUBBOCK. **Les sens et l'instinct chez les animaux**, principalement chez les insectes. 1 vol. in-8, avec gravures. Cart. 6 fr.

MEUNIER (Stan.) **La géologie comparée.** 1 vol. in-8, avec grav. 1895. Cart. à l'angl. 6 fr.

MEUNIER (Stan.). **La géologie expérimentale.** 1 vol. in-8, avec grav. 1899. Cart. à l'angl. 6 fr.

PERRIER. **La philosophie zoologique avant Darwin.** 1 vol. in-8. 2e édit. Cart. 6 fr.

QUATREFAGES (De). **L'espèce humaine.** 1 vol. in-8. 10e édit. 6 fr.

QUATREFAGES (De). **Darwin et ses précurseurs français.** 1 vol. in-8. 2e édit. 1892. Cart. 6 fr.

QUATREFAGES (De). **Les Émules de Darwin**, avec préface de MM. PERRIER et HAMY, de l'Institut. 2 vol. in-8. Cart. 1893. 12 fr.

ROCHÉ (G.). **La culture des mers en Europe.** 1 vol. in-8, avec 81 gr., cart. à l'angl. 1898. 6 fr.

ROMANES. **L'intelligence des animaux**, avec préface de M. EDM. PERRIER. 2 vol. in-8. 3e édit. Cart. 12 fr.

DE SAPORTA et MARION. **L'évolution du règne végétal.** TOME I : *Les Cryptogames.* 1 vol. in-8, avec 85 figures dans le texte. Cart. à l'anglaise, 6 fr. TOMES II et III : *Les Phanérogames.* 2 vol. in-8, avec 136 figures dans le texte. Cart. 12 fr.

SCHMIDT (O.). **La descendance de l'homme et le darwinisme.** 1 vol. in-8, avec figures. 5e édition. Cart. 6 fr.

SCHMIDT (O.). **Les mammifères dans leurs rapports avec leurs ancêtres géologiques.** 1887. 1 vol. in-8, avec 51 fig. Cart. 6 fr.

TROUESSART. **Les microbes, les ferments et les moisissures.** 1 vol. in-8, avec 107 fig. 2e édit. revue. Cart. 6 fr.

VAN BENEDEN. **Les commensaux et les parasites dans le règne animal.** 1 vol. in-8, avec figures. 3e édit. Cart. 6 fr.

VIANNA DE LIMA. **L'homme selon le transformisme.** 1 vol. in-12. 2 fr. 50

Anthropologie

BOUSREZ (L.). **L'Anjou aux âges de la pierre et du bronze.** grand in-8, avec pl. hors texte. 1897. 3 fr. 50

CARTAILHAC. **La France préhistorique.** 1 vol. in-8, avec 162 gravures. 2e édit. 1895. Cart. 6 fr.

EVANS (John). **Les âges du bronze.** 1 beau vol. gr. in-8, avec nombreuses figures dans le texte. 15 fr. — En demi-reliure. 18 fr.

HARTMANN (R.). **Les singes anthropoïdes et leur organisation comparée à celle de l'homme.** 1 vol. in-8, avec 63 fig. Cart. 6 fr.

ITARD. **Rapports et mémoires sur le sauvage de l'Aveyron, l'idiotie et la surdi-mutité.** 1 vol. in-8. 1895. 4 fr.

LUBBOCK. **L'homme préhistorique**, avec 256 fig. 4e édit. 1898. 2 vol. in-8. Cart. 12 fr.

LUBBOCK. **Origines de la civilisation.** 1 vol. in-8, avec fig. 15 fr.

MORTILLET (G. de). **La formation de la nation française.** 1 vol. in-8, avec 150 grav. et 18 cartes, cartonné, à l'angl. 1897. 6 fr.

PÉROCHE (J.). **Les températures quaternaires.** Br. in-8. 1897. 1 fr. 25

PIÉTREMENT. **Les chevaux dans les temps historiques et préhistoriques.** 1 vol. gr. in-8. 6 fr.

SALMON (Ph.). **Age de la pierre**, division industrielle de la période paléolithique quaternaire et de la période néolithique. In-8. 3 fr.

SALMON (Ph.). **Ethnologie préhistorique**, dénombrement et types des crânes néolithiques de la Gaule. 1 vol. in-8, avec grav. 3 fr.
SALMON (Ph.). **L'Atlantide et le renne.** 1 br. in-8. 1897. 0 fr. 50
SALMON (Ph.). **L'anthropologie au Congrès de Saint-Étienne**, 1897. 1 br. in-8. 1 fr.
TOPINARD. **L'homme dans la nature.** 1 vol. in-8, cart., avec gravures. 1891. 6 fr.
Revue de l'École d'anthropologie. (Voir p. 32.)

Anthropologie criminelle

AUBRY (P.). **La contagion du meurtre.** 1896, 3e édit. 1 vol. in-8, préface de M. le Docteur CORRE. 5 fr.
FÉRÉ (Ch.). **Dégénérescence et criminalité.** 2e édit., 1895, 1 vol. in-18, avec 21 graphiques. 2 fr. 50
FLEURY (Maurice de). **L'Ame du criminel.** 1 vol. in-18, 1898. 2 fr. 50
GAROFALO. **La criminologie.** 1 vol. in-8, 4e édit., 1895. 7 fr. 50
LOMBROSO. **Nouvelles recherches de psychiatrie et d'anthropologie criminelle**, 1892. 1 vol. in-18. 2 fr. 50
LOMBROSO. **Les applications de l'anthropologie criminelle.** 1 vol. in-18. 2 fr. 50
LOMBROSO. **L'anthropologie criminelle et ses récents progrès.** 1 vol. in-18, 3e édit., 1896. 2 fr. 50
LOMBROSO. **L'homme criminel** (criminel-né, fou-moral, épileptique). 2e édit., 1895. 2 vol. in-8, avec atlas. 36 fr.
LOMBROSO et FERRERO. **La femme criminelle et la prostituée.** 1 vol. in-8, avec 13 pl. 15 fr.
LOMBROSO et LASCHI. **Le crime politique et les révolutions.** 2 vol. in-8, avec planches hors texte. 15 fr.
PROAL (Louis). **La criminalité politique.** 1895. 1 vol. in-8. 5 fr.
PROAL (Louis). **Le crime et la peine.** 2e édit., 1894. 1 vol. in-8. 10 fr.
SIGHELE. **La foule criminelle.** 1892, in-vol. in-18. 2 fr. 50
TARDE (G.). **La criminalité comparée.** 3e édit., 1894, 1 vol. in-18. 2 fr. 50

Hypnotisme et magnétisme. — Sciences occultes

AZAM. **Hypnotisme et double conscience**, origine de leur étude et divers travaux sur des sujets analogues, avec des préfaces et des lettres de MM. PAUL BERT, CHARCOT et RIBOT. 1893. 1 vol. in-8. 9 fr.
BINET. **La psychologie du raisonnement**, étude expérimentale par l'hypnotisme. 1886. 1 vol. in-18. 2 fr. 50
BINET et FÉRÉ. **Le magnétisme animal.** 4e éd., 1894. 1 vol. in-8, avec fig. Cartonné. 6 fr.
CAHAGNET. **Sanctuaire du spiritualisme**, ou Étude de l'Âme humaine et de ses rapports avec l'univers, d'après le somnambulisme et l'extase. 1 vol. in-18. 5 fr.
CAHAGNET. **Méditations d'un penseur**, ou Mélanges de philosophie et de spiritualisme, d'appréciations, d'aspirations et de déceptions. 2 vol. in-18. 10 fr.
DELBŒUF (J.). **Le magnétisme animal**, à propos d'une visite à l'école de Nancy. 1 vol. in-8, 1889. 2 fr. 50
DELBŒUF (J.). **Magnétiseurs et médecins.** 1 broch. in-8, 1890. 2 fr.
DU POTET. **Traité complet de magnétisme**, cours en douze leçons. 4e édition. 1 vol. in-8. 8 fr.
DU POTET. **Manuel de l'étudiant magnétiseur**, ou Nouvelle instruction pratique sur le magnétisme, fondée sur *trente années* d'expériences et d'observations. 4e édit. 1 vol. gr. in-18. 3 fr. 50

DU POTET. **Le magnétisme opposé à la médecine.** In-8. 6 fr.

DURAND DEGROS. **Le Merveilleux scientifique.** Mesmérisme, Braidisme, Fario-Grimisme. 1894. 1 vol. grand in-8. 6 fr.

DURAND DE GROS. **Les mystères de la suggestion.** 1 br. in-8. 1896. 1 fr.

ELIPHAS LEVI. **Histoire de la magie,** avec une exposition de ses procédés, de ses rites et de ses mystères. 1 vol. in-8, avec 90 fig. 2e édit. 12 fr.

ELIPHAS LEVI. **La clef des grands mystères,** suivant Hénoch, Abraham, Hermès Trismégiste et Salomon. 1 vol. in-8. 12 fr.

ELIPHAS LEVI. **Dogme et rituel de la haute magie.** 2e édit. 2 vol. in-8, avec 24 fig. 18 fr.

ELIPHAS LEVI. **La science des esprits,** révélation du dogme secret des cabalistes, esprit occulte des Évangiles, appréciations des doctrines et des phénomènes spirites. 1 vol. in-8. 7 fr.

GYEL (E.). **L'être subconscient.** 1 vol. in-8. 1898. 4 fr.

JANET (Pierre). **L'automatisme psychologique.** Essai sur les formes inférieures de l'activité humaine. 1 vol. in-8. 3e édit. 1898. 7 fr. 50

LAFONTAINE. **L'art de magnétiser,** ou le magnétisme vital au point de vue théorique, pratique et thérapeutique. 7e édit. in-8. 5 fr.

LAFONTAINE. **Mémoires d'un magnétiseur.** 2 vol. in-18. 7 fr.

MESMER. **Mémoires et aphorismes,** suivis des procédés de d'Eslon. Nouv. édit. avec des notes par J.-J.-A. Ricard. In-18. 2 fr. 50

NIZET (A.). **L'Hypnotisme,** étude critique. 1 vol. in-12, 2e éd. 2 fr. 50

PHILIPS (J.-P.). **Cours théorique et pratique de braidisme,** ou hypnotisme nerveux, considéré dans ses rapports avec la psychologie, la physiologie et la pathologie, et dans ses applications à la médecine, à la chirurgie, à la physiologie expérimentale, à la médecine légale et à l'éducation. 1 vol. in-8. 3 fr. 50

RÉGNIER (L.-R.). **Hypnotisme et croyances anciennes.** 1891. In-8, avec figures et planches. 6 fr.

WUNDT. **Hypnotisme et suggestion,** étude critique. 1 vol. in-12. 1893. 2 fr. 50

Histoire des sciences

BOUCHER (L.). **La Salpêtrière, son histoire de 1656 à 1790, ses origines et son fonctionnement au XVIIIe siècle.** 1 vol. in-4, avec planches. 3 fr. 50

BOUCHUT. **Histoire de la médecine et des doctrines médicales.** 2 vol. in-8. 16 fr.

BRU (P.). **Histoire de Bicêtre.** In-4, avec 22 planches. 1890. 15 fr.

DAVID (Th.). **Bibliographie française de l'art dentaire.** 1 fort vol. gr. in-8, avec préface du docteur L.-H. PETIT. 1889. 6 fr.

GARNIER (S.). **Barbe Buvée,** étude historique et médicale. 1895. 3 fr. 50

GRIMAUX (Ed.). **Lavoisier (1743-1794),** d'après sa correspondance, ses manuscrits, ses papiers de famille et d'autres documents inédits. 1 beau vol. grand in-8, avec 10 gravures hors texte, en taille-douce et en typographie. 15 fr.

LE FORT. **Étude sur l'organisation de la médecine** en France et à l'étranger. In-8. 3 fr.

NICAISE. **La grande Chirurgie de Guy de Chauliac,** chirurgien, maître en médecine de l'Université de Montpellier, composée en l'an 1363, *revue et collationnée sur les manuscrits et imprimés latins et français,* ornée de gravures avec notes, une introduction sur le moyen âge, sur la vie et les œuvres de Guy de Chauliac, un glossaire et une table alphabétique, par E. NICAISE. 1 fort vol. grand in-8. 1891. 28 fr.

NICAISE. **Traité de chirurgie de Henri de Mondeville**, revu et collationné d'après les manuscrits du XIVe siècle. 1 vol. grand in-8, avec introduction et notes, par E. NICAISE. 1892. 28 fr.

NICAISE. **Chirurgie de Pierre Franco de Turriers en Provence**, composée en 1561, nouvelle édition, avec une introduction historique, une biographie et l'histoire du collège de chirurgie, par E. NICAISE. 1 vol. gr. in-8, avec grav. 1894. 20 fr.

MAINDRON (E.). **L'Académie des sciences**, histoire de l'Académie, fondation de l'Institut national, Bonaparte membre de l'Institut, 1 beau vol. grand in-8, avec 53 gravures dans le texte, portraits, plans, etc., 8 planches hors texte et 2 autographes. 12 fr.

PETIT (L.-H.). **Œuvres complètes de Jean Méry, 1645-1722** (anatomie, physiologie, chirurgie), avec une préface de M. le professeur VERNEUIL. 1 vol. grand in-8, avec 3 planches et le portrait de Méry, tirés hors texte. 1887. 16 fr.

POSKIN (A.). **Préjugés populaires relatifs à la médecine et à l'hygiène**. 1 br. in-18. 1893. 1 fr. 50

POUCHET (G.). **Charles Robin, sa vie et son œuvre**. 1 vol. in-8, avec un beau portrait sur acier de Ch. Robin. 3 fr. 50

POUCHET (G.). **La biologie aristotélique**. 1 vol. in-8. 3 fr. 50

TANNERY. **Pour la science hellène**, de Thalès à Empédocle. 1 vol. in-8. 7 fr. 50

TRIAIRE (P.). **Bretonneau et ses correspondants**, ouvrage comprenant la correspondance de TROUSSEAU et de VELPEAU avec BRETONNEAU, une introduction du Dr LEREBOULLET. 2 beaux volumes in-8. 25 fr.

TROJA. **Expériences sur la régénération des os**. Paris, 1775, traduit du latin avec notes et introduction par le Dr VEDRÈNES. 1 vol. in-18. 1889. 4 fr. 50

Philosophie scientifique

AGASSIZ. **De l'espèce et des classifications en zoologie**, traduit de l'anglais par VOGELI. 1 vol. in-8. 5 fr.

BARTHÉLEMY SAINT-HILAIRE. **La philosophie dans ses rapports avec les sciences et la religion**. 1 vol. in-8. 1889. 5 fr.

BOIRAC (Emile). **L'idée de phénomène**. 1894. 1 vol. in-8. 5 fr.

BOURDEAU (Louis) **Le problème de la mort et ses solutions imaginaires**. 2e édit. 1896, 1 vol. in-8. 5 fr.

BOUTROUX (Em.). **De la contingence des lois de la nature**. 3e édit. 1898, 1 vol. in-18. 2 fr. 50

DELBŒUF. **La matière brute et la matière vivante**. 1 vol. in-18, 1887. 2 fr. 50

DEMOOR, MASSART et VANDERVELDE. **L'Évolution régressive en biologie et en sociologie**. 1 vol. in-8, avec 81 grav., cart. à l'angl. 6 fr.

DUNAN. **La théorie psychologique de l'espace**. 1895. 1 vol. in-18. 2 fr. 50

DURAND DE GROS. **Aperçus de taxinomie générale**. 1 vol. in-8. 1898. 5 fr.

DURAND DE GROS (J.-L.). **L'idée et le fait en biologie**. 1 br. in-8. 1896. 1 fr. 50

ESPINAS. **La philosophie expérimentale en Italie**. 1 vol. in-18. 2 fr. 50

FAIVRE (E.). **De la variabilité des espèces**. 1 vol. in-18. 2 fr. 50

FÉRÉ (Ch.). **Sensation et mouvement**. 1 vol. in-18, avec gravures. 2 fr. 50

FONVIELLE (W. de). **L'astronomie moderne**. 1 vol in-18. 2 fr. 50

GOBLOT (Edm.). **Essai sur la classification des sciences.** 1 vol. in-8. 1898. 5 fr.

GUYAU. **La genèse de l'idée de temps.** 1 vol. in-18. 2 fr. 50

HARTMANN (E. de). **Le darwinisme.** *Ce qu'il y a de vrai, ce qu'il y a de faux dans cette doctrine.* Traduit de l'allemand par M. G. GUÉROULT. 3e édit. 1 vol. in-18. 2 fr. 50

HANNEQUIN. **Essai critique sur l'hypothèse des atomes dans la science contemporaine.** 1 vol. in-8. 2e édit. 1899. 7 fr. 50

LECHALAS. **Étude sur l'espace et le temps.** 1896. 1 vol. in-18. 2 fr. 50

LE DANTEC. **Le déterminisme biologique et la personnalité consciente.** 1 vol. in-18. 2 fr. 50

LE DANTEC. **L'individualité et l'erreur individualiste.** 1 vol. in-18. 1898. 2 fr. 50

LE DANTEC. **Évolution individuelle et hérédité.** 1 vol. in-8. 1898. 6 fr.

LIARD. **Des définitions géométriques et des définitions empiriques.** 2e édit. 1888. 1 vol. in-18. 2 fr. 50

LIARD. **La science positive et la métaphysique.** 3e édit. 1893. 1 vol. in-8. 7 fr. 50

MARTIN (F.). **La perception extérieure et la science positive,** essai de philosophie des sciences. 1894. 1 vol. in-8. 5 fr.

NAVILLE (E.). **La logique de l'hypothèse.** 2e édit. 1895. 1 vol. in-8. 5 fr.

NAVILLE (E.). **La physique moderne.** 2e édit. 1890. 1 vol. in-8. 5 fr.

PIOGER (Dr Julien). **Le monde physique.** Essai de conception expérimentale. 1892. 1 vol. in-18. 2 fr. 50

PREYER. **Éléments de physiologie générale,** traduit de l'allemand par M. Jules SOURY. 1 vol. in-8. 5 fr.

RIBERT (Léonce). **Essai d'une philosophie nouvelle suggérée par la science.** 1 vol. in-8. 1898. 6 fr.

ROISEL. **De la substance.** 1 vol. in-18. 2 fr. 50

SAIGEY (Emile). **Les sciences au dix-huitième siècle.** *La physique de Voltaire.* 1 vol. in-8. 5 fr.

SAIGEY (Emile). **La physique moderne.** 1 vol. in-18. 2 fr. 50

SCHMIDT. **Les sciences naturelles et la théorie de l'inconscient.** Traduit de l'allemand par MM. J. SOURY et S. MAYER. 1 vol. in-18. 2 fr. 50

SPENCER (Herbert). **Classification des sciences.** traduction de RHÉTHORÉ. 4e édit. 1895. 1 vol. in-18. 2 fr. 50

SPENCER (Herbert). **Principe de biologie.** Traduit par M. CAZELLES. 2e édit. 1889. 2 forts vol. in-8. 20 fr.

SPENCER (Herbert). **Essais scientifiques.** Traduit par M. A. BURDEAU, 2e édit. 1889. 1 vol. in-8. 7 fr. 50

VIANNA DE LIMA. **L'homme selon le transformisme.** 1888. 1 vol. in-18. 2 fr. 50

LIVRES SCIENTIFIQUES

(par ordre alphabétique de noms d'auteurs)

NON CLASSÉS DANS LES SÉRIES PRÉCÉDENTES

(MÉDECINE — SCIENCES)

Actes du 1er Congrès d'anthropologie criminelle de Rome. 1887. 1 vol. gr. in-8. 15 fr.

AGASSIZ. **De l'espèce et des classifications en zoologie.** 1 vol. in-8. 5 fr.

ARLT (DE). **Des blessures de l'œil.** 1 vol. in-18. 1 fr. 25

ARMAIGNAC. **Études cliniques et anatomo-pathologiques sur les ophtalmoplégies.** In-8. 1 fr. 50

ARMAIGNAC. **Mémoires et observations d'ophtalmologie pratique.** 1 vol. in-8, avec gravures. 1889. 12 fr.

AXENFELD et HUCHARD. **Traité des névroses.** 2e édition, par HENRI HUCHARD, médecin des hôpitaux. 1 fort vol. in-8. 1882. 20 fr.

BALLET (Gilbert). **Recherches anatomiques et cliniques sur le faisceau sensitif et les troubles de la sensibilité dans les lésions du cerveau.** 1 vol. in-8. 3 fr. 50

BALLET (Gilbert). **La parole intérieure et les diverses formes de l'aphasie.** 1 vol. in-18, 2e édit. 2 fr. 50

BARTELS. **Les maladies des reins,** préface et notes du professeur LÉPINE. 1 vol. in-8, avec fig. 7 fr. 50

BAUDOUIN (M.). **L'asepsie et l'antisepsie à l'hôpital Bichat.** 1 vol. in-8. 5 fr.

BAUDOUIN (M.). **Hystéropexie abdom. ant. et opérations sus-pubiennes dans les rétrodéviations de l'utérus.** 1 vol. in-8, avec figures. 10 fr.

BELZUNG. **Recherches sur l'ergot de seigle,** in-8. 1 fr. 50

BERNARD (Claude). **Leçons sur les propriétés des tissus vivants,** avec 94 fig. dans le texte. 1 vol. in-8. 2 fr. 50

BERNARD. **Champignons observés à la Rochelle** et dans les environs. 1 vol. in-8, avec 1 atlas, figures noires, 15 fr. — Coloriées. 25 fr.

BERTON. **Guide et Questionnaire de tous les examens de médecine,** suivi des Programmes des conférences pour l'*internat* et l'*externat,* avec de grands Tableaux synoptiques inédits d'anatomie et de pathologie. 1893. 1 vol. in-18. 3e éd. 4 fr.

BIBLIOTHÈQUE DIABOLIQUE. I. — **Le sabbat des sorciers,** par BOURNEVILLE et TEINTURIER. Papier vélin, in-8. 3 fr.

— II. **Françoise Fontaine.** Procès-verbal fait pour délivrer une fille possédée par le malin esprit, à Louviers, par BÉNET. 3 fr. 50

— III. **Jean Wier.** Histoires, Disputes et Discours des illusions et impostures des Diables, etc., par Jean WIER. 2 vol. in-8. 15 fr.

— IV. **La possession de Jeanne Ferry.** 3 fr.

— V. **Sœur Jeanne des Anges,** supérieure des Ursulines à Loudun, par LEGUÉ et GILLES DE LA TOURETTE. 6 fr.

— VI. **Procès de la dernière sorcière** brûlée à Genève le 6 avril 1652, par LADAME. 2 fr. 50

— VII. **La foi qui guérit,** par J.-M. CHARCOT. 2e édit. 2 fr.

BIGOT (V.). **Des périodes raisonnantes de l'aliénation mentale.** 1 vol. in-8. 10 fr.

BILLROTH et WINIWARTER. **Traité de pathologie et de clinique chirurgicales générales**, traduit par le Dr Delbastaille, d'après la 10e édition allemande. 2e édition française, 1886. 1 fort vol. gr. in-8, avec 180 fig. dans le texte. 20 fr.

BITOT. **Mécanisme et traitement de l'hémorragie liée à l'insertion vicieuse du placenta.** 1880. In-8. 3 fr. 50

BLOCQ (P.). **Des contractures.** 1888. In-8. 5 fr.

BOECKEL (Jules). **Sur les kystes hydatiques du rein au point de vue chirurgical.** 1 vol. in-8. 1887. 2 fr.

BOECKEL (Jules). **Des kystes du pancréas**, chirurgie du pancréas. 1 vol. in-8. 1891. 3 fr.

BOECKEL (Jules). **Considérations sur la résection du genou**, d'après 140 opérations. 1 br. in-8. 1892. 1 fr. 25

BOSSANO (P.-B.). **Recherches expérimentales sur l'origine microbienne du tétanos.** 1 vol. in-8. 1890. 2 fr.

BOUCHARDAT. **Le travail**, son influence sur la santé. 2 fr. 50

BOUCHARDAT et QUEVENNE. **Instruction sur l'essai et l'analyse du lait.** 1 br. gr. in-8. 3e édit. 1879. 1 fr. 50

BOUCHARDAT et QUEVENNE. **Du lait.** 1er fascicule : Instruction sur l'essai et l'analyse du lait ; 2e fascicule : Des laits de femme, d'ânesse, de chèvre, de brebis, de vache. 1 vol. in-8. 6 fr.

BOUCHARDAT (Gustave). **Histoire générale des matières albuminoïdes** (Thèse d'agrégation). 1 vol. in-8. 2 fr. 50

BOUCHER. **Le darwinisme.** 1 br. in-8. 1891. 1 fr. 25

BOURDEAU (Louis). **Théorie des sciences.** 2 vol. in-8. 20 fr.

BOURDEAU (Louis). **Les forces de l'industrie.** In-8. 5 fr.

BOURDEAU (Louis). **La conquête du monde animal.** In-8. 5 fr.

BOURDET (Eug.). **Des maladies du caractère** au point de vue de l'hygiène morale et de la philosophie positive. In-8. 5 fr.

BOURDET. **Principes d'éducation positive.** In-18. 3 fr. 50

BOURDET (Eug.). **Vocabulaire des principaux termes de la philosophie positive.** 1 vol. in-18. 3 fr. 50

BOURNEVILLE et BRICON. **Manuel des injections sous-cutanées.** 2e édit. In-32. 3 fr.

BOURNEVILLE et BRICON. **Manuel de technique des autopsies.** In-32, avec planches et figures. 2 fr. 50

BOURNEVILLE et GUÉRARD **De la sclérose en plaques disséminées.** In-8, avec figures. 4 fr. 50

BOYER (H.-Cl. de). **Études topographiques sur les lésions corticales des hémisphères cérébraux.** 1 vol. in-8, avec fig. 6 fr.

BRAULT. **Contribution à l'étude des néphrites.** In-8. 2 fr.

BRICON (P.). **Du traitement de l'épilepsie.** In-8, avec fig. 5 fr.

BRIERRE DE BOISMONT. **Du suicide et de la folie-suicide.** 2e édition. 1 vol. in-8. 2 fr. 25

BURDON-SANDERSON, FOSTER et LAUDER-BRUNTON. **Manuel du laboratoire de physiologie.** In-8, avec 184 figures. 7 fr.

BUTLIN. **Maladies de la langue.** In-8. 8 fr.

BYASSON (H.) et FOLLET (A.). **Étude sur l'hydrate de chloral et le trichloracétate de soude.** In-8 de 64 pages. 75 c.

CAZENEUVE. **Des densités des vapeurs au point de vue chimique** (Thèse d'agrégation). In-8. 3 fr. 50

CHARCOT et CORNIL. **Contributions à l'étude des altérations anatomiques de la goutte.** In-8, avec pl. 1 fr. 50

CHARCOT et PITRES. **Étude critique et clinique de la doctrine des localisations motrices dans l'écorce des hémisphères cérébraux de l'homme.** Gr. in-8. 2 fr. 50

CHIPAULT (A.). **Études de chirurgie médullaire.** Historique. Médecine opératoire. Traitement. 1894. 1 vol. in-8, avec 66 figures et 2 planches hors texte, en chromolith. 15 fr.

CHIPAULT. **Fractures par armes à feu.** In-8, avec 37 pl. 25 fr.

CHUFFART. **Les affections rhumatismales du tissu cellulaire sous-cutané** (Thèse d'agrégation, 1886). 1 vol. in-8. 1 fr. 50

CORNIL. **Des différentes espèces de néphrites.** In-8. 3 fr. 50

CORNIL. **Leçons d'anatomie pathologique**, professées pendant le premier semestre de l'année 1883-1884. 1 vol. in-8. 4 fr.

CORNIL. — Voy. CHARCOT.

COURMONT (Fr.). **Le cervelet et ses fonctions.** 1 vol. in-8. 12 fr.

Ouvrage récompensé par l'Académie des Sciences (Prix Mège).

COURMONT (Fr.). **Le cervelet**, organe psychique et sensitif. 1 vol. in-8. 1895. 2 fr.

DAMASCHINO. **Des différentes formes de pneumonie aiguë chez les enfants.** In-8. 3 fr. 50

DAMASCHINO. **La pleurésie purulente.** In-8. 3 fr. 50

DAMASCHINO. **Étiologie de la tuberculose.** In-8. 2 fr. 50

DAMASCHINO. **Leçons sur les maladies des voies digestives.** 1 vol. in-8. 3e tirage. 1888. 14 fr.

DAVID (TH.). **Bibliographie de l'art dentaire.** 1 fort vol. grand in-8. 6 fr.

DEBOVE. **Leçons cliniques et thérapeutiques sur la tuberculose parasitaire.** 1884. In-8. 3 fr.

DELVAILLE. **Études sur l'histoire naturelle.** In-18. 3 fr. 50

DELVAILLE. **De la fièvre de lait.** In-8. 2 fr. 50

DELVAILLE. **De l'exercice de la médecine.** In-8. 2 fr.

DELVAILLE. **Lettres médicales sur l'Angleterre.** In-8. 1 fr. 50

DEMANGE. **Étude clinique et anatomo-pathologique sur la vieillesse.** 1 vol. in-8, avec 5 planches hors texte. 4 fr.

DESCHAMPS (d'Avallon). **Compendium de pharmacie pratique.** Guide du pharmacien établi et de l'élève en cours d'études. 20 fr.

DESPAGNET. **Compte rendu de la Clinique de M. le Dr Galezowski.** (Du 1er juillet 1880 au 1er juillet 1881.) In-8. 3 fr. 50

DESPAGNET. **De l'irido-choroïdite suppurative dans le leucome adhérent de la cornée.** In-8. 2 fr.

DESPRÈS. **Traité théorique et pratique de la syphilis**, ou infection purulente syphilitique. 1 vol. in-8. 7 fr.

DUJARDIN-BEAUMETZ. **Myélite aiguë.** In-8. 2 fr. 50

DUPLAY (S.). **Conférences de clinique chirurgicale.** In-8. 3 fr. 50

DUPLAY (S.). **Leçons sur les traumatismes cérébraux.** (Commotion, Contusion, Compression, etc.) 1883. 1 vol. in-8. 2 fr. 50

DUPLAY (S.). **Conférences de clinique chirurgicale faites à l'hôpital Saint-Louis.** In-8. 3 fr.

DURAND (de Gros). **Physiologie philosophique.** 1 vol. in-8. 8 fr.

DURAND (de Gros). **Ontologie et psychol. physiol.** In-18. 3 fr. 50

DURAND (de Gros). **De l'hérédité dans l'épilepsie.** 50 c.

DURAND (de Gros). **Les origines animales de l'homme**, éclairées par la physiologie et l'anatomie comparatives. 1 vol. in-8. 5 fr.

DURAND (de Gros). **Genèse naturelle des formes animales.** In-8, avec figures, 1888. 1 fr. 25

DURAND-FARDEL. **Lettres médicales sur Vichy.** 4e éd. 1877. 2 fr. 50

DURAND-FARDEL. **Traité pratique des maladies chroniques.** 2 vol. gr. in-8. 20 fr.

DURAND-FARDEL. **Traité des eaux minérales** de la France et de l'étranger, et de leur emploi dans les maladies chroniques. 3e édition. 1883. 1 vol. in-8. 10 fr.

DURET (H.). **Des variétés rares de la hernie inguinale.** 1883. In-8. 4 fr.

DURET (H.). **Des contre-indications à l'anesthésie chirurgicale.** 1880. In-8. 5 fr.

DURET (H.). **Études sur les traumatismes cérébraux.** 1878. 1 vol. in-8, avec planches. 15 fr.

DURET (H.). **Étude générale de la localisation dans les centres nerveux.** 1880. 1 vol. in-8. 3 fr.

Éléments de science sociale, ou Religion physique sexuelle et naturelle, par un Dr en médecine. 4e édit. 1884. 1 vol. in-18. 3 fr. 50

FÉRÉ (Ch.). **Du cancer de la vessie.** 1881. In-8. 3 fr.

FÉRÉ (Ch.) **Dégénérescence et criminalité.** 1 vol. in-12. 2e édit. 1895. 2 fr. 50

FERRIER. **Les fonctions du cerveau.** 1 vol. in-8, traduit de l'anglais par M. H.-C. de Varigny, avec 68 fig. dans le texte. 1878. 3 fr.

FERRIER. **De la localisation des maladies cérébrales,** traduit de l'anglais par M. H.-C. de Varigny, suivi d'un mémoire de MM. Charcot et Pitres sur *les Localisations motrices dans les hémisphères de l'écorce du cerveau.* 1 vol. in-8 et 67 fig. dans le texte. 2 fr.

FERRIÈRE. **L'Âme est la fonction du cerveau.** 2 vol. in-12. 1883. 7 fr.

FERRIÈRE. **La matière et l'énergie.** 1 vol. in-12. 1887. 4 fr. 50

FERRIÈRE. **La vie et l'âme.** 1 vol. in-12. 1888. 4 fr. 50

FERRIÈRE. **Les erreurs scientifiques de la Bible.** In-12. 3 fr. 50

FERRIÈRE. **Les mythes de la Bible.** 1 vol. in-12. 1893. 3 fr. 50

FERRIÈRE. **Plantes médicinales de la Bourgogne,** emplois et doses. 1892. 1 br. in-18. 1 fr. 75

FUMOUZE (A.). **De la cantharide officinale.** In-4, 5 pl. 3 fr. 50

FUMOUZE (V.). **Les spectres d'absorption du sang** (thèse de doctorat). In-4 de 141 pages et 3 pl. 4 fr. 50

GALEZOWSKI. **Desmarres,** sa vie et ses œuvres. In-8. 2 fr.

GALEZOWSKI. **Les troubles oculaires dans l'ataxie locomotrice.** In-8. 1884. 1 fr. 50

GALEZOWSKI. **Sur l'emploi de l'aimant pour l'extraction des corps étrangers métalliques de l'œil.** In-8. 2 fr.

GILLE. **Le traitement des malades à domicile.** 1 vol. in-8. 6 fr.

GINTRAC (E.). **Cours théorique et clinique de pathologie interne et de thérapie médicale.** 1853-1859. 9 v. gr. in-8. 63 fr.

GOLDSCHMIDT (D.). **De la vaccine animale.** In-8. 1885. 1 fr.

GREHANT. **Recherches physiques sur la respiration de l'homme.** In-8 de 46 pages, avec 1 planche. 75 c.

HANRIOT (M.). **Hypothèses sur la constitution de la matière** (Thèse d'agrégation, 1880). 1 vol. in-8. 3 fr.

HIRIGOYEN. **De l'influence des déviations de la colonne vertébrale sur la conformation du bassin.** In-8. 4 fr.

HIRTH. **La vue plastique. Fonction de l'écorce cérébrale,** traduit de l'allemand, par L. Arréat. 1 v. gr. in-8, avec fig. et 34 pl. hors texte. 1893. 8 fr.

Hommage à M. Chevreul à l'occasion de son centenaire (31 août 1886). 1 beau vol. in-4 de 95 pages, imprimé sur papier de Hollande, contenant sept mémoires originaux par MM. Berthelot, Demarçay, Dujardin-Beaumetz, A. Gautier, Grimaux, Georges Pouchet et Ch. Richet. 1 fr. 50

HUCHARD (H.). **Étude critique sur la pathogénie de la mort subite dans la fièvre typhoïde.** 1 br. in-8. 1878. 1 fr. 25

HUXLEY. **La physiographie,** introduction à l'étude de la nature, traduit et adapté par M. G. Lamy; 1 vol. in-8, avec figures dans le texte et 2 planches en couleurs, broché. 2e édition. 8 fr.

JACOBY. **Phtisie et altitudes.** 1 br. in-8. 1889. 1 fr. 50

JACQUES. **L'intubation du larynx.** In-8. 1888. 2 fr. 50

JAMAIN et F. TERRIER. **Manuel de pathologie et de clinique chirurgicales.** 3e édition.

Tome premier. 1 fort vol. in-18. 8 fr.

Maladies qui peuvent se montrer dans toutes ou presque toutes les parties du corps : lésions inflammatoires, traumatiques; lésions consécutives au traumatisme ou à l'inflammation. Maladies virulentes. Tumeurs. — *Affections des divers tissus et systèmes organiques.* Affections du tissu cellulaire, maladies des bourses séreuses. Affections de la peau, des veines, des artères, des ganglions lymphatiques, des nerfs, des muscles, des tendons, des os.

TOME DEUXIÈME. 1 vol. in-18. 8 fr.

Maladies des articulations. — *Affections des régions et appareils organiques :* affections du crâne et du cerveau, du rachis, maladies de l'appareil olfactif, de l'appareil auditif, de l'appareil de la vision.

TOME TROISIÈME, p. MM. TERRIER, BROCA et HARTMANN. 1 vol. in-18. 8 fr.

Malad. de l'appareil de la vision (suite), de la face, des lèvres, des dents.

TOME QUATRIÈME, par MM. TERRIER, BROCA et HARTMANN. 1 vol. in-18. 1889-1892. 8 fr.

Maladies des gencives, des maxillaires, de la langue, de la région parotidienne, des amygdales, de l'œsophage, des voies aériennes, du larynx, de la trachée, du corps thyroïde, du cou, de la poitrine, du sein, de la mamelle, etc.

JANOT. **Contribution à l'étude des rapports morbides de l'œil et de l'utérus, œil utérin.** 1892. 1 br. in-8. 2 fr. 50

JOUSSET DE BELLESME. **Phénomènes physiologiques de la métamorphose chez la Libellule déprimée.** In-8. 2 fr. 50

JOUSSET DE BELLESME. **Recherches expérim. sur les fonctions du balancier chez les insectes diptères.** In-8. 3 fr.

KOVALEVSKY. **L'ivrognerie**, causes, traitement. In-8. 1 fr. 50

LABORDE. **Les hommes et les actes de l'insurrection de Paris devant la psychologie morbide.** 1871. In-18 de 150 p. 2 fr. 50

LAHILONNE. **Étude de météorologie médicale au point de vue des voies respiratoires.** 2 fr. 50

LAHILONNE. **Histoire des fontaines de Cauterets** et de leur emploi au traitement des maladies chroniques. 1 vol. in-18, 1877. 3 fr.

LAHILONNE. **Étude de posologie hydro-minérale ration. dans les troubles de la respiration et de la circulation.** In-8. 1 fr.

LANCEREAUX. **Traité historique et pratique de la syphilis.** 2e édition. 1 vol. gr. in-8, avec fig. et planches coloriées. 17 fr.

LANDOLT (E.). **Leçons sur le diagnostic des maladies des yeux.** 1878. In-8. 6 fr.

LE FORT. **La chirurgie militaire** et les Sociétés de secours en France et à l'étranger. In-8 avec gravures. 10 fr.

LE FORT. **Étude sur l'organisation de la médecine** en France et à l'étranger. In-8. 1874. 3 fr.

LEMOINE (G.). **De l'antisepsie médicale.** 1 vol. in-8. 1886. 3 fr. 50

LÉPINE. **Le ferment glycolytique et la pathogénie du diabète.** In-8. 1891. 1 fr.

LEYDIG. **Traité d'histologie comparée de l'homme et des animaux.** 1 fort vol. in-8, avec 200 figures. 4 fr. 50

LIEBREICH (Oscar). **L'hydrate de chloral.** 75 c.

LIEBREICH (Richard). **Nouveau procédé d'extraction de la cataracte.** In-8 de 16 pages. 75 c.

LONGET. **Traité de physiologie.** 3e édition. 3 vol. gr. in-8, avec figures. 12 fr.

LOYE (P.). **La mort par la décapitation.** 1888. 1 vol. in-8. 6 fr.

MAC CORMAC. **Manuel de chirurgie antiseptique**, traduit de l'anglais par le docteur LUTAUD. 1 fort vol. in-8. 2 fr.

MAIRET. **Formes cliniques de la tuberculose miliaire du poumon** (thèse d'agrégation, 1878). 1 vol. in-8. 3 fr. 50

MANDON. **De la fièvre typhoïde**, nouvelles considérations sur sa nature, ses causes et son traitement. 1 vol. in-8. 6 fr.

MANDON. **Essai de dynamique médicale.** 1886. 1 vol. in-8. 3 fr.

Manuel populaire des premiers soins à donner aux malades et aux blessés avant l'arrivée du médecin, publié par la Société Française d'hygiène. 1 br. in-8. 1891. 60 c.

MAREY. **Du mouvement dans les fonctions de la vie.** 1 vol. in-8 avec 200 figures dans le texte. 3 fr.

MARX (Edmond). **De la fièvre typhoïde.** In-8. 3 fr.

MAUNOURY et SALMON. **Manuel de l'art des accouchements**, 3e édit. 1 vol. in-18, avec 115 grav. 7 fr.

MAURIN (A.-S.). **Dictionnaire du foyer et d'infirmerie.** 1 vol. in-18, 2e édition. 1886. 3 fr. 50

MAURIN (A.-S.). **Nouveau formulaire magistral des maladies des enfants.** 1 vol. in-18, 2e édit. 1886. 3 fr. 50

MAURIN (A.-S.). **Formulaire de l'herboristerie.** 1 v. in-18. 1888. 4 fr.

MENIÈRE. **Cicéron médecin.** Étude médico-littéraire. In-18. 4 fr. 50

MENIÈRE. **Les consultations de madame de Sévigné.** Étude médico-littéraire. 1 vol. in-8. 3 fr.

MENIÈRE. **Les moyens thérapeutiques employés dans les maladies de l'oreille.** Thèse. Gr. in-8. 2 fr.

MENIÈRE. **Du traitement de l'otorrhée purulente chronique**, considérations sur la maladie de Menière. In-18. 1 fr. 25

MONOD (Ch.). **Leçons de clinique chirurgicale à l'hôpital Necker.** 1884. In-8. 3 fr. 50

MONOD (E.). **Étude clinique sur les indications de l'urétrotomie externe.** 1880. In-8. 3 fr. 50

MOREL. **Traité des champignons.** In-18, avec grav. col. 8 fr.

MORIN (Ch.). **Structure anatomique et nature des individualités du système nerveux, causes réflexes physio-psychiques.** 1892. 1 vol. in-8. 4 fr. 50

MOURAO-PITTA. **Madère.** Station médicale fixe. In-8, cart. 2 fr.

MURCHISON. **De la fièvre typhoïde.** 1 vol. in-8, avec figures dans le texte et planches hors texte. 3 fr.

NÉLATON. **Éléments de pathologie chirurgicale**, par A. Nélaton, membre de l'Institut, prof. de clinique à la Faculté de médecine, etc.

Seconde édition complètement remaniée par MM. les docteurs Jamain, Péan, Després, Gillette et Horteloup, chirurgiens des hôpitaux. Ouvrage complet en 6 vol. gr. in-8, avec 795 fig. dans le texte. 32 fr.

On vend séparément les volumes :

Tome premier, revu par le docteur Jamain. *Considérations générales sur les opérations. — Affections pouvant se montrer dans toutes les parties du corps et dans les divers tissus.* 1 fort v. gr. in-8. 3 fr.

Tome deuxième, revu par le docteur Péan. *Affections des os et des articulations.* 1 fort vol. gr. in-8, avec 288 fig. dans le texte. 5 fr.

Tome troisième, revu par le docteur Péan. *Affections des articulations* (suite), *affections de la tête, des organes de l'olfaction.* 1 vol. gr. in-8, avec 148 figures. 4 fr. 50

Tome quatrième, revu par le docteur Péan. *Affections des appareils de l'ouïe et de la vision, de la bouche, du cou, du corps thyroïde, du larynx, de la trachée et de l'œsophage.* 1 vol. gr. in-8, avec 208 figures dans le texte. — Ne se vend pas séparément.

Tome cinquième, revu par les docteurs Péan et Després. *Affections de la poitrine, de l'abdomen, de l'anus, du rectum et de la région sacro-coccygienne.* 1 vol. gr. in-8, avec 61 fig. dans le texte. 4 fr. 50

Tome sixième, par les docteurs Després, Gillette et Horteloup. *Affections des organes génito-urinaires de l'homme. — Affections des organes génito-urinaires de la femme. — Affections des membres.* 1 vol. gr. in-8, avec 90 figures. 1885. 10 fr.

NICAISE. **Des lésions de l'intestin dans les hernies.** In-8. 3 fr.

NIEMEYER. **Éléments de pathologie interne et de thérapeutique**, traduit de l'allemand, annoté par M. Cornil. 3e édition française, augmentée de notes nouvelles. 2 vol. gr. in-8. 4 fr. 50

NIVELET. **Gall et sa doctrine.** 1 vol. in-8. 1890. 5 fr.

OULMONT (P.). **Étude clinique sur l'athétose.** 1878. In-8. 3 fr.

PAGET (Sir James). **Leçons de clinique chirurgicale**, traduites de l'anglais par le Dr L.-H. PETIT. Introduction du prof. VERNEUIL. 1 vol. gr. in-8. 8 fr.

PANSIER. **Les manifestations oculaires de l'hystérie, œil hystérique.** 1892. 1 vol. in-8, 3 pl. hors texte. 4 fr.

PARENT (A.). **Compte rendu de la Clinique de M. le Dr Galezowski.** (Du 1er novembre 1878 au 1er novembre 1879.) In-8. 1 fr. 25

PARISOT (P.). **Études d'hygiène sur Nancy** et le département de Meurthe-et-Moselle. 1893. In-8, avec 2 pl. 1 fr. 50

PÉAN. **Du pincement des vaisseaux comme moyen d'hémostase.** 1 vol. in-8. 1877. 4 fr.

PÉCHADRE. **De la trépanation dans les épilepsies jacksoniennes non traumatiques.** 1 vol. in-8. 2 fr 50.

PHILIPS (J.-P.). **Influence réciproque de la pensée, de la sensation et des mouvements végétatifs.** In-8. 1 fr.

PIETRA SANTA (de). **Eaux minérales naturelles françaises et étrangères** autorisées au 1er octobre 1891. 1 vol. in-8. 3 fr. 50

PITRES. **De l'hémiplégie syphilitique.** 1 broch. in-8. 1889. 1 fr.

PITRES. **Des hypertrophies et des dilatations cardiaques indépendantes des lésions valvulaires.** 1 vol. in-8. 1878. 3 fr. 50

POIRIER (P.). **Contribution à l'étude des tumeurs du sein chez l'homme.** Étude clinique du cancer. 1 vol. in-8. 3 fr.

PONCET. **De l'hématocèle péri-utérine.** 1 vol. in-8. 1878. 4 fr.

PORAK (Ch.). **Sur l'ictère des nouveau-nés** et le moment où il faut pratiquer la ligature du cordon ombilical. In-8. 1878. 2 fr.

PORAK (Ch.). **De l'influence réciproque de la grossesse et des maladies de cœur.** 1 vol. in-8. 4 fr.

PREYER. **Physiologie spéciale de l'embryon.** 1 vol. in-8, avec fig. et 9 pl. hors texte. 7 fr. 50

PREYER. **Éléments de physiologie générale**, traduit de l'allemand par M. Jules SOURY. 1 vol. in-8. 1884. 5 fr.

QUEVENNE et BOUCHARDAT. — Voy. BOUCHARDAT et QUEVENNE.

RECLUS (P.). **Des mesures propres à ménager le sang pendant les opérations chirurgicales.** 1880. In-8. 3 fr. 50

RECLUS (P.). **Des ophthalmies sympathiques.** 1878. In-8. 5 fr.

REGAMEY (Gme). **Anatomie des formes du cheval** à l'usage des peintres et des sculpteurs, publié sous la direction de M. Félix REGAMEY, avec texte par M. le docteur KUHFF. 6 pl. en chromolithographie. 2 fr. 50

RETTERER (Ed.). **Développement du squelette des extrémités et des productions cornées chez les mammifères.** 1 vol. in-8, avec 4 pl. hors texte. 1885. 4 fr.

RIBEMONT (A.). **Recherches sur l'insufflation des nouveau-nés et description d'un nouveau tube laryngien.** 1878. 1 vol. in-8 et planches. 3 fr. 50

RICHARD. **Pratique journalière de la chirurgie.** 1 vol. gr. in-8, avec 215 grav. 2e édit., augmentée et revue par M. le docteur J. CRAUK. 5 fr.

RICHET (Ch.). **Structure des circonvolutions cérébrales** (Thèse de concours d'agrégation). In-8. 1878. 5 fr.

RIETSCH. **Reproduction des cryptogames.** In-8, avec fig. 5 fr.

ROMIÉE. **De l'amblyopie alcoolique.** In-8. 1881. 2 fr.

ROISEL. **Les Atlantes.** Études antéhistoriques. In-8. 1874. 7 fr.

ROTTENSTEIN. **Traité d'anesthésie chirurgicale.** In-8. 10 fr.

SANNÉ. **Étude sur le croup après la trachéotomie**, évolution normale, soins consécutifs, complications. In-8. 4 fr.

SCHIFF. **Physiologie de la digestion.** 2 vol. in-8. 20 fr.

SIMON (P.). **Des fractures spontanées.** 1 vol. in-8. 1886. 4 fr.

SERGUEYEFF. **Physiologie de la veille et du sommeil**, le sommeil et le système nerveux. 2 forts vol. in-8. 1890. 20 fr.

La Société, l'École et le Laboratoire d'anthropologie de Paris à l'Exposition universelle de 1889. 1 vol. in-8, avec grav. 5 fr.

SOLLIER (Mme A.). **De l'état de la dentition chez les enfants idiots et arriérés.** 1 vol. in-8, avec gravures. 2 fr.

SŒLBERG-WELLS. **Traité pratique des maladies des yeux.** 1 fort vol. gr. in-8, avec figures. Traduit de l'anglais. 4 fr. 50

SPRINGER. **La croissance.** Son rôle en pathologie. Essai de pathologie générale. 1 vol. in-8. 1890. 6 fr.

STRAUS (F.). **Le charbon des animaux et de l'homme.** 1887. 1 vol. in-8. 6 fr.

TALAMON. **Recherches anatomo-pathologiques et cliniques sur le foie cardiaque.** Gr. in-8. 2 fr.

TARDIEU. **Manuel de pathologie et de clinique médicales.** 4e édition, corrigée et augmentée. 1 vol. gr. in-18. 2 fr. 50

TARNOWSKI (P.). **Études anthropométriques sur les prostituées et les voleuses.** 1889. 1 v. in-8, avec tableaux et dessins. 5 fr.

TAYLOR. **Traité de médecine légale**, traduit sur la 7e édition anglaise, par M. le docteur HENRI COUTAGNE. 1 vol. gr. in-8. 4 fr. 50

TERRIER (F). **De l'œsophagotomie externe.** In-8. 3 fr. 50

TERRIER (F.). **Des anévrismes cirsoïdes** (Thèse d'agrégation, 1872). In-8. 3 fr.

TERRIER (F.). **Éléments de pathologie chirurgicale générale.** 1er fascicule: *Lésions traumatiques et leurs complications.* 1 v. in-8. 7 fr.
2e fascicule : *Complications des lésions traumatiques. Lésions inflammatoires.* 1 vol. in-8. 1886. 6 fr.

TERRILLON. **Leçons de clinique chirurgicale.** 1887. 1 v. in-8. 3 fr. 50

THÉVENIN et DE VARIGNY. **Dictionnaire abrégé des sciences physiques et naturelles.** 1 vol. in-18 de 630 pages sur deux colonnes. Cart. à l'anglaise. 1889. 5 fr.

THULIÉ. **La folie et la loi.** 2e édit. 1 vol. in-8. 3 fr. 50

THULIÉ. **De la manie raisonnante du docteur Campagne.** In-8. 2 fr.

TROLARD. **De la prophylaxie des maladies exotiques, importables et transmissibles.** 1 br. in-8. 1891. 1 fr.

TRUC. **Essai sur la chirurgie du poumon.** 1 vol. in-8. 1885. 2 fr. 50

VAN ENDE (U.). **Histoire naturelle de la croyance.** 1re partie : *l'animal.* 1 vol. in-8. 1887. 5 fr

VARIGNY (H. C. de). **Recherches expérimentales sur l'excitabilité électrique des circonvolutions cérébrales et sur la période d'excitation latente du cerveau.** In-8. 1884. 2 fr.

VASLIN (L.). **Études sur les plaies par armes à feu.** 1 vol. gr. in-8 de 225 pages, accompagné de 22 pl. en lithogr. 6 fr.

VIRCHOW. **Pathologie des tumeurs**, cours professé à l'Université de Berlin, traduit de l'allemand par M. le docteur ARONSSOHN.
TOME PREMIER, 1 vol. grand in-8 avec 106 figures. 3 fr. 75
TOME DEUXIÈME, 1 vol. grand in-8 avec 74 figures. 3 fr. 75
TOME TROISIÈME, 1 vol. grand in-8 avec 49 figures. 3 fr. 75
TOME QUATRIÈME (1er fascicule). 1 vol. gr. in-8 avec fig. 1 fr. 50

WIET. **De l'élongation des nerfs.** 1882. In-8 avec figures. 4 fr.

WILLEMIN. **Des coliques hépatiques et de leur traitement par les eaux de Vichy.** 4e édit. 1886. 1 vol. in-18.

YVERT. **Traité pratique et clinique des blessures du globe de l'œil.** Introduction du Dr GALEZOWSKI. 1 vol. gr. in-8. 1880. 12 fr.

PUBLICATIONS PÉRIODIQUES

21ᵉ année, 1901

Revue de chirurgie

Directeurs : MM. les Professeurs **Félix Terrier, Berger, Poncet** et **Quenu.**
Rédacteur en chef : M. **Félix Terrier.**

Revue de médecine

Directeurs : MM. les Professeurs **Bouchard,** de l'Institut; **Chauveau,** de l'Institut; **Landouzy** et **Lépine,** correspondant de l'Institut. — Rédacteurs en chef : MM. **Landouzy** et **Lépine.**

La *Revue de médecine* et la *Revue de chirurgie,* qui constituent la 2ᵉ série de la *Revue mensuelle de médecine et de chirurgie,* paraissent tous les mois; chaque livraison de la *Revue de médecine* contient de 5 à 6 feuilles grand in-8; chaque livraison de la *Revue de chirurgie* contient de 8 à 9 feuilles grand in-8.

PRIX D'ABONNEMENT :

Pour la Revue de Chirurgie. — Un an, Paris, **30 fr.** — Un an, départements et étranger, **33 fr.** — La livraison 3 francs.

Pour la Revue de Médecine. — Un an, Paris, **20 fr.** — Un an, départements et étranger, **23 fr.** — La livraison 2 francs.

Les **deux Revues** réunies : Un an, Paris, **45** francs; départements et étranger, **50** francs.

Journal de l'Anatomie et de la Physiologie normales et pathologiques

DE L'HOMME ET DES ANIMAUX

Fondé par Ch. ROBIN, continué par Georges POUCHET

Dirigé par **Mathias Duval,** membre de l'Académie de médecine, Professeur à la Faculté de médecine
Avec le concours de MM. les Professeurs RETTERER et TOURNEUX

37ᵉ année, 1901.

Abonnement : Un an, Paris, **30** francs; départements et étranger, **33** francs.

Annales d'électrobiologie, d'électrothérapie et d'électrodiagnostic

Rédacteur en chef : M. le **Dʳ E. Doumer,** professeur à la Faculté de médecine de Lille, docteur ès sciences.

4ᵉ année, 1901.

Abonnement : Un an, du 15 janvier, Paris, **26** francs; départements et étranger, **28** francs.

Recueil d'ophtalmologie,

Dirigé par MM. les docteurs **Galezowski** et **Chauvel.**
Mensuel — 3ᵉ série — 21ᵉ année, 1901.

Abonnement : Un an, France et étranger, **20** francs.

Revue de l'École d'Anthropologie de Paris

RECUEIL MENSUEL PUBLIÉ PAR LES PROFESSEURS (**11ᵉ année, 1901**)

La **Revue de l'École d'Anthropologie de Paris** paraît le 15 de chaque mois. Chaque livraison forme un cahier de deux feuilles in-8 raisin de 32 pages.

Abonnement : Un an (à partir du 15 janvier) pour tous pays, **10** francs; la livraison, **1** franc.

Revue de thérapeutique médico-chirurgicale, publiée sous la direction de MM. les Professeurs **Bouchard, Guyon, Lannelongue, Landouzy** et **Fournier.** — Rédacteur en chef : M. le docteur **Raoul Blondel.** — **68ᵉ année 1901.** — Paraît les 1ᵉʳ et 15 de chaque mois. — Abonnement : Un an, France, **12** francs; étranger, **13** francs.

Annales des Sciences Psychiques, RECUEIL D'OBSERVATIONS ET D'EXPÉRIENCES, dirigé par le **Docteur Dariex (11ᵉ année, 1901).** — Les **Annales des Sciences psychiques** paraissent tous les deux mois. Chaque livraison forme un cahier de 4 feuilles in-8 de 64 pages. — Abonnement : Un an, du 15 janvier, **12** francs; la livraison, **2 fr. 50.**

Revue Médicale de l'Est, PARAISSANT LE 1ᵉʳ ET LE 15 DE CHAQUE MOIS (**28ᵉ année, 1901**). — Comité de Rédaction : MM. les Professeurs BARABAN, BERNHEIM, DEMANGE, GROSS, HERGOTT, HEYDENREICH, SCHMITT, SPILLMANN, de la Faculté de Médecine de Nancy. — Rédacteur en chef : M. P. PARISOT, professeur agrégé à la Faculté de Médecine de Nancy. — Abonnement : Un an, du 1ᵉʳ janvier, France et étranger, **12** francs. Pour les Étudiants en médecine, **6** francs.

Archives italiennes de Biologie, publiées en français par A. MOSSO, Professeur à l'Université de Turin. Ces *Archives* paraissent sans périodicité fixe; chaque tome, publié en 3 fascicules, coûte **20 francs,** payables d'avance.

Journal de Neurologie, Psychiatrie, Psychologie, Hypnologie, dirigé par les Dʳˢ FRANCOTTE, CROCQ fils, VAN GEHUCHTEN. 6ᵉ année, 1901. Abonnement : Un an, **10 fr.**; pour la Belgique, **8 fr.**

Dernières publications, années 1899, 1900 à Juin 1901

PATHOLOGIE ET THÉRAPEUTIQUE MÉDICALES (v. suite, p. 7)

BOUCHARDAT (A. et G.). **Formulaire magistral.** 32e édition. 1 fort vol. in-32, broché 3 50, cartonné 4 fr., relié ... 4 50

BRUNETIÈRE. **Névrites post-opératoires.** *Étiologie et traitement.* 1 vol. in-8 ... 2 fr.

FINGER. **La Syphilis et les maladies vénériennes**, traduit de l'allemand par les Drs DOYON et SPILLMANN. 2e édition. 1 vol. in-8 avec planches ... 12 fr.

GLÉNARD. **Les Ptoses viscérales.** 1 fort volume in-8 ... 20 fr.

KOLISCHER. **Les Maladies de l'urèthre et de la vessie chez la femme**, traduit de l'allemand par le Dr BEUTTNER. 1 vol. in-12 avec gravures, cartonné ... 4 fr.

LAGRANGE. **Les Mouvements méthodiques et la « mécanothérapie ».** 1 vol. gr. in-8 avec 57 gravures ... 10 fr.

LÉVY (P.-E.). **L'Éducation rationnelle de la volonté.** *Son emploi thérapeutique.* Préface de M. le Professeur BERNHEIM. 2e édition. 1 vol. in-12 cartonné ... 4 fr.

MALADIES NERVEUSES ET MENTALES (voir suite, page 9)

BOURNEVILLE. **Recherches cliniques et thérapeutiques sur l'Epilepsie, l'Hystérie et l'Idiotie.** Compte rendu du service de Bicêtre. Tome XIX (1899). 1 vol. in-8 ... 7 fr. Tome XX (1900). 1 vol. in-8 ... 8 fr.

CARRIER. **Contribution à l'étude des obsessions et des impulsions à l'homicide et au suicide chez les dégénérés.** 1 vol. in-8 ... 3 fr.

DAREL. **La Folie.** *Ses causes. Sa thérapeutique.* 1 vol. in-8 ... 4 fr.

DUMAS. **La tristesse et la joie.** 1 volume in-8 ... 7 fr. 50

FLEURY (MAURICE DE). **Les grands symptômes neurasthéniques.** 1 vol. in-8 ... 7 fr. 50

GRASSET. **Les maladies de l'orientation et de l'équilibre.** 1 vol. in-8 avec gravures. 6 fr.

PORNAIN. **Assistance et traitement des idiots, imbéciles, alcooliques, colonies familiales.** Préface du Dr MAGNAN. 1 volume in-8 ... 6 fr.

SOLLIER. **Le problème de la mémoire.** 1 vol. in-8 ... 3 fr. 75

— **L'hystérie et son traitement.** 1 vol. in-12 cartonné ... 4 fr.

THULIÉ. **Le dressage des jeunes dégénérés ou orthophrénopédie.** 1 volume in-8 avec 53 gravures ... 8 fr.

PATHOLOGIE ET THÉRAPEUTIQUE CHIRURGICALES (v. suite, p. 12)

CORNET. **Pratique de la Chirurgie courante.** Préface du Professeur OLLIER. 1 fort vol. in-12 avec 111 gravures ... 6 fr.

DE BOVIS. **Le cancer du gros intestin, rectum excepté.** 1 vol. in-8 ... 5 fr.

DEBIERRE. **Leçons sur le péritoine.** 1 volume in-8 avec 58 figures ... 2 fr.

FRAISSE. **Principes du diagnostic gynécologique.** 1 vol. in-12 avec gravures ... 5 fr.

LABADIE-LAGRAVE et LEGUEU. **Traité médico-chirurgical de gynécologie.** 2e édition. 1 vol. gr. in-8 avec 323 gravures, cartonné à l'anglaise ... 25 fr.

NIMIER et LAVAL. **Les Projectiles des armes de guerre.** *Leur action et leurs effets vulnérants.* 1 vol. in-12 avec gravures ... 3 fr.

— **Les Explosifs, les poudres, les projectiles d'exercice, leur action vulnérante.** 1 volume in-12 avec gravures ... 3 fr.

NIMIER et LAVAL. **Les Armes blanches.** *Leur action et leurs effets vulnérants.* 1 fort volume in-12 avec gravures ... 6 fr.

— **De l'Infection en chirurgie d'armée.** *Évolution des blessures de guerre.* 1 fort vol. in-12 avec gravures ... 6 fr.

— **Traitement des blessures de guerre.** 1 fort vol. in-12 avec gravures ... 6 fr.

TERRIER et AUVRAY. **Chirurgie du foie et des voies biliaires.** *Traumatismes du foie et des voies biliaires. — Foie mobile. — Tumeurs du foie et des voies biliaires.* 1 vol. gr. in-8 avec 50 gravures ... 10 fr.

TERRIER et PÉRAIRE. **Petite Chirurgie de Jamain.** 8e édition refondue. 1 fort vol. in-12 de 1000 pages avec 572 gravures ... 8 fr.

TERRIER et REYMOND. **Chirurgie de la plèvre et du poumon.** 1 volume in-12 avec 67 gravures, cart. à l'anglaise ... 4 fr.

ANATOMIE — PHYSIOLOGIE (voir suite, page 15)

ALEZAIS. **Contribution à la myologie des rongeurs.** 1 vol. gr. in-8 avec gravures. 10 fr.

CORNIL, RANVIER, BRAULT et LETULLE. **Manuel d'histologie pathologique.** 3e édition entièrement refondue. Tome I. *Généralités. — Inflammations. — Tumeurs. — Bactéries. — Lésions des os, des tissus, des membranes séreuses.* 1 vol. gr. in-8 avec 369 gravures en noir et couleurs. 25 fr. L'ouvrage complet formera 4 volumes.

HERZEN. — **Causeries physiologiques.** 1 volume in-12 ... 4 fr.

MAYER. **Essai sur la Soif.** *Ses causes. Son mécanisme.* 1 vol. in-8 ... 3 fr.

RICHET. **Dictionnaire de Physiologie.** 4 volumes plus 2 fascicules parus. (Chaque volume comprend 3 fascicules.) Le 2e fascicule du tome IV se termine au mot *Estomac.* Prix du volume, 25 fr. — Prix du fascicule, 8 50

SCIENCES (voir suite, pages 17 à 20)

ALEZAIS. **Les anciens Chirurgiens et Barbiers de Marseille.** 1 vol. in-8 ... 3 fr.

BELZUNG. **Anatomie et physiologie végétales.** 1 fort vol. in-8 avec 1700 gravures. 20 fr.

FERRARI. **Une Chaire de médecine au XVe siècle à l'Université de Pavie.** 1 vol. in-8 ... 6 fr.

LE DANTEC. **Lamarckiens et Darwiniens.** *Discussion de quelques théories sur la formation des espèces.* 1 vol. in-12 ... 2 50

MORACHE. **La Profession médicale.** *Ses devoirs, ses droits.* 1 vol. in-12 cartonné ... 4 fr.

3953. — L.-Imprimeries réunies, rue Saint-Benoît, 7, Paris.

www.ingramcontent.com/pod-product-compliance
Ingram Content Group UK Ltd.
Pitfield, Milton Keynes, MK11 3LW, UK
UKHW020205250726
13967UKWH00003B/1276